ゴイテン 放射線腫瘍学

医学物理士の視点

■原著

Michael Goitein

■訳

森 慎一郎
綱島 義一
遠藤 真広

医歯薬出版株式会社

RADIATION ONCOLOGY: A PHYSICIST'S-EYE VIEW

Michael Goitein

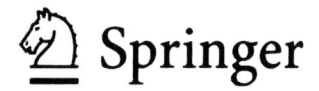 Springer

Michael Goitein
Harvard Medical School
Boston MA, USA
   and
Ankerstrasse 1
5210 Windisch
Switzerland

Library of Congress Control Number: 2007932210

ISBN 978-0-387-72644-1   ISBN 978--0-387-72645-8 (eBook)

Printed on acid-free paper.

9 8 7 6 5 4 3 2 1

springer.com

推薦のことば

　本書は，米国の医学物理士，故 Michael Goitein 先生が豊富な経験をもとに執筆した Radiation Oncology：A Physicist's-Eye View の翻訳書である．Goitein 先生は，高精度放射線治療で使用されている 3 次元治療計画，DRR，DVH や BEV，IGRT などを開発してきた．本書は，放射線腫瘍医・医学物理士・放射線技師をはじめ，この領域に強い興味を持つ人を第一の対象としている．放射線腫瘍学の臨床・線量計算・線量測定・QA などに関してはあえて深くふれていないが，物理士の目から見た，光子線・陽子線照射に関する治療計画を詳しく解説し，その基礎となる物理学の章では数式を極力使わず，直感的に理解できるように解説し，生物学の章では，照射効果のモデル化を詳しく説明している．最近は単に知識を得る目的のレビューやガイドラインは多く出版されてはいるが，その根底をなす，放射線治療における「第一線の人の考え方」が深く理解できる重要な書籍として本書を推薦する．

　2019 年 8 月　茂松直之（日本放射線腫瘍学会理事長，慶應義塾大学医学部放射線科学教室教授）

　正直に言って私は Goitein 先生の書かれた Radiation Oncology：A Physicist's-Eye View を読んでいなかった．Goitein 先生は DVH や BEV を開発した高名な医学物理士で，きっとこの医学物理の教科書は難しく理解できないであろうと思っていたからである．このたびこの本が日本語訳され，「ゴイテン放射線腫瘍学—医学物理士の視点」として出版されることになった．本書の特徴は，通常の教科書とは異なり，放射線腫瘍学のおもに物理的側面における Goitein 先生の考え方が一貫して述べられていることである．目次だけでも興味深い．不確かさ，治療ビームの設計，動きの管理，手動治療計画，信頼など．この本はどの章から読み始めてもよい．基本に流れているのは，いかにして正常組織の有害反応を回避し治癒を達成するかという視点である．とくに興味深かったのは 5 章の生物学的問題で，ここでは生物物理学的モデルの必要性と，一方で単純な仮定に基づくモデルを無批判に受け入れることの危険性をさまざまなデータをもとに警告している．本書は，医学物理士のみならず，放射線腫瘍医，診療放射線技師など放射線治療に携わるすべての方々の脳を刺激する，興味深い本である．

　2019 年 8 月　西村恭昌（日本放射線腫瘍学会前理事長，近畿大学医学部放射線医学教室・放射線腫瘍学部門教授）

訳 者

森 慎一郎
国立研究開発法人量子化学技術研究開発機構放射線医学総合研究所

綱島 義一
九州国際重粒子線がん治療センター

遠藤 真広
公益財団法人医用原子力技術研究振興財団　常務理事

訳者まえがき

　Michael Goitein 博士（以下，Goitein）を詳しく知らない読者もいるかもしれないが，彼は，陽子線治療の医学物理のパイオニアの 1 人であり，CT を用いた 3 次元治療計画装置の開発，DRR 画像と X 線画像を用いた IGRT の開発，治療計画評価における BEV や DVH の開発を行い，これらを世界で最初に臨床治療へ使用した．これらの成果は，現在の放射線 / 粒子線治療において臨床スタッフが日常的に使用している重要な機能であり，これだけでも，彼の偉大さを実感することができる．訳者の一人（森）がマサチューセッツ総合病院（MGH）に滞在中，その上司であった George Chen 博士とスイスに在住のGoitein の三人で，1 月に 1 〜 2 回程度の頻度で電話会議を行った．彼らはベストアンサーが存在しない質問に対して，「なぜ，そう判断したのか？」「この場合は，君ならどうする？」と常に聞いてきた．このような会話を 3 時間程度続ける．森にとっては，粒子線治療のパイオニアである二人から，個人授業の形でさまざまなことを教えていただいたのは，たいへん貴重な経験である．また，Goitein は，MGH をリタイアした後も，毎年春に MGHを訪問し，放射線治療に関わる若手を主な対象としてレクチャーを行っていた．

　最近では，Medical Physics や Physics in Medicine & Biology などの医学物理のトップジャーナルに第一線で活躍している人びとのレビュー論文が多く掲載され，知識の習得という点では最良の教科書である．しかし，とくに日本では，「知っている / 知らない」という知識の吸収に力点が置かれ，教科書や論文には記述されていない「第一線の人の考え方」を学ぶ機会が減っていることを危惧している．医療における「考え方」は「創造性」とは異なり，この「考え方」を習得することは，さまざまな患者に対応するときの「正しい判断」を助けてくれるものである．しかし，我々はもう Goitein から直接にレクチャーを受けることができず，彼の考え方を学ぶには，彼のレビュー論文や書籍から読み解くしかない．そのため，このすばらしい原著を，とくに日本の若手，中堅の放射線腫瘍医，医学物理士，放射線技師に読んでもらいたく，大学の講義や学会の講演会で本書を紹介してきたが，原著が英語ということもあり，ハードルが高い印象があった．そこで，より多くの人に読んでもらうため，Goitein のことをよく知り，考えを同じくする他の二人の訳者(綱島，遠藤) とともに原著の和訳を準備することとした．三人の訳者も翻訳作業を通して，本書のすばらしさを実感している．読者のスキルにより，本書の受け捉え方が大きく異なるため，数週間，数カ月，数年の時間が経過してからも，読み返すことで，Goitein の考え方を，より深く理解することができるだろう．そして最後に，本書をまとめるにあたり，放射線腫瘍医　野元昭弘氏と　医学物理士　遠山尚紀氏から，臨床の立場からコメントをいただいたことに対して，ここに感謝をのべたい．

2019 年 8 月

訳者を代表して　森　慎一郎

日本語版への序文

　Michael Goitein 博士は，現代の放射線腫瘍学を進歩させた先見の明のある医学物理学者であった．Goitein 博士は，オックスフォード大学で物理学と数学の学士号を，そして，ハーバード大学で高エネルギー実験物理学の博士号を取得した．ローレンスバークレー研究所で博士研究員として研究した後，マサチューセッツ総合病院で専門家としての次の 30 年をすごし，ハーバード大学医学部放射線医学科の放射線生物物理学の教授になった．

　彼が 2002 年に引退するまで，私が博士研究員として，そして後に同僚として彼の元で勉強できたことは，私の名誉である．彼は，その活発なキャリアのなかで，今日，世界中の放射線腫瘍学部門で，日常的に使用される多くの治療計画の概念を導入した．Goitein 博士の放射線治療の治療計画と治療実施に対する研究上の貢献は，Herman Suit 博士が主導する陽子線治療プロジェクトにおける必要性から生まれた．Goitein 博士は，物理士の小さなチームを率い，Harvard Cyclotron Laboratory（HCL）のスタッフと共同で開発した治療用陽子線を腫瘍に正確に照射するために必要となる臨床物理学を開発してきた．HCL では，約 30 年間，選択した患者を陽子線による分割照射で治療してきた．Suit 博士，Goitein 博士，そして MGH/MEEI の共同研究者らによる先駆的な臨床研究により，ブラッグピークを 3 次元的に成形した治療用陽子線は，安全かつ効率的に腫瘍に照射でき，腫瘍への線量増加を行うことで，周辺の多くの臓器障害を増加させず，局所制御率を向上させるという原理が証明された．これらの重要な研究は，その後世界中へ陽子線治療が広く普及していることに貢献している．高精度陽子線治療のための技術が，従来の光子線治療にも価値があることが認識され，多くの概念が光子線治療にも取り入れられた．1980 年代の計算機とイメージング装置の性能が，今日のそれらよりも桁違いに低かったことを考えると，粒子線の先駆者により開発された革新的な技術は，さらに注目するに値するものがある．

　陽子線治療を正確に実施するための多くの課題が克服されてきた．これらは，a）3 次元イメージングによる解剖学的構造（腫瘍及び正常組織の解剖学的構造）のマッピング，b）解剖学的構造のモデリングと正常組織への損傷を最小限にするための照射野の方向や形状の設計（ビームズアイビュー），c）ブラッグピーク陽子線照射における不確かさの理解，d）患者固定技術と画像誘導技術の改善による日々の臓器運動と治療中の臓器運動の管理，e）治療計画評価法による腫瘍制御率と正常組織障害発生率の推定．Goitein 博士と共同研究者達は，3 次元治療計画法開発の非常に早い段階で，これらの概念を進めることに尽力した．

　Goitein 博士が「はじめに」で明確に述べているように，この書籍は教科書ではない．この書籍が執筆されてから，実際に陽子線治療および光子線治療では，多くの技術進歩が

なされてきた．たとえば，陽子線治療の患者位置決めでは，最初は直交2方向のX線写真が用いられていた．この書籍では詳しくは説明されていないが，それ以来，治療室でのリアルタイムと3次元イメージングの技術進歩（日本が革新的に先がけ）がなされた．それにもかかわらず，「医学物理士の視点」という副題を付けたこの書籍は，放射線腫瘍学分野で医学物理士が貢献できる幅広い科学的研究を紹介することに優れている．彼は，医学物理士から放射線腫瘍医，線量測定士，そして興味を持つすべての人々を含む幅広い読者に対して，陽子線治療の核心的原理を明確に示している．

Goitein博士は，自分の本が日本の読者のために翻訳されたことを知れば非常に喜んだに違いない．日本は，元もと，陽子線治療および重粒子線治療のリーダーである．翻訳作業を進めてくれた森慎一郎氏，綱島義一氏，遠藤真広氏の努力を称賛し，Goitein博士の知恵と知識を日本の読者と共有してくれたことに感謝する．粒子線治療計画法の開発，4次元CTおよび臓器運動の研究に関して，バークレーとMGHで遠藤氏と森氏のそれぞれと緊密に協力関係を結べたことをたいへんに光栄に思う．

2019年1月　　ハーバード大学医学部放射線腫瘍科名誉教授　　George Chen PhD.

Dr. Michael Goitein was a visionary radiation medicine physicist who advanced modern radiation oncology. Dr. Goitein received his undergraduate degree in physics and mathematics at Oxford University and his doctorate at Harvard University in Experimental High Energy Physics. Following a postdoctoral fellowship at the Lawrence Berkeley Laboratory, Michael spent the next 30 years of his professional career at the Massachusetts General Hospital and rose to the rank of Professor of Radiation Biophysics in the Department of Radiation Medicine at Harvard Medical School.

It was my privilege to study under him as a postdoctoral student, and later as a colleague before his retirement in 2002. During his productive career, he introduced numerous treatment planning concepts that are today in everyday use in radiation oncology departments throughout the world. Goitein's contributions to radiation oncology treatment planning and delivery arose from the needs of proton radiotherapy, a project spearheaded by Dr. Herman Suit. Michael led a small team of physicists to develop the clinical physics needed to precisely target a tumor with therapeutic proton beams developed in collaboration with staff members at the Harvard Cyclotron Laboratory（HCL）. For nearly three decades, selected radiotherapy patients were treated with fractionated proton beams at the HCL. The pioneering clinical studies led by Suit, Goitein, and MGH / MEEI collaborators, showed proof of principle that Bragg peak three dimensionally shaped therapeutic proton beams could be delivered safely and effectively, and that dose escalation to tumors could result in improved rates of local control without increased morbidity at a number of anatomical sites. These key studies contributed to the much wider dissemination of proton beam therapy worldwide. It was soon appreciated that the technology for precision proton treatment could also be of value to conventional photon radiotherapy, and many concepts were transferred. The innovations developed by particle beam pioneers are even more remarkable when we are reminded that the computational and imaging power in the 1980s was orders of magnitude smaller than what is available today.

Many challenges were surmounted to precisely deliver proton therapy. These included a) mapping anatomy (tumor and normal tissue anatomy) through three dimensional imaging, b) modeling the anatomy to design radiation portals that minimize damage to normal tissues (Beam's eye view) , c) understanding the uncertainties in delivering Bragg peak proton beams d) managing organ motion from day to day and intrafractionally through improvements in immobilization and image guidance e) estimating the probability of tumor control and normal tissue complications through plan evaluation techniques. Goitein and collaborators were instrumental in advancing these concepts very early on in the era of three dimensional treatment planning development.

This book, as Goitein clearly states in his"Author's Notes", is not a text book. Indeed much progress has been made in proton and photon therapy delivery since this book has been written. For example, orthogonal planar radiographs were primarily used for field setup in proton treatment, but since then, advances in real time and 3D imaging in the treatment room (pioneered by innovations in Japan) were developed and are not covered in detail in this book. Regardless, "A Physicist's Eye View" stands out for introducing the broad scope of scientific studies that medical physicists can contribute to in the field of radiation oncology. He beautifully articulates the core principles of proton beam delivery suitable for a wide audience from physicists to physicians, dosimetrists, and all interested. It is an important book that lays out Goitein's vision for precision radiation oncology.

I am certain that Dr. Goitein would have been very pleased to know his book was translated for Japanese readers. Japan has been a leader in proton and heavy ion radiotherapy in its own right, and I applaud the efforts of Drs. Shinichiro Mori, Yoshikazu Tsunashima and Masahiro Endo who undertook the huge translation task. They deserve thanks for sharing Dr. Goitein's wisdom and knowledge. I had the distinct privilege of working closely with both Masahiro and Shinichiro, at Berkeley and MGH, respectively, in connection with development of charged particle treatment planning and studies in 4DCT and organ motion.

George TY Chen, PhD   Professor Emeritus,
Department of Radiation Oncology
Harvard Medical School

January 2019

序文

　本書は，放射線をがん治療に用いる方法について，医学物理士の観点から放射線治療の基礎となる物理について書いており，放射線治療の医学的根拠そして臨床的側面については述べていない．技術的なテーマである放射線治療の物理について，可能なかぎり専門用語を用いず，その全般を紹介することで，読者がさらに詳しい情報を知りたくなる構成とした*．

> ＊：医学物理学と放射線腫瘍学に関するすばらしい書籍は多く存在する．本書を読むだけでは，これらの知識を修得することにはならない．Johns and Cunnigham（1983）が執筆した医学物理学のすばらしい書籍がある．第4版まで出版されたが，残念ながら，その後は更新されておらず，現在の新しい内容まで含まれていない．比較的新しい書籍としては，Khan（2003）が執筆したものなどがある．

　本書が，放射線腫瘍医，医学物理士，放射線技師，そして，この領域に興味はあるが，まだ足を踏み入れていない人に，十分，役立つことを望んでいる．また，放射線治療物理に習熟した実務者にとっても本書から得られるものがあるだろう．しかし，本書の第一の対象は，物理学または医学領域から放射線治療分野に加わったばかりの人や，加わることを検討している人である．「この本は，レジデントが資格認定試験に合格するために役立ちますか？」という問いに対して，著者は「この本は，試験の模範解答を導き出すレシピ本ではないが，きっと役に立つと思う」と答えている．

　物理学で便利である数式は，かならずしも医学生物学でかならずしもうまくいくとは限らないため，可能なかぎり数式を用いなかった．物理学は，数式を通して多くの物理的現象をうまく説明することができる．たとえば，私たちの身の回りで起こる多くの現象は，マクスウェル（Maxwell）による比較的簡単な4つの方程式で説明することができる．このような事例は，数式が現実世界の根本であり，現象論的な近似ではないことを示唆しているのかもしれない．物理学者は，その思考の対象である物理学的世界を数式でうまく説明できたので，同じ方法が医学と生物学でもうまくいくと思い込んでいるようである．しかし，著者は，多くの医学と生物学の重要な事象を理解するには，かならずしも数学的な関係に基づかないと考えているため，可能なかぎり数式を省略した．

　本書では，主として，定量的に正確な図ではなく模式図を用いた．また，多くの数値はおおよその値を記述した．そのため，文章中の数字や内容を適切に言い換えたので，本書で示したデータを実際の患者治療に用いてはならないことも，ここで述べておきたい．なぜなら，認定された専門家により，測定，またはすくなくとも確認されていたデータに基づいて実際の治療は行わなければならないからである．

　本書は，高エネルギーX線と陽子線を用いた外部放射線治療に焦点をあてているため，

残念ながら，小線源治療法（放射性物質を患者体内に刺入または挿入する方法）や電子線治療など重要な項目を省略せざるを得なかった．また，ラジオサージャリー，ガンマナイフ，ロボット治療，トモセラピーなど，特化した形態の外部放射線治療についても書くことができなかった．数は多いとは言えないが，線量分布の不確かさの計算方法と表示方法，モンテカルロ法による線量計算，強度変調陽子線治療へのスキャニング照射法の導入など，まだ主流となっていない治療技術について記述した．これらの技術はすぐに実際の治療に導入されると信じているからである．

　最後に，本書は，その扱う広範囲にわたる題材において出版された文献を等しく扱ったものでないことを述べておく．著者が興味あるいくつかの文献は付記したが，同等以上の価値をもつ多くの文献については省略されている．また，本書で取り上げている多くの題材が，著者自身の仕事内容と出版物に焦点を当てているため，自らの出版物を多く引用する傾向があったことも述べておく．

　著者の妻は放射線腫瘍医だが，レジデントやスタッフに多くを求める要求の多い知性ある指導者から，トレーニングを受けてきた．そして，彼が，「誰もが誤りを犯すが，誤りを犯した人がなぜ誤りを犯したのかがわかっていれば，どのような誤りでも受け入れることができる」と語っていたことを，彼女は著者に話してくれた．本書が，「できること，すべきこと，できないこと」の理由を知る手がかりとなれば幸いである．不幸なことに，著者の意見では，安全で信頼できる患者治療の手順を確立する際，医学物理士はある種のレシピ本の態度に陥りがちである．著者にとって「いつも，そのようにやってきたから」は，「なぜ？」という質問に対する答えとしては，許容できない．

　むしろ，「なぜできないか？」と質問することを推奨したい．しばしば，初期のアイデアは，非現実的，不合理的，不可能であるとして，深く考えずに却下される．これは，物理または医学の一方から，何か斬新なアイデアがもう一方に提案されたときに，しばしば見受けられる．著者の願いは，医学と物理のそれぞれの側に対して，他の側の知識と方法を十分に理解させ，次なる脳波のきらめきがひとまとめに拒絶されるとき，恐れずに「なぜできないか？」と尋ねることができるようにすることである．反対者が，「なぜできないか」の理由を納得できるように説明するまでは，アイデアをあきらめるべきではない．著者の目標は，部分的には，読者の職業における何でもについて疑問を持つことを奨励することである．とくに著者自身の言葉で奨励することである．

　私たちほぼ全員が，がんに関する個人的な関わりを持っているか，または将来，持つことになる．米国では，平均5人中2人ががんになると言われている．これは家族や友人など読者に近い8人中1人が，罹患する確率が96％ということになり，たいへんに重要な問題である．放射線治療はがん治療では重要であり，がん患者の約半分が，すくなくともその治療の一部として放射線治療を受けている．本書を通して，読者が放射線治療に関わっていなければ，放射線治療が魅力的な分野だと知ることを，また，読者がすでに放射線治療に関わっていれば，さらによりよい観点に立てることを望んでいる．

目　次

1 がん治療における放射線

序論

　がんと診断された患者の予後は，一般に考えられているよりも悲惨なものではない．初期ステージの喉頭癌，小児の白血病，そしてホジキン病などよく治るがんは多く存在する．しかし，残念ながら，他方において膵臓癌など予後不良の（多くは死に至る）がんもある．ほとんどのがんの治り易さ・治りにくさは，この両極端の間のどこかに位置している*．

　初期の悪性腫瘍は，一般的に局所的である．そして，ほとんどのがんは，進行するにつれ，周囲のリンパ節，そして，転移といわれる非隣接臓器へ浸潤する傾向をもつ．病変が局所的である場合，外科的切除，または放射線治療が必要となる．腫瘍にアクセスしにくい場所，生命維持に不可欠な臓器にまとわりついている場合，または局所的に広がっている場合，手術は現実的な選択ではなく，放射線治療が好ましい方法となる．遠隔転移は，たいていの場合，化学療法，免疫療法，または最先端とされる分子標的療法により治療される．併用療法（combination therapy）（ここで述べてきた治療法の2つ，または3つを用いる治療方法）は，一般に，局所と全身の疾患を最適に管理するために行われる．局所治療（local treatment）を改善することの重要な理由は，悪性腫瘍が体内に長く存在するほど遠隔転移を起こしやすくなり，それは，一般に治療結果を悪くするからである．このため，患者の長期生存には，腫瘍の「局所制御」が必要とされている．

　過度に積極的な手術，または過度に高線量の放射線投与，そして，それらに化学療法を併用することにより，高い確率でがんを根絶できるが，副作用のリスクを容認できないものにする．したがって，**がん治療のコツは，腫瘍の治癒と正常組織の障害の適切なバランスを見つけることである**．放射線治療技術を改善させる目的の多くは有害反応を減らすこと，そしてその結果，腫瘍へより高線量の放射線を投与することで腫瘍制御率を向上させることにある．

　＊：この章の情報の多くは，the American Institute of Physics の許可のもと，2002年9月に出版された Physics Today の同じタイトルの記事（Boyer AL，Goitein M，Lomax AJ and Pedroni ES）（pp.34 – 36）を参考にしている．

がん治療で使われる放射線の種類

　物理学の研究は，過去1世紀以上にわたり直接的そして間接的に，がん治療に貢献してきた．1895年にRöntgenによってX線が発見されてから，数カ月後にX線を用いた乳癌患者の治療が行われた．現在,最も一般的に放射線治療で用いられる高エネルギーX線（しばしば光子線と記載される）は，患者体外で生成され，腫瘍に向けて照射される．世界中の多くの地域では，今でもなお放射性 ^{60}Co 線源を搭載した治療装置が使用されている．放射線治療で用いられる他の放射線として，電子線，放射線源の刺入または挿入（γ線，β線，さらにα線放射体が使用される），中性子，パイ中間子，陽子，そして，^{12}C や ^{20}Ne などの重粒子があげられる．この本の内容の大部分は，光子（photon）線を用いた外部照射治療に関するものである．陽子線を用いた外部照射は，第10章と第11章で説明する．

なぜ，放射線は作用するのか？

　放射線は，主にDNA結合を化学的に破壊し，細胞の再生能力を失わせる反応性の高いラジカルを細胞内物質に形成することにより，細胞に致死的な損傷を起こす．線量が高いほど，細胞の致死率も高くなる．根絶させたい悪性腫瘍細胞と，損傷を与えたくないが放射線が照射されてしまう正常組織細胞の両方で，このような損傷が起こっている．放射線が照射された正常組織および臓器の機能を維持する戦略として，次の2つがある．

　第一の戦略は，正常細胞と悪性腫瘍細胞の間にある，程度は小さいが好都合な放射線反応の違いを利用して，腫瘍内にある正常細胞と，標的体積（target volume）に含まれる正常組織の温存を可能にすることである[*1]．この違いの原因は複雑で完全には理解されておらず，議論の余地がある．この違いは，細胞の本来的な放射線感受性の差異によるのであるが，より詳しくは，おそらく放射線により活性化された遺伝子機構，DNA修復プロセス，そして細胞の再増殖メカニズムの違いによるものであろう．一方，腫瘍内にしばしばみられる低酸素領域の細胞は放射線抵抗性を示すが，このような腫瘍保護因子は，上記の3つの原因による違いを少なくする方向に作用する．放射線反応の違いの効果を高めるために，通常，線量を日ごとに小さく分割し照射する．これを，線量分割（fraction）という．この方法は一般的に，1回照射と比較し，治療上の利点を実質的に改善すると考えられている．その結果，従来の放射線治療では，1日約2Gy をおおよそ30〜40日間かけて照射する[*2]．これらの線量分割は1日1回であるが，週末は照射が行われないため，放射線治療は通常5〜8週間続くことになる．また，たとえば,1日に2回照射することで，またはより少ない線量分割数で高線量を照射することで，治療期間を短縮することができる．

　第二の戦略は，腫瘍から空間的に離れた位置にある正常組織の線量を低減させ，正常組

織障害の確率を最小限にすることである．これは，後述するように，治療ビームのさまざまな特徴を利用する．

*1：標的体積は一般に，明らかな腫瘍部位，その周囲の眼に見えない臨床的広がり（これの輪郭入力は，放射線腫瘍医のわざのひとつである），そして，臓器と患者の動きと技術的限界に起因する不確かさに対するマージンを含む体積として定義される．これは，計画標的体積（PTV：planning target volume）とよばれており，第3章で詳しく説明する．

*2：通常は比較的小さい標的体積の場合であるが，より少ない線量分割，時として1回のみという特殊な臨床的状況もある．

単門照射（A single treatment beam）

図1-1に最新の放射線治療装置を示す．線形加速器（リニアック）（linac）で加速された電子が，高原子番号の厚いターゲットに衝突することによりX線が発生する．そして，前方にピークを有するX線束を，曲線状の平坦化フィルタ（フラットニングフィルタ）（flattening filter）によって均一の分布とする．加速器，ビーム輸送システム，そして，ビーム形成装置はすべて，患者の回りを360°回転できるガントリー（gantry）に搭載される．患者は，3軸方向の並進移動とガントリーのアイソセンタを通る垂直軸を中心に回転することができるカウチ（治療台）（couch）に横たわる．このようにして形成されたX線ビームは，患者に向けて照射される．ビームは指数関数的に減弱しながら患者体内を通過し，その途中で線量（dose）を付与する[*3]．二次電子の相互作用（第4章参照）により，最終的には細胞死につながる．

操作可能な光子線の単門照射の主な特性は，

■線質（最大光子エネルギーなど）

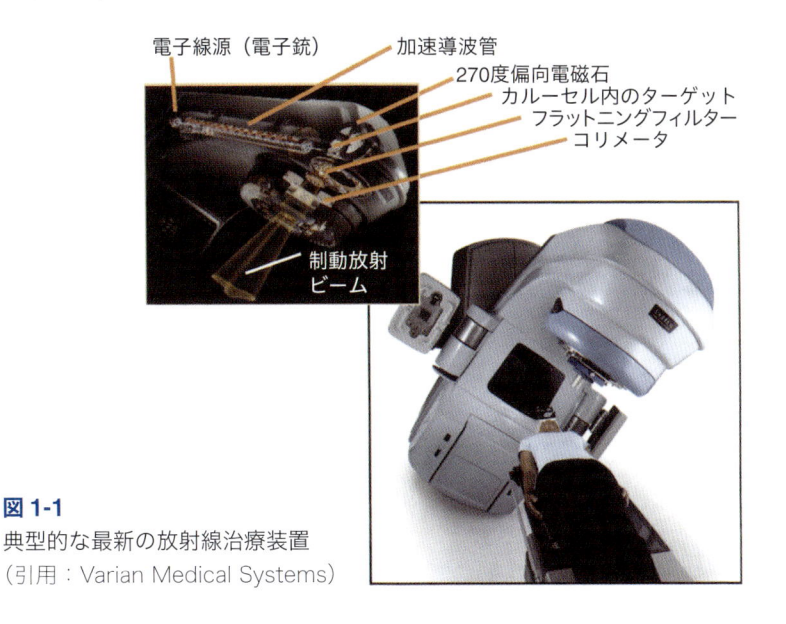

図1-1
典型的な最新の放射線治療装置
（引用：Varian Medical Systems）

■ビーム方向（患者体内の点に対する角度）

■ビーム強度（intensity）[*4]

■照射野（field）形状[*5]

■強度プロファイル[*6]

　これらの操作をどのように，そしてなぜ行うかは，後の章で説明する．従来の放射線治療では，以下に説明する強度変調放射線治療とは対照的に，ビームの強度プロファイル（intensity profile）は，照射野全体で可能なかぎり均一になるように，そして照射野端で可能なかぎり鋭く落ちるように選択される．結果として，そのようなビームは，ビーム方向に垂直な平面内で均一に標的体積に照射され，その線量は，ビーム方向に沿って指数関数的に減衰していく．

　　*3：放射線の線量は，照射される媒体の単位質量当たりに付与されるエネルギーによって特徴づけられる．線量の単位は，Gray（グレイ：Gy と記載される）であり，$1 \text{ Gy} = 1 \text{J} \cdot \text{kg}^{-1}$ で定義される（第4章参照）．

　　*4：用語「強度」は，放射線治療で広く用いられるが，かならずしも一貫した使い方をされていない．実際，その意味では，文脈に依存し，しばしば曖昧である．物理学で使われる「強度」は，「力，明るさ，または磁場などの測定可能な特性量」と辞書に定義されている（OED, 2001）．しかし，これは，特性とは何か？という問いを残したままである．そして，「強度」は，特性の**フラックス**（flux）（たとえば，単位時間当たり単位面積を通過する光子の数），またはその**フルエンス**（fluence）（たとえば，単位面積を通過する光子の数），つまり，時間経過に対するフラックスの積算を意味する（Webb S and Lomax A, 2001）．線量に関しては，ビーム強度は，線量率（単位時間当たりの線量）と総線量のどちらかを指すと理解されている．本当の意味は，文脈に頼らざるを得ない（そして，明示的に単位を使うことが望まれる）．画像のグラフィック表示の文脈では，通常，「画像強度」は，フィルムなどの半透明媒体を通った光，またはビデオディスプレイから発せられた光の相対フルエンスを意味する．

　　*5：用語「照射野」は，ビーム方向に垂直で，そして，患者上流にある平面における放射線の横方向の領域を指す．

　　*6：用語「強度プロファイル」は，ビーム方向に垂直な平面における線量の横方向の分布を指す．

多門照射（multiple treatment beams）

　X線は物質中で指数関数的に減弱するため（**図 1-2**），単門照射では腫瘍自体よりも腫瘍前側（上流側）にある組織に高い線量が付与される．その結果，腫瘍を制御するのに十分な線量を与えた場合，腫瘍上流側の組織への線量は，許容することができない障害につながるかもしれない．そのため，単門照射は腫瘍上流側の正常組織が障害をほぼ受けない表層近くの腫瘍であり，皮膚線量を下げるX線の特性が有用である場合にしか使用されない．

　この解決策として，交差する複数ビーム（cross-firing beams）の使用がある．すべて

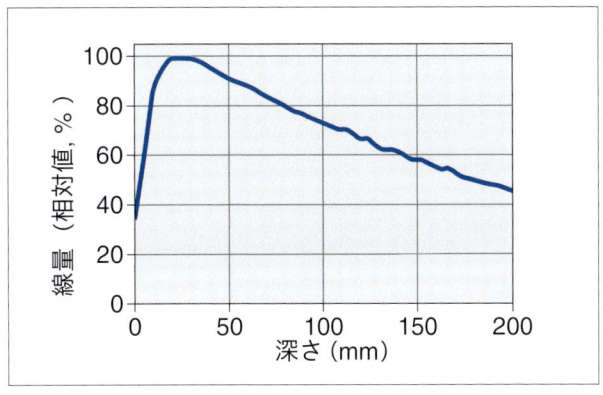

図 1-2 10×10 cm 10 Mev X 線ビームの深部線量曲線

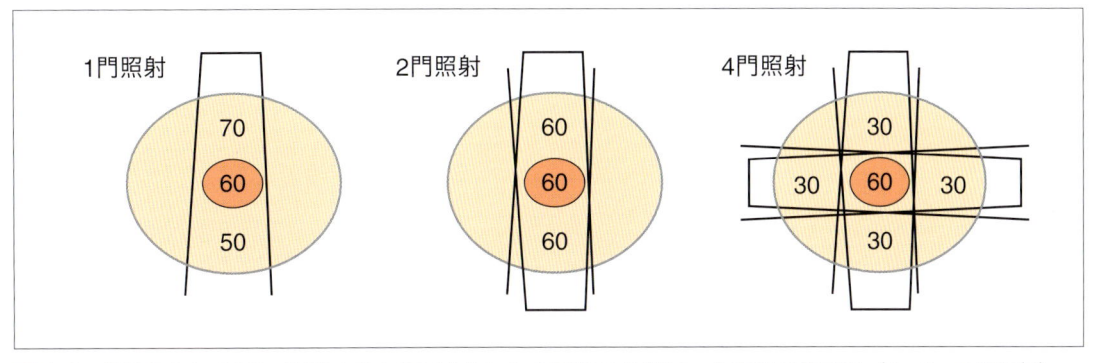

図 1-3 標的中心に 60 Gy 照射するように設計した 3 種類の X 線ビーム配置の模式図（1，2，4 門照射）
照射門数の増加に従い，標的体積外側の線量が次々と減少する．しかし，門数が増加するほど，標的体積以外に照射される体積が増加する．

のビームが腫瘍を取り囲むように集中させ，標的体積以外では可能なかぎり異なる組織を通過するように，異なる方向から照射する必要がある．この方法により，**図 1-3** に示すように線量分布を著しく変えることができる．その結果，最近の放射線治療機器や技術を用いることにより，腫瘍の局所制御が相当程度見込めるほど標的体積内の線量レベルを高くしても，標的体積外の線量を許容するレベルにすることができる．

体積効果

腫瘍または正常組織内の線量の分布は，放射線への反応に大きな影響を与える．腫瘍に限ると，次の様ないくつかの点が，一般的な見解となっている．

大きい腫瘍ほど，それを制御するために必要な線量も大きくなる．しかし，残念なことに，大きい腫瘍ほど，同時に照射される正常組織の体積も大きくなり，その結果，有害反応が大きくなる．これら 2 つの効果のため，より早期で小さい腫瘍よりも，大きな腫瘍の制御は難しいことが多い．

一般的には，可能なかぎり腫瘍を均一に照射することが望ましい．同じ平均線量を均一に照射するよりも，不均一な線量だと腫瘍制御率が低下する可能性がある（Brahme, 1984）．その結果，同じ腫瘍制御率を得るためには，線量を増加する必要があり，同時に照射される正常組織への線量も必要以上に高くなる．

　それにもかかわらず，ある程度の線量不均一性は許容され，またよい戦略とされる場合もある．たとえば，放射線感受性の高い正常組織に隣接する腫瘍の一部に照射される線量を減少させ，感受性が高い組織が受ける線量を耐容レベルまで下げる，あるいは，腫瘍のうち放射線抵抗性であると考えられる部分には，いくぶん高い線量を照射するなどである．

　正常組織の場合には均一照射にはメリットがないばかりか，むしろまったく反対の状況となる．第5章で説明するが，多くの臓器では臓器の一部にのみ高線量量領域が含まれる場合は，許容範囲が大幅に増加する．したがって，治療計画の重要な点は，近くの重要臓器全体に照射しないようにできない場合，（そして，通常はそのようになるのだが）治療ビームの配置により部分的な照射とし，体積効果の利点を利用することである．

強度変調放射線治療（IMRT）

　これまできちんと述べなかったが，それぞれの照射野がその断面においてほぼ一様であると仮定してきた．実際，標的体積内の線量均一性は，歴史的に放射線治療の明確な目標である[*7]．

　しかし，二十年以上前に Anders Brahme，CT 装置を共同開発した Alan Cormack，そして π 中間子治療開発のなかで Eros Pedroni により，それぞれ独立に不均一な照射野を用いる技術が提案された（Cormack 1987；Brahme 1988；Pedroni 1981）．彼らのアイデアは，標的体積への線量が理想に近づくように，そして，標的体積外の正常組織への線量があらかじめ決められた値に制限されるように，数学的手法を用いて不均一ビームを用いる照射計画を求めることである．CT 再構成において対象物を通る一連の直線経路に沿った X 線強度の減弱から，その内部構造が推定できるが，Brahme と Cormack の方法はそれを発展させたものである．逆演算することにより，対象物を通り，そして，それに線量を与える非常に細いビーム（ペンシルビーム）の強度（ペンシルビームウェイト）を推定することができる．この過程によって，複数の照射野を組み合わせることで，望ましい（通常は均一な）線量を標的体積に付与できる，不均一な照射野をそれぞれ導くことができる．

　もとのアイデアには，非常に大きな2つの欠点がある．第一は，標的体積外にゼロ値の線量を投与しようとすると，計算された強度の多くが負の値となり，非常に非物理的な結果となる．第二に，最適化の目標値を満たす物理的に可能な線量分布を求める演繹的な方法がないことである．

　しかし，不均一ビームを用いる基本的な考え方は，非常に有益であることが証明されている．実行可能な計算上の解決法は，線量分布がある決められたスコア関数（score function）を最大化するように，ペンシルビームウェイトを反復的に調整する最適化アルゴリ

ズムを用いることである．この探索には，膨大な計算が必要であり，それゆえ，興味深い技術的課題をもたらす．しかしより大きな課題は，臨床的に有効であり，実現可能な指標を与えるスコア関数を見つけることである．ますます，腫瘍と正常組織の線量効果の生物物理学的モデルが研究され，スコア関数の基本部分として使われ始めている．これに関しては，第5章と第9章で説明する．強度変調放射線治療（intensity-modulated radiation therapy：IMRT）とは，このような不均一なビームを扱う治療法のことであるが，X線治療で最も盛んに開発されている．しかし，これは，陽子線を含む他の放射線種でも同様に適していて，荷電粒子の場合，さらに自由度がある．横方向の関数として，そして，深さ方向の関数（エネルギー）として，ビーム強度を変えることができるからである．

＊7：特殊な状況では，ビームが成形（shaping）されたいくつかの照射野を用いることがある．たとえば，ウェッジフィルタ（wedge filter）や，より一般的にはコンペンセータ（compensating filter）である．

治療の設計と照射

可能なかぎり最良の治療法を設計し，放射線を照射するには，以下に示すさまざまな段階を経なければいけない．

腫瘍と正常組織の輪郭入力

腫瘍と，照射を避ける，またはすくなくとも多少の照射にとどめる正常組織を同定する作業は，第3章で説明する．ここでは，以下の項目が必要であるというだけで十分である．
- 腫瘍の進展範囲と関心のあるすべての軟部組織と骨構造の境界と内部構造を明らかにするための利用可能な最良の画像
- 第7章で議論されるが，患者位置の注意深い制御及び臓器移動の評価と制御
- 専門家による広範な「手作業」による努力 - 自動化は，多少の進捗がみられた程度である．

線量処方

一連の治療を計画するには，どの程度の線量を腫瘍に照射するか，そして，多くの臓器や組織へ照射される線量をどの程度下げる必要があるのか，明確な目標を設定する必要がある．そして，目的の線量を与える放射線ビームを決定するため，いわゆる**治療計画**（treatment plan）を作成する．治療計画は，使用する分割スキームや患者の配置方法などの多くの項目とともに，処方（prescription）の一部といえる．

処方には，主治医のみが責任を持つ．そうであっても，医学的そして技術的な要因の両方に依存するため，最初の処方の目標を達成することができない可能性があり，妥協点が求められなければならないので，医学物理士と線量計測士は，治療計画の作成中には，医

師と密接に連携する必要がある.

治療計画と評価

現代では，放射線治療計画は事実上，コンピュータと対話型のグラフィックディスプレイを利用している．治療計画をサポートするプログラムは，パイロットの訓練に使用するフライトシミュレータにいくらか類似している．これらのプログラムは，次のことをシミュレートすることができる.

■利用可能な治療装置
■物質との放射線の相互作用
■患者配置
■多方向からの複数ビームによる治療ビーム照射
■1つ，または複数の治療計画による線量分布

治療計画プロセスは，仮想の治療装置により仮想の患者を治療する方法を決定するタスクである．シミュレーションが十分に現実に即していると考えられるので，実際の治療装置で治療される実際の患者は，目的の線量分布を受け，最良の治療結果となるとたいていの場合，期待できる．治療計画のプロセスについては，第6，8，9章で詳細を説明する.

線量照射

治療計画が決まったら，正確に照射する必要がある．これは複雑なプロセスであり，照射された線量分布が望ましいものとなっていることを確実にするために，多くの細かいことにまで注意を払う必要がある

安全性（safety）

とりわけ，放射線治療施設は安全であるべきで，実際には許容されるミッションあたりの死亡率の上限からみると，ジャンボジェットよりも安全性が高くなければならない．上で概説したすべてのステップは，ここで述べなかった多くのこととともに，治療手順およびその背後のハードウェア／ソフトウェアにおいて，誤りを侵しやすい．実際の放射線治療で主題となる重要なことは，システムのすべての部分，および，システム全体を慎重に繰り返しテストを行い，可能なかぎり安全性を保障することである.

まとめ

放射線を用いたがん治療は非常に効果的である．その有効性は腫瘍の種類と病期，そして線量処方の詳細に依存するが，非常に多くの技術的要因にも依存し，よい結果をもたらすためにはすべてがうまく実施されなければならない．これらについては，次章以下で説明する.

2 不確かさ

放射線腫瘍学（およびその他多くの職業）においては，ほぼすべての量を測定または計算により正確に知ることは不可能であり，右手の指の数のように数えることのできるいわゆる「可算」（denumerable）量を除いては，ある程度の不確かさ（uncertainty）が存在する．非可算量の不確かさを解析することは学術上はホットな課題ではないが，放射線治療においては，極めて重要な課題といえる．その理由は，不確かさはすくなくとも患者にとっては生死にかかわることだからである．以下の章では不確かさとそれを見積もる必要性がしばしば述べられている．これが，この章が冒頭の近くに置かれた理由である．

医学における統計解析の応用に関して非常に多くの優れた書籍が存在するが，著者はMould（1998）のものをとくに明快で簡潔な一冊として勧めたい．

（ほぼ）すべてのものが不確かである

下記に示す放射線治療の重要な要素には，さまざまな側面から重大な不確かさが存在する．
■診断（例，誤診，組織検査の誤り，ステージングの誤り）
■イメージング（例，読影の誤り，空間の歪み，濃淡の誤差）
■関心領域の輪郭入力（例，不正確な腫瘍境界の識別，不正確な正常組織境界の識別）
■線量処方（例，標的体積への線量処方と正常組織への線量制約）
■治療計画の作成（例，照射角度や照射野の選択，計算アルゴリズム，計画の評価方法）
■患者のハンドリング（例，不正確な患者固定やポジショニング，照射中の患者や臓器の動き，治療期間中の患者の変化）
■治療照射（例，不正確な治療機器の設定，不正確な照射）

これらの不確かさは無視することはできず，対応しなければならない．そのためには，まずその原因と規模，そしてこれらがもたらす結果について評価をしなくてはならない．そして，実行可能な範囲で，治療精度上無視できるレベルにまで不確かさを減らすように試みるべきである．これが不可能ならば，患者のために最良の結果が達成されるよう，不確かさを許容できるようにする対策をとる必要がある．たとえば，患者の動きと位置決めの不確かさを許容できる安全マージン（safety margin）を腫瘍体積の周りに設定することなどが必要になる．

不確かさと誤差

　物理学者は，概して日常的かつ不可避的に計測や計算[*1]に誤差（error）が生じるという状況を了解している．その誤差がどの程度になるかを解析し，グラフ上にエラーバーなどを用いて表現する．一方，医師は一般的に誤差の話を嫌うが，これはおそらく，誤差という語が誤診などの誤り（error）を連想させるため，部分的には医療法制的な，また心理学的な理由によるのであろう．「不確かさ」という言葉は，医師にとっては若干ではあるが受け入れやすいものである．これは，医師が誤差を取り扱う必要性から免れるわけではないが，幸いなことに「不確かさ」という言葉が誤差を特徴付けるものとして適当であるということにより彼らを安心させることができからである．「不確かさ」と「誤差」という言葉は，しばしばほとんど同じ意味に使用されるが，実際にはそれぞれの意味にいくぶんかの違いがある（ISO, 1995）．測定を行うときには，実際は常に誤差が発生するが，その誤差を知ることはできない．我々に可能なのは，誤差の大きさについて評価し，それを不確かさとして測定値とともに示すことである．不確かさというのは，ある大きさの誤差を持つ機会があることを示しているのであり，不確かさが大きくても，実際は非常に小さな誤差でしかないこともある．

　　＊1：不確かさの解析は測定，計算ともに同等に適用される．以下，「測定」という用語をその両者の意味に用いることとする．

ランダムエラーとシステマティックエラー

　たとえばある物体の大きさを定規により繰り返し測定を行い，測定値の度数分布をプロットしていくと，その結果はおおよそガウス分布（しばしば「正規分布」とよばれる）に等しくなっていく．**図 2-2** にその例を示す．測定結果にみられるこれらの変化は，ランダムエラー（偶然誤差）（random error）によるものである．一方，もし定規のスケールが誤って校正されていると，ランダムエラーの程度が無視できるものであったとしても，一貫して無意識に同じ誤差が生じてしまう．これを**システマティックエラー**（系統誤差）（systematic error）という．最後に，観測者が記録した測定値に数字を追加するなどの単純なミスをした場合，これは**ケアレス・ミス**（blunder）であり，通常，不確かさの見積りから除外される．起こりえるケアレス・ミスの多くは，ダブルチェックにより大幅に減らすことが可能である．

　これらのタイプの誤差に関する不確かさについて，ランダムやシステマティックな不確かさとして記述することは伝統的である．しかし，今はタイプ A（type A）とタイプ B（type B）の不確かさとすることが推奨される（ISO, 1995）．誤差が未知なものであるから，タイプ A およびタイプ B という名称は，誤差の性質に注視するのではなく，その不確かさ

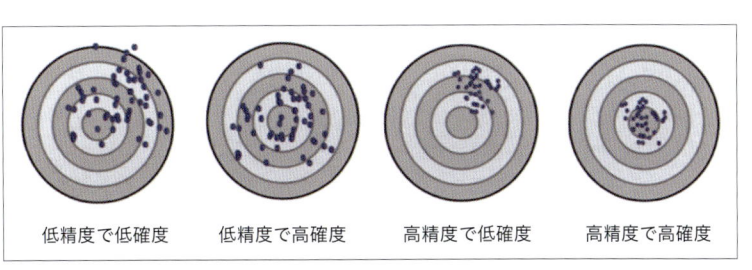

低精度で低確度　　低精度で高確度　　高精度で低確度　　高精度で高確度

図 2-1　精度と確度についての説明図

がどのように評価されたかを示している．かりに「一連の観測の統計解析」（たとえば，結果の分布）によって評価が行われた場合，これはタイプAとよばれる．またその他の方法によるものを，タイプBであるという．

　放射線治療では，ランダムおよびシステマティックエラーの両方が発生する．しかし，本章の最初（p.9）のリストが示すように，多分割照射を通じて繰り返されるという点からして，放射線治療の重大な誤差の大部分はシステマティックなものといえる．

精度と確度

　精度（precision）と確度（accuracy）は間違って使用され，また同じものとして使用されることがしばしばあるが，両者は異なったものである．精度はランダムエラー，確度はシステマティックエラーと密接に関連している．これらの概念は，**図 2-1** に示すような的当ての当たり方により説明できる．

　放射線療法では，精度だけではなく確度の向上もめざしている．かりに一貫して誤った答えを得たり，誤ったことを毎回繰り返したりした場合，患者は救われない．

信頼水準 （levels of confidence）[*2]

　不確かさの分布を特徴付ける形状を，**確率密度関数**（probability density function）とよぶ．一般的には，確率密度関数は非常に不規則な形状を有しているかもしれない．ランダムエラーが支配的である場合，確率密度関数はガウス分布に近くなる．その場合，ガウス関数の形は，測定が何度も繰り返されると，それらの測定値の 68% は，平均値に対して ±1 標準偏差（SD や σ と表される）内に存在していることを意味する（**図 2-2**）．

　値の不確かさを表現する一般的な方法として，確率密度関数における標準偏差（standard deviation：SD）の大きさによるものがある．たとえば，確率密度関数がガウス関数によるものとすると，2.3 ± 0.2（SD）が意味することは，真の値 ν が $2.1 \sim 2.5$ の範囲に存在している確率は 68% であるということになる[*35]．このような限定された範囲を**信頼区間**（confidence interval）とよぶ．1SD という不確かさは**標準不確かさ**（standard uncertainty）とよばれ，測定における不確かさは，その測定と同じ単位を持つ．

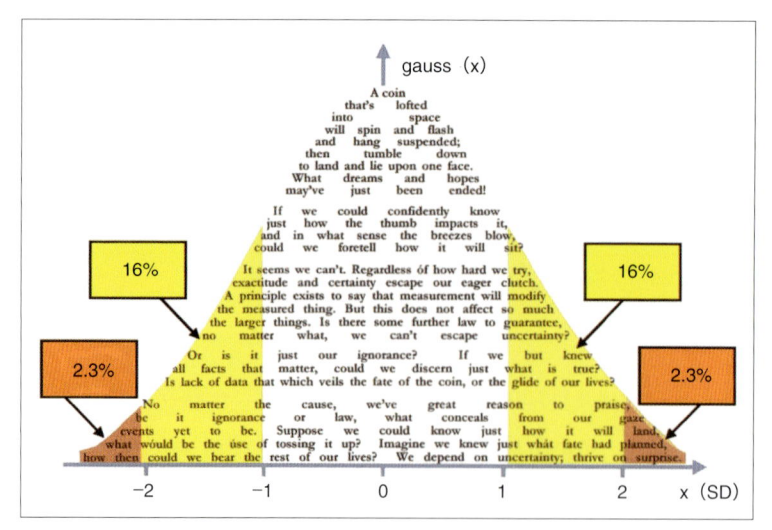

図 2-2 ガウス分布
　曲線は黄色と橙色の部分から無限の遠くまで続いている．グラフ中の詩文は著者作（p.265 訳註 1 を参照）．

　相対標準不確かさ（relative standard uncertainty）f の使用は，便利なことがある．これは，真値 v，標準偏差 σ を用いて $f = \sigma / v$ で与えられ，標準信頼区間として $v \pm \sigma \equiv v (1 \pm f)$ と表される．相対不確かさは，同じ単位を持つ 2 つの値の比であり，単位をもたない．

　68％信頼水準というものは，それほど強いものではない．医療現場でよく使用される信頼度は 95％である．95％信頼水準が意味することは，真の値が指定された範囲外である確率がわずか 5％（すなわち 1/20）でしかないということである．95％信頼水準は，誤差が正規分布に従うと仮定すると，**図 2-2** に示すように，ほぼ 2 標準偏差（より正確には 1.96）分に相当する．さらに 3 標準偏差分の区間は，99.7％信頼レベルに相当する，すなわち真の値が特定の区間から外れてしまうことが 1/370 の確率であるということになる．しかし，3 標準偏差分の区間を使用できるほど，測定結果がガウス分布に従っていると信頼できることはめったにない．

　95％信頼水準は，統計的有意性（statistical significance）とよばれるものに到達するために必要な基準として，宗教的ともいえるほどの絶対的な承認を受けている．したがって，赤い薬と青い薬を比較した研究では，その効果の違いが 95％信頼水準でゼロではないことを達成した場合，統計的に有意に異なることが示されたと判断される（第 13 章参照）．

単一パラメータによる不確かさの表示

　確率密度関数を表すため標準偏差などの**単一パラメータ**（single number）のみの使用は，その関数形を実際に知っていないかぎり，一般的には著しい単純化といえる．しかし，通常は，ガウス関数が仮定されることが多く，単一のパラメータ（たとえば，その標準偏差）は，関数全体の形状を完全に特徴づけるものとなる．

片側検定

　測定値が特定の値を超えないか，またはそれを下回らないかが問題となることがあり，この場合，不確かさの分布の片側で起こることの可能性にのみ関心がある．さきほど述べたように，正規分布の場合，1SD 信頼区間は，真値が ±1SD の範囲内にある確率が 68％であることを意味し，その区間外にある確率は 32％である．分布の片側にある値だけを気にすると，この確率は半分になる．たとえば，真値が測定値よりも 1SD 以上にある確率は 16％になる（**図 2-2**）．

1.5 標準偏差

　間違いが 1/3 ということは，かなり大きな確率といえるが，一方，1/20 の確率はかなり厳しいものである．著者は，放射線腫瘍学にて発生する多くの状況について上記の間である信頼区間，すなわち 1.5 標準偏差を使用するのがよい場合があることを示唆したことがある（Goitein, 1983）．1.5 標準偏差は，およそ 85％の信頼水準，または 1/7 の確率で間違いがあることになる．しばしば必要とされる片側検定の場合，真値が測定値よりも 1SD 以上にある確率は 1/14 でしかない．

非対称な不確かさ

　ある値の「±」として不確かさを特定するということは，その誤差の分布が対称であることを意味する．対称的な不確かさは合理的な仮定であるが，間違っているため，誤解を招くということがある．このような場合，対応策のひとつは，不正確かもしれないが，同じ不確かさを与える間隔に対して正と負それぞれの制限を設けることである．これは，つまり不確かさを特定するのに 0.05 ＋ 0.2 ／ − 0.015（SD）などと表記することとする．この場合，不確かさの分布は，厳密には正確ではないが，最も確率の高い値の両側にある標準偏差が異なる 2 つの半ガウス型によって表すことができる．

　別の問題が，確率に関連する不確かさの表示に存在する．定義によると，確率は 0 と 1 の間の値でなければならない．したがって，確率に関して 1 を超えるか，または 0 未満になる信頼区間というものは誤りである．これは 2 つの問題を引き起こす．第 1 の問題は，不確かさの境界は，通常は非対称であるということである．これは，もし 1 の確率をもつ測定（たとえば，17 人の患者のうち 17 人が治療に応答した）の場合を考慮すると明らかである．この場合，明らかに，信頼区間の上限は 1 でなければならないが，下限は 1 より小さい．次の問題は，0 から 1 の範囲の外側で 0 となるように，確率密度関数を不連続に変えなければならないことである．したがって，ガウス分布ではなくなってしまうが，確率の推定はこの一例である．よく使われるアプローチは（信頼区間の境界の問題の片側を解決する以外にはほとんど正当化できないが）確率対数を不確かさの境界に割り当てることである．

　＊ 2：信頼水準に関しては第 13 章でさらに述べる．

不確かさの合成

　ある特定の問題における誤差の原因を分析すると，いくつかの寄与要因がみつかる．それらは，ランダムであったりシステマティックであったりする．ほとんどの状況において，これらを合成する規則は非常に単純である．

- 合成すべき不確かさが，すべて同じ信頼水準に関連していることを確認する．標準偏差を95％信頼区間で合成することはできない．
- すべてのtype A（ランダム）の不確かさの合成は，それらの二乗和平方根[6]（sum in quadrature）を求めることにより行う．
- すべてのtypeB（システマティック）の不確かさの合成は，それらの二乗和平方根を求めることにより行う．
- すべてのtypeAとtypeBの不確かさの合成は，それらの二乗和平方根を求めることにより行う．

　以上より，個々の要素に関連付けられているのと同じ信頼水準の合成不確かさ（combined uncertainty）が得られる．個々の不確かさが標準不確かさである場合，合成された不確かさは，合成標準不確かさ（combined standard uncertainty）として知られている．

　実際には，上述の最後から3つのステップをまとめることができ，どのタイプの不確かさであろうと，すべての不確かさを二乗和平方根により合成すると，同じ答えが得られる．しかし，全体に対するタイプAとタイプBの不確かさを別々に知っていることは，非常に有益でありうる．

＊6：二乗和平方根とは，それぞれの数の二乗の和の平方根のことである．

不確かさは明確に記載されなければならない

　ISO（1995）は，「測定（または計算）の結果は，不確かさの記述がなされた場合にのみ完全となる．」と述べている．さらにいうと，**不確かさの推定を伴わない測定値または計算値は無意味ということである**．不確かさの推定を伴わない値はどのように扱ってよい

のかがわからないのである．著者には理解できず，そしてまったく承認できない理由により，臨床現場では不確かさに関する記述がしばしば欠けている．また，記述がある場合でも，記述された不確かさの信頼区間に関係した適切な情報が付随しないため，不確かさの記述の大部分を無効としてしまう．

　不確かさを見積もり，その見積もりを提供することの重要性により，著者は次の約束事を読者に示すことにする．

約束事 1（law number 1）

測定または計算に関連した値について言及するときは，

(a)（信頼区間を特定するなど）不確かさの見積もりを提示する

(b) 信頼区間に関連した信頼水準（±1SD, 95％など）を特定する

ことが必須である．

　約束事 1（law number 1）のいずれのかの部分に違反した場合，言い訳は存在しない．不確かさの見積もりは，同様の問題についての過去の経験に基づいた一般的なものかもしれない．それは，「封筒の裏でできるような」おおまかな計算，または特定の測定についての詳細な分析の結果であるのかもしれない．時には，「とくに明記されないかぎり，すべての線量は，関連する信頼区間が ±2%（SD）である」などの包括的記述があれば十分といえる．いずれの状況においても，不確かさの見積もりというものは暗示されるものではなく，明確に述べられるべきである．

　二次元平面における線量分布のような表示において，不確かさの表示は困難であるが，おもしろい問題である．これには 2 つの理由がある．第 1 に，不確かさの表示には，何らかの形でグラフィカルに提示されなければならない次元の追加が必要であるからである．第 2 に，たとえばある点での線量の場合，不確かさは線量の数値的な不確かさで表す場合もあるし，最近接距離での位置の不確かさで表す場合もあるからである．線量の不確かさを表示する方法のひとつを第 6 章の**図 6-4** に示す．

不確かさの取り扱い

　不確かさに直面して行動することは，リスク（risk）を受け入れることである．もちろん，行動しないという決断もまたひとつの行動で，同様のリスクを伴う．どの行動をとるべきか，またはとらないかの決断は，行動の結果からくる確率とその結果の重要性に基づくべきである．医療では，特定の結果に割り当てられる重要性は，患者に対するものであり，医師に対するものではないことがとくに重要である．著者は，美容上の些細な問題と考えられる理由で，治療方針を大きく変える医師を知っている．もちろん，その問題がまったく些細なものであると思っていない患者もいるかもしれないが，その医師がすべての患者

が自分の懸念を共有していると思い込んでいるため，個々の患者の意見というものを反映していないと思われる．ちなみに，たいへん印象的なことに，私たちのほとんどは，空港へ運転していくなど，かなりのリスクを受け入れながら，パリに飛行するなど他のずっと小さいリスクを拒否するような非論理的なリスク分析を行っている（Wilson and Crouch, 2001）．（パリに滞在することではなく，飛行するリスクについて，ここでは述べていると追記しておく．）

　人々は，ある不確かさを生じるあらゆる要素を分析して評価したら，それらをどのように進めるのか困惑することが多い．どのようにして不確かさに向かい合うか？　幸運にも，この難問に簡単な答えがあり，それは同義語反復ともいえる．たとえ**それが不確かであっても，ある量についてあなたが行動のもととした値は，その量としては最善の推定値である**．それはまさに簡単で，測定値や推定値をあたかも「真実」であるかのように扱って進むべきである．これ以上の正しいアプローチはなく，確率に従って行動しなければならない．この点を強調するため，第2の約束事（law number 2）として，次をあげる．

約束事2（law number 2）

不確かさと直面したとき

(a) 可能性のある結果についての見込み（odds）を実行可能な範囲で評価する

(b) それぞれの結果の重要性を良し悪しともに評価する

(c) これらの評価をもとにして，**賭けを行う**．

　危機に瀕している患者の生死にかかわった問題であるにもかかわらず，賭けを勧めることは無責任なように思えるかもしれない．賭けという言葉は，決してよい響きではないが，人生では，ほとんどすべてが不確かなので，実際私たちは常に賭けを行っているようなものである．私たちは確率を査定し，リスクを考慮して行動する．私たちには選択肢がなく，もしそうでなければ私たちは出入り口を通り抜けることができないであろう．これこそが私たちが臨床でやるべきことなのである．不確かさのために私たちの活動が制限されてはならない．私たちは，その必然性を受け入れて，おかれている状況や知識により，できる限り最善の判断を下さなければならない．

3 解剖学的構造のマッピング

はじめに

　放射線を用いて腫瘍を治療するためには，「視覚化」できなければならない．つまり，患者体内の解剖学的情報を画像化し，可能であるならば機能的な情報も画像化することが必要である．画像化できなければ，どこを放射線照射に含めるべきか，そして，どこを除外すべきか，またはどこを狙うべきかがわからなくなる．腫瘍と正常組織のマッピング（mapping）を行うには，第7章で説明するような再現性がある方法で患者を配置することができなければならない．そうでなければ，治療時の解剖学的構造（anatomy）は，画像化したときから相対的にシフトしている可能性がある．

　1970年代半ばまで，利用可能な主要なイメージングはX線撮影であり，血管，リンパ節，体腔などを画像化するには，種々の造影剤を使用した．そのようなX線写真から，解剖学的知識，および疾患の進展具合の典型的なパターンに対する理解をもとに標的体積が決められていた．標的体積は，しばしば異なる手法の組み合わせによって定義されていた．たとえば，ある領域で異常にまっすぐな脳血管が出現した場合，その血管に接するまで腫瘍が進展していることが推定できる．他の領域では，骨X線写真により病気に関与しないと考えられるいくつかの骨格構造の外側まで，その腫瘍が及ぶと考えることが妥当とされる．また，その他の領域でも，解剖学的経路に沿って疾患が拡大する可能性が高いと考えるなどである．

　正常な解剖学的構造（つまり腫瘍には含まれない構造）はX線写真によっては完全には決定できない．すなわち，X線写真は骨—組織，そして組織—空気の境界面を良好に示すが，軟部組織間の境界はほとんど描出できない．しばしば画像情報は，凍結死体の断面の細かい構造から作成された正常な解剖学アトラスを鉛線により測定された患者の体輪郭に合致するようにスケーリングした断面図を使って補足されていた．

　1970年代半ばに頭部スキャン，1980年代初めに全身スキャンを行ったコンピュータ断層撮影（CT），そして最近では，磁気共鳴イメージング（MRI）の臨床利用が可能となったことにより，これらは劇的に変化した．

　それにもかかわらず，患者の解剖学的情報をマッピングすることの**基本的な考え方**は，今日まで同じままである．

　■直接に画像化できる場所の疾患を同定する

　■正常組織の異常またはその欠如から疾患の有無を推測する

■複数のイメージング技術から集めた情報を組み合わせる

■疾患が進展する既知のパターンの知識を当てはめる，そして，

■可能であれば，手術用クリップで解剖学的構造をマークする

　現在のところ，自動で標的体積を描出することは，臨床経験と専門知識を用いて，上記により得られる情報を組み合わせる必要があるため，実際には不可能である．

　さまざまなイメージング技術についての説明に入る前に，種々の関心体積に使用される命名法について紹介したい．このうちのいくつかは，この後の章で使われることになる．また，イメージングの主な目的は，これらの関心体積（volume of interest）を推定することである．

関心体積（GTV，CTV，PTV，OAR など）

　国際放射線単位測定委員会（International Commission on Radiation Units and Measurement：ICRU）はいくつかの関心体積を記述するための用語を考案し，標準化するうえで大きな役割を果たした．用語案は，ICRU50（1993）で最初に提案され，その後の報告書（ICRU62；1999，ICRU71；2005，ICRU78；2007）で明確化され，そして改良された．詳細については，これらの出版物を参照してもらい，ここでは主な用語と略語について簡単に紹介する．

腫瘍に関連する用語

　腫瘍の定義に関連する用語を図式的に**図 3-1a** と以下の表にまとめた．

　これらの定義について，

■すべての GTV は，CTV と関連付けられている必要がある．（ただし，はっきりとした非顕在病変が進展していないと判断した時，CTV と GTV は同じであってもよい．）

■完全切除手術を行った場合など肉眼的病変が存在しない場合，CTV のみの輪郭を入力するべきである．

■すべての CTV は，PTV に関連づけられている必要がある．

■ITV の輪郭入力は重要であるが，必須ではない．

■内的マージン（IM）とセットアップマージン（SM）の加算は，通常，単純な加算ではなく，それらの 2 乗を加算し，平方根を求める必要がある（**図 3-1**）．

■「標的体積」という用語は，上記で示した腫瘍に関連した体積の総称として用いられる．

　これらの体積について，少しだけ解説する．1 つ目として，放射線腫瘍医にとって，CTV の輪郭を囲むことは難しい作業であり，不確かさの主な原因である．CTV は，腫瘍が存在するリスクを持つすべての体積ではない．通常，そのような体積は全身である．CTV は，「適切」に腫瘍を含み「適切」に治療ができると考えられる体積というのが近い．しかし，これの弱点は，「適切」という言葉をどのように定義するかである．時には，

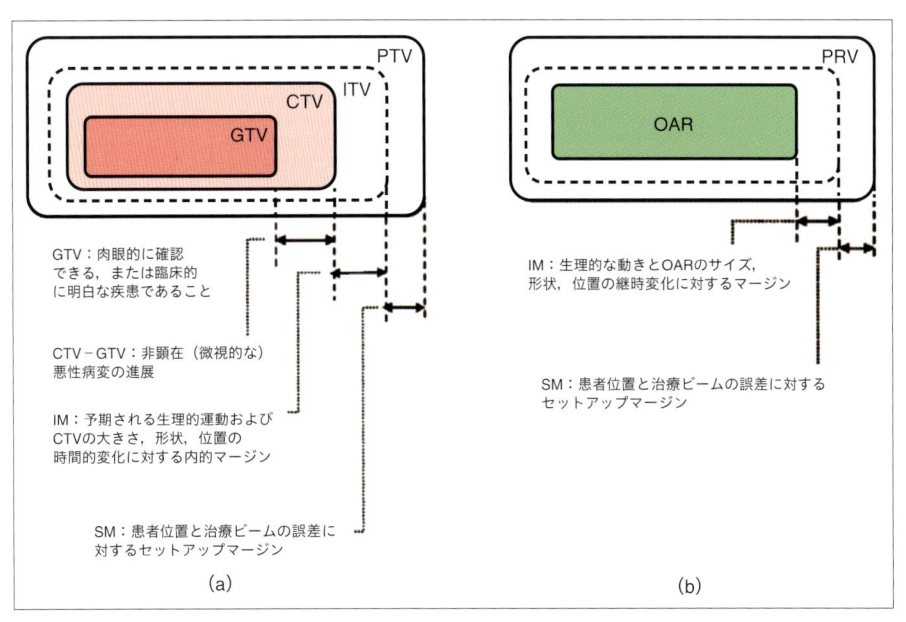

図 3-1 ICRU 定義
（a）腫瘍に関する体積．（b）正常組織に関する体積．ICRU（2007）から引用．

CTV の根拠となるデータは乏しく，または個人の見解に基づくものである．しかし，CTV を定義するために，GTV を機械的に「拡張」させることは一般に粗末なアプローチといえ，CTV の輪郭入力する際には臨床的判断が必要とされる．

肉眼的腫瘍体積 （gross tumor volume）	GTV	肉眼的に確認できる，または臨床的に明白な疾患であること
臨床標的体積 （clinical target volume）	CTV	GTV と非顕在（微視的な）悪性病変を加えたもの
体内標的体積 （internal target volume）	ITV	予期される生理的運動および CTV の大きさ，形状，位置の時間的変化に対する内的マージン（internal margin：IM）を CTV に加えたもの
計画標的体積 （planning target volume）	PTV	患者位置と治療ビームの誤差に対するセットアップマージン（setup margin：SM）を ITV に加えたもの．

　2 つ目として，GTV および CTV は，腫瘍学的コンセプトであるが，PTV は純粋に物理的に構成され，治療計画を支援するためのツールとされている．しかし，限定的なツールである．たとえば，ビームの半影（ペナンブラ）に関する情報が含まれていないため，PTV からアパーチャ（aperture）の設定はわからない．したがって，ビームペナンブラを補償するため，一般的に，アパーチャはビーム方向に投影した PTV よりも大きくする必要がある．第 11 章で説明する陽子線などの粒子線治療の場合には，飛程の選択には，異なる構成概念が必要であるため，PTV はビームの設計にあまり役立たない場合がある．
　最後に，臨床的および物理的な概念を表す同心円状に配列される体積を定義することで，

これらの問題を許容するマージンが単純に付加され，治療領域が必要以上に大きくなる傾向に注意する必要がある．この場合，2乗の和の平方根でマージンを設定する方が適切である．

正常組織に関連する用語

正常組織の定義に関する用語を**図3-1b**に示す．

リスク臓器 (organ at risk)	OAR	放射線照射により著しく影響を受ける可能性のある臓器または器官．
計画リスク体積 (planning risk volume)	PRV	生理的な動きとOARのサイズ，形状，位置の継時変化に対するマージン（IM），患者の位置と治療ビームの位置調整に対するマージン（SM）をOARに付加した体積．
残存リスク体積 (remaining volume at risk)	RVR	(a) 患者の画像化された領域内であり，(b) 輪郭入力されたPRV（またはOAR）とPTVの外側の体積．

これらの定義に関して：

- すべてのOARは，それに関連するPRVを有することが望ましいが，必須ではない．
- RVRは明示的ではないにせよ，かならず定義される．OAR同様RVRへの線量の報告が強く推奨されている．

その他の用語

その他の有用な用語は次のとおりである．

関心体積 (volume of interest)	VOI	定義したい任意の体積．VOIは，PTVやOARなどの特定の体積を記載するために，一般的に用いられる．
関心表面 (surface of interest)	SOI	特徴を示す表面，または面，曲面．
関心点 (point of interest)	POI	空間上の任意の点．

著者は読者にICRUの用語に従うことを強く勧める．次にこれらの体積がどのように決められるか，または，より一般的には，患者の解剖学的構造をどのようにマッピングするか，という問題について説明しよう．

3次元と2次元画像

患者は本質的に多次元であり，X線吸収係数，T1/T2磁気共鳴（MR）緩和時間など複数の関心特性（properties of interest）を有する．これらの特性は，3次元空間全体に分布し，時間とともに変化しえる．したがって，任意の特性の表示は4次元に拡張される可能性もあるが，多くの場合，3次元で十分である．したがって，患者体内の関心領域を完

全に表現するには，すくなくとも3次元の解剖学的情報が必要である．この情報は，多くの形式である可能性がある．たとえば，CTやMRIで測定された組織の特性は，その特性値の配列として得られる．したがって，その配列から，画像形成が可能であり，画像上の任意の点の強度はその点における特性値に比例または関連付けられていることになる．**シリーズ**と**スタディ**という用語は，3次元(3D)データセットを構成する一連の2次元(2D)断面を記述するために使用される．患者は3次元であるが，画面や紙面上には2次元画像としてのみ表示することができる．その表示法は，以下の2つがある．

断面画像

　断面画像（sectional image）は，3次元データセットから抽出された薄い「断面」または「スライス」といわれる2次元で表現される．通常，スライスは平面であるが，曲面にすることもできる．断面画像の例として，従来のシングルスライスCTは，一連の平行断面画像（通常はアキシャル断面画像）を生成する．また，超音波装置のBモード撮影は，同様に断面画像を取得できる．断面画像では，患者のとても薄いスライスから解剖学的情報が得られ，そのため，解剖学的情報が重複することはほとんどなく，画像内の点における強度は，その点における組織の特性に対応する．

投影画像

　投影画像（projection image）の主な例として，X線写真があげられる．X線写真では，任意の点における画像強度は，X線源とその点を結ぶ直線上に存在するすべての組織によるX線の減弱に関係付けられる．X線写真のように，空間内に明確に定義された点から発散する直線上の投影を透視投影（perspective projection）という．以下に説明するが，DRRは投影画像の別の例である．

　簡易的な投影画像として，光学写真がある．仮定された放射線源の位置から撮影された患者皮膚表面の写真は，放射線治療計画とその検証に重要な情報になる．情報の重ね合わせというよりは，患者の表面上で見ることができる最も近い点のマップである点で写真は通常の投影画像とは異なる．

コンピュータ断層撮影（CT）

　X線写真は，X線源と画像上の点との間に位置する組織の情報が重畳された2次元画像である．そのため，解剖学的な3次元情報が失われてしまう．コンピュータ断層撮影（computed tomography：CT）は，この問題に対する巨大な技術的なブレークスルーであった．患者のすべての方向から取得したX線投影を用いることで，ミリメートルまたはそれ以下の空間解像度で患者体内の3次元空間のあらゆる点の特性値を，CTによって算出することができる．そのようにすることで，X線画像で避けられない情報の重なりによって生じる組織情報の混同を，CTは大幅に解消することができる．測定される特性値は，

その点の水のX線吸収係数に対する組織の相対的X線吸収係数である．その単位は，ハンスフィールドユニット（Hounsfied unit：HU）とよばれており，CTの開発者にちなんで名づけられた．HU値は，空気が−1000で水が0でスケーリングされている．組織のX線吸収係数が他と異なる場合，その組織の3次元的な広がりを特定できる[*1]．

> ＊1：私はCTの問題に取り組むことで，医学物理学を始め，そして，HounsfieldとCormackによってすでに解決された後に，問題を解決したCTの「発明家」の一人となった．私は医学物理の仕事を探している間，Lawrence Berkeley研究所のCornelius Tobias氏の面接を受けた．さまざまな異なる方向からX線写真を撮影することで，物体内の密度を計算することができる，という信念を彼は語ってくれた．つまり，一般に公開される前に，彼はコンピュータ断層撮影が可能であると思っていた．私は問題の解決方法を知っており，その方法を示すために数日後に戻ってくると彼に言った．しかし，家に戻ったら，自分の考えは大きな間違いをしていたことに気づいた．物体の80×80の画像を再構成するには，80×80の行列を逆演算すればよく，時間はかかるが実行可能であると考えていた．しかし，実際には6,400×6,400の行列の逆行列を求める必要があり，当時は実用的なものでなかった．私のプライドを守るため，問題の解決策を探求し，最終的に反復的な方法（Goitein，1972）を考え，Tobias博士に示すことができた．それなのに，博士は私を採用することはなかった！さまざまなことが，発明の刺激となりうること，そして，何かを発見するための「機が熟する」とはどのようなものかを示すために，私はこのエピソードを紹介した（p.266訳注2を参照）．

断層撮影再構成の基礎

どうやって投影から3次元情報を再構成（reconstruction）するのか？　まず，CTでは次元を減らすというトリックを用いる．つまり，「スライス」単位で患者を測定していく．**図 3-2a**で示すように，X線ビームをスリットで絞り，透過X線を線形の検出器（たとえば，1列に配置された小さなシンチレーション結晶アレイ）で測定する．そして，X線管，スリット，検出器を微小角度で回転させ，次の測定を行い，X線管が360°回転するまで繰り返す（**図 3-2b**）．そして，寝台を移動させ，次のスライスを撮影する．

ここでの問題は，1列に並んだ数百の検出器により，患者の回りに連続した数百の小さい角度で撮影した透過測定値から，2次元スライス内（薄いスライス内で平均されている）の組織特性値をどのように再構成するかである．このような再構成は，**図 3-3**に示す非常に簡単な例から可能であることがわかる．

この例では，「患者」のスライスは，2×2配列内の4つの要素（**ボクセル（voxel）**）のみで構成されていると仮定する．X線透過測定値は，2方向から平行な経路に沿って，測定される（**図 3-3d**は除く）．**図 3-3a**に示されている再構成問題は，図中に示されている透過測定値が与えられたとき，疑問符「？」で示されている各ボクセルのX線吸収値を求めることである．**図 3-3b**では，試行錯誤により4つのボクセルのX線吸収値を推定しており，これらは，4つのX線透過測定値と一致している．しかし，これで，答えがわかったのかというとそうではない．**図 3-3c**についても，4つの異なるX線吸収値は，透過測定値と一致している．このような曖昧さに対して，どのような対応したらよいのか？解決

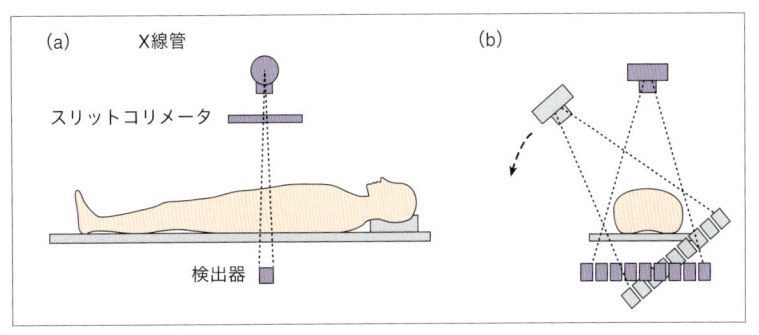

図 3-2 側方（a）と前方（b）からの１スライス CT の略図

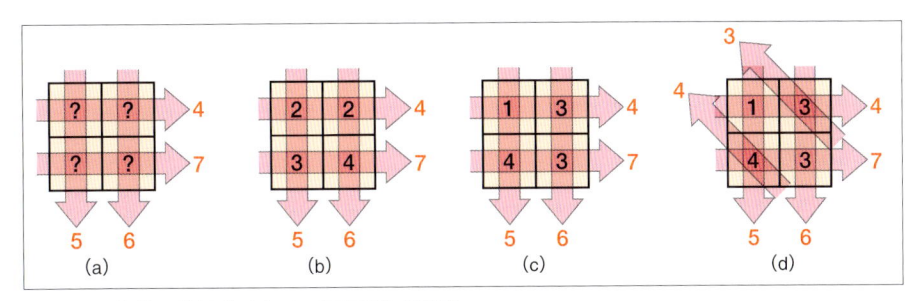

図 3-3 非常に単純化された CT 再構成問題
　赤色の数字が元になる透過測定値，黒色の数字は測定値から推定される各ボクセルの吸収量である．すべての数字は，相対値（ボクセル内の吸収率，減衰率の測定値など）を示す．

策として，１つまたは複数の角度から追加の測定を行うことがあげられる．たとえば**図 3-3d** に示すように，45°からの測定を追加することで**図 3-3c** の解が正しいものであり，**図 3-3b** の解は正しくないということがわかる．

　一般的には，冗長な測定，つまり，未知数の数より多くの測定が必要であり，通常３倍程度の測定が必要である．実際には，512×512 ボクセルのスライスを求めるのに，100 万回程度の測定が必要となるが，この計算が非常に困難であることは容易に理解できる．2×2 配列を解くときに用いた暗算による試行錯誤の方法は，現実の世界では機能しない．しかし，私のもの（Goitein, 1972）を含むいくつかの初期の CT 再構成法は，たとえば最小二乗法により，測定値（複数のパスに沿った X 線透過値）に未知数（ボクセル値）を当てはめるといういわばガイド付きの試行錯誤法を用いて，適当に与えた初期画像を反復計算により実際の画像に近づけていくという手法であった．今日では，専用ハードウェアに実装されたフーリエ変換法を用いたまったく異なるワンパス法（繰り返し演算を行わない）が行われている．また，たとえば，連続回転と連続した寝台移動により隙間のない複数のスライスを撮影する（スパイラルスキャンの）ように，CT スキャナは発展してきた．このような改良により，高速に撮影ができるようになり，また，たとえば，呼吸同期と組み合わせることで，経時的に変化する解剖学的構造を評価することができるようになった．

CT 画像に含まれる情報

　CT スキャナの初期には，組織の吸収係数が十分に異なり，CT 値から組織構造と組織の異常を同定することができると期待された．しかし，この期待は完全には実現していない．たとえば，骨と筋肉，そして筋肉と脂肪など顕著なコントラストを示す組織は多いが，コントラストが十分でないため同定できない組織も多い．したがって，CT 画像だけによる特定の臓器および組織の同定は不十分であり，他の情報で補う必要がある[*2]．それにもかかわらず，空間分解能および密度分解能そして CT のスキャン速度は，非常に改良されており，呼吸同期法と動態 CT 撮影を用いることで，空間と時間の次元において組織を画像化できる CT の性能は，非常に印象的である．

　図 3-4a は，CT 装置が開発された初期に公開された全身 CT 画像であり，最初の EMI 全身 CT 装置で撮影された．当時は，この研究に携わる人が少なかったため，著者は，この CT 画像の被験者を知っていた．1970 年代初頭，著者がこの画像や他の位置のアキシャル断面画像を見たとき，それらに含まれる情報がとても印象的だったので，画像のコピーを依頼し，ブリーフケースに入れて 1 年以上持ち歩いた．図 3-4b は，（違う人物であるが）最新の CT 装置でおおよそ同じ位置を撮影した画像であり，初期の CT 画像からの技術の進歩を示している．

　CT は組織を区別するだけでなく，非常によい位置精度で組織を区別することができる．CT 値を示す各ボクセル（体積要素）の位置は，CT 装置の機械的な仕様によって決まる．その結果，再構成された CT 値は，CT 装置の機械的精度内，つまり，サブミリメートルレベルの精度で 3 次元グリッドに配置される．放射線治療計画では，解剖学的構造に対して，数ミリメートル以内，またはある場合には，サブミリメートル以内の精度で治療ビームを配置する必要があるため，この空間精度はとくに重要である．

　組織の不均一性が影響する場合，CT 装置が提供する定量的情報は，患者体内の線量分布の計算に非常に有用である．しかし，CT 値は kV エネルギーで測定され，治療用 X 線は MV エネルギーの範囲で使用されるため，CT 値を直接使用することはできない．X 線

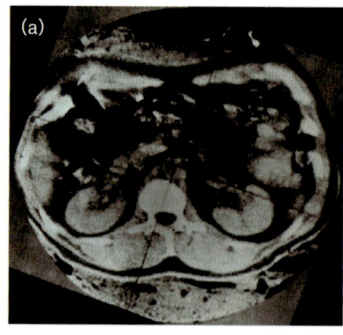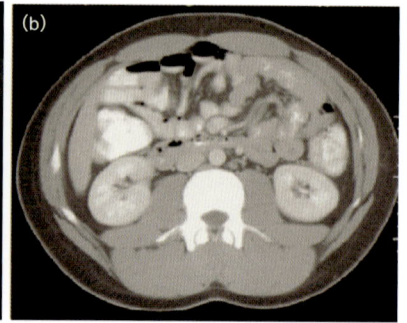

図 3-4　腹部アキシャル断面 CT 画像
　　（a）CT 装置が開発された初期に公開された全身 CT 画像の 1 例，（b）最新の CT 装置で撮影された画像．画像（b）は，J.Smirniotopoulos（Uniformed Services University, Bethesda, USA）からの提供．

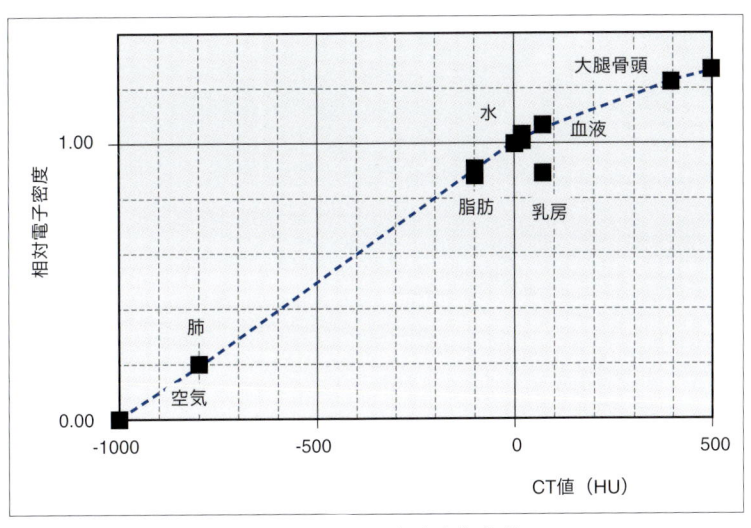

図 3-5 135kVpX 線用の CT 値 - 電子密度変換曲線
Battista（1980）から引用.

吸収係数は，X線エネルギーによって変化するので，CT値は治療ビームとのエネルギー差を補正する必要がある．これは，主に骨，次いで脂肪組織において問題となる[*3]．実用的な解決策は，CT値をメガボルトX線の水に対する相対吸収係数に変換することであり，これには実測で求めたルックアップテーブルが使用される．（**図 3-5**）．

＊2：造影剤を静脈に投与することで，組織間のコントラストを高めることも行われる．
＊3：骨は高い割合のカルシウムを含み，カルシウムの高原子番号のために，軟部組織よりも頻繁に光電効果を引き起こす．光電効果の確率はエネルギーに大きく依存し，エネルギーが増加するにつれほぼ4乗で減少する．そのため，骨のX線吸収係数は，軟組織よりもはるかに高いエネルギー依存性を持つ．脂肪は他の軟組織よりも水素を多く含むため，軟組織として異例に小さい実効原子番号を持つ．

CT画像の読影

　CT画像の臨床的解釈については本書の範囲を超えており，また著者の理解を超えているが，関連するいくつかの点を説明しよう．診断に用いられる画像条件は，非常に重要である．典型的なCT検査におけるボクセルの値は，1,500 HU の範囲であり，約 10 HU の違いを有意性があると言うことができる．これは，すくなくとも 150 種類の異なる値に区別されることを意味し，これらの値は，白黒画像にグレースケールで表示される．しかし，目の持つ多くの驚くべき能力にひきかえ，異なるグレーレベルを区別する目の能力は著しく劣っている．ほとんどの人が確実に区別できるグレーレベルは，16 種類と言われている．つまり，これは画面やフィルムのどちらであっても，臨床に関連する詳細な情報をひとつの画像で見ることができないことを意味する．

　このように目の識別限界に対応するため，ある種の画像強調（image enhancement）が

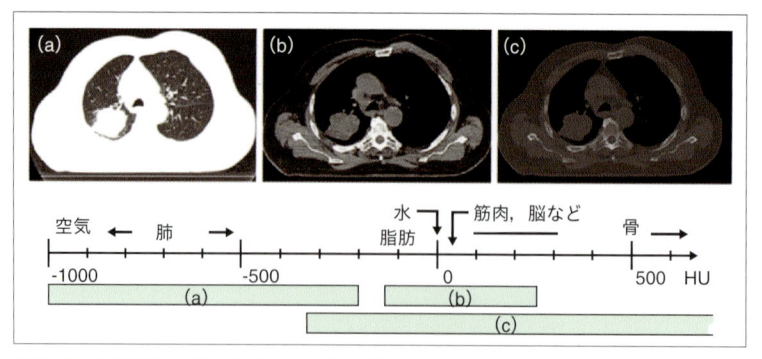

図3-6 3種類の異なるウィンドウ幅とウィンドウレベルで表示した肺の
CT画像

（a）肺の設定．（b）軟部組織の設定．（c）骨の設定．下段は，各組織
のCT値のおおよその範囲とそれぞれの画像のウィンドウ幅とウィンド
ウレベルの設定を示す．画像は，George TY Chen，Shinichiro Mori
（MGH,USA）からの提供．

必要となる．これまでの一般的な方法は，あるCT値以下の組織を黒色で，そしてある
CT値以上を白く表示し，中間のCT値についてはグレーレベルと線形になるように画像
処理をすることである．これの中央値を通常「ウィンドウレベル」(level)，その範囲を「ウィ
ンドウ幅」（width）という．ウィンドウ幅とウィンドウレベルを設定すると，ウィンドウ
内のCT値を持つ組織のみを区別することができるようになる．この処理の利点は，その
ウィンドウ内の組織の可視性と識別能が大幅に向上することである．ウィンドウレベルと
ウィンドウ幅の値は独立して変更できる．ウィンドウ幅を小さくすると，コントラストが
向上する．つまり，値の範囲を狭くして読影することが可能になり，結果としてCT値の，
よりわずかの差を認識することが可能となる．一方，ウィンドウ幅の値を一定に保ちなが
らウィンドウレベルの値を調整することにより，読影者は異なる値を持つ組織を同じウィ
ンドウ幅で評価することができる．

図3-6 に示すように，異なるウィンドウ幅とウィンドウレベルの設定から，完全に異
なる情報を得ることができる．ウィンドウ幅とウィンドウレベルの設定は，CT画像を見
ながら対話的（interactive）に調整する必要がある．多くの場合，たとえば画像全体のサー
ベイや，肺，軟部組織，骨それぞれを精査するためなどに対して，「標準的な」ウィンド
ウ幅とウィンドウレベルの設定が利用できる．これらの標準設定は開始点としては有用で
あるが，読影者はそれをさらに調整する必要がある．

異なる領域疾患を識別するために異なるウィンドウ幅とウィンドウレベルの設定が必要
であることを示すCT画像を**図3-7** に示す．

CTデータのリスライス（re-slicing）

CT画像は一般に連続する2次元アキシャル断面画像として取得される[*4]．サジタル断
面（矢状断面）とコロナル断面（冠状断面），さらには斜めの平面で同じ画像を観察する

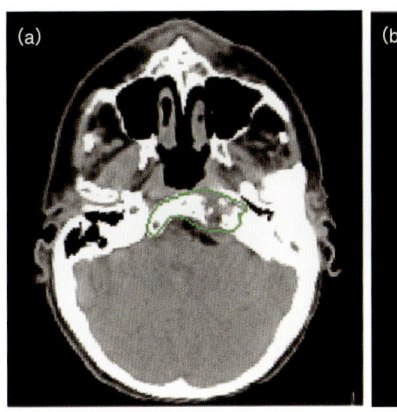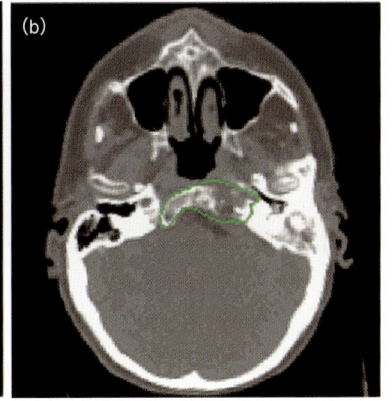

図 3-7 GTV 輪郭入力には異なるウィンドウ幅とウィンドウレベルの設定
が必要である例

（a）軟組織（レベル / 幅：20/135），（b）骨（レベル / 幅：30/670）．
腫瘍の前方への進展の識別には，軟組織ウィンドウの設定が必要である
のに対し，骨用のウィンドウ設定で，腫瘍による斜台（clivis）の骨破壊
がはっきりわかった．図は，G.Goitein（PSI, CH）からの提供．

ことは，非常に役に立つ（Goitein and Abrams, 1983）．初期の CT 装置は，頭尾方向の空間分解能が低く，スライス厚とスライス間隔は，5 mm から 1 cm が通例であった．それゆえ，頭尾方向の低い空間分解能によって，「ブロック状」のサジタル断面とコロナル断面となった．今では，この問題は，ミリメータ単位の薄いスライスを短時間で大量に取得できる CT 装置によって大部分が解決された．

アキシャル断面，サジタル断面，コロナル断面の 3 つの直交する画像を他の断面と交差する位置を確認しながら同時に見ることが，とくに重要である．線量分布を重畳表示したこのような画像の表示例を第 6 章の**図 6-6** に示す．

* 4：画像の主な断面は，次の 3 種類ある．**アキシャル断面（横断面）**（transverse）は，身体の長軸に垂直な断面であり，体を頭側（superior または cephelad）と足側（inferior または caudad）に分割する．**サジタル断面（矢状断面）**（sagittal）は，身体を左側と右側に分割し，横断面に垂直な平面．**コロナル断面（冠状断面）**（coronal）は，身体を前側（anterior）と後側（posterior）に分割し，アキシャル断面とサジタル断面に垂直な平面である．これらの例として，アキシャル断面：**図 3-7**，サジタル断面：**図 3-11**，コロナル断面：**図 3-8** を示す．

4 次元 CT（four-dimensional CT：4DCT）

X 線が最初に使用されて以来，患者とその体内構造は移動性があり，そして，時間とともに変化することは，放射線治療技師には知られていた．数十年間，関心領域が直接的または間接的に識別可能であるかぎり，X 線透視（X-ray fluoroscopy）がこのような時間変化を評価する最善の方法であった．

最近では，CT 撮像法の大きな進歩により，（たとえば，呼吸周期のある呼吸位相を示

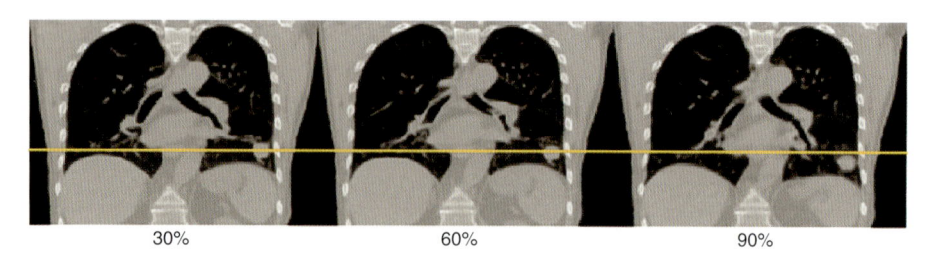

30%	60%	90%

図 3-8　小さい肺腫瘍を有する患者の 4DCT コロナル断面画像

それぞれの画像には，呼吸位相を記す．呼吸位相 30％から 90％の間に腫瘍と横隔膜位置が，（図の直線に対して）約 1.2cm 頭尾方向に変化している．S.Vedam（MD Anderson Cancer Center, USA）から提供．

す信号などの）タイミング信号と CT 撮影を同期させることで，異なる時間（たとえば，複数の呼吸位相）における体内構造の CT データを生成することができるようになった．肺腫瘍患者に対して，このようにして撮影された一連の CT 画像の例を**図 3-8** に示す．この技術は，動きの程度を定量評価し，特定の呼吸位相，または呼吸位相の一定の範囲で治療を実施することを可能とする．これらについては，第 7 章で説明しよう．

Digitally reconstructed radiograph（DRR）

CT（または MRI）データセットは，患者の解剖学的構造を 3 次元画像で示している．この 3 次元画像を用いることで，任意の視点から撮影した場合の X 線画像がどのように見えるかを計算することができる．このようにして計算された X 線画像を DRR 画像とよぶ．とくに重要な DRR 画像は，視点が治療放射線ビームの線源位置にある場合であり，いわゆるビームズアイビュー（beam's eye view：BEV）の画像が作成される．治療コリメータまたはアパーチャを DRR 画像に重畳表示すると，治療ビームが解剖学的構造を含んでいるかどうかを示すことができる．もうひとつの重要な視点は，患者位置合わせに用いる X 線管の焦点位置である．第 7 章で説明するが，このような DRR 画像は，患者の位置確認に非常に有用である．

DRR 画像の計算は，X 線管位置を仮定して，そこから広がる投影線が CT データを通過することを用いる．任意の投影線の終点における DRR 画像の値は，その投影線に沿った CT 値（すなわちハンスフィールドユニット，または，これから導出した特性値）の合計に等しい（Goitein *et al.*, 1983）．この計算過程を**図 3-9a** に示し，DRR 画像例を**図 3-9b** に示す．投影線に沿った値を合計するとき，CT 値から X 線吸収係数を推定することで，実際の X 線写真をシミュレートすることができ，もう一方では，限定された HU 値（たとえば，骨の範囲の HU 値の範囲）で計算することで，ある組織（この場合は骨）に対して高いコントラストを有する DRR 画像を生成することができる．後者の方法により，作成された DRR 画像を**図 3-9b** に示す．

図 3-9 に示す DRR 画像は，過去に用いられていた（1984 年頃）画像である．現在は，CT の画質の向上，スライス厚がより薄くなったこと，および DRR の計算アルゴリズム

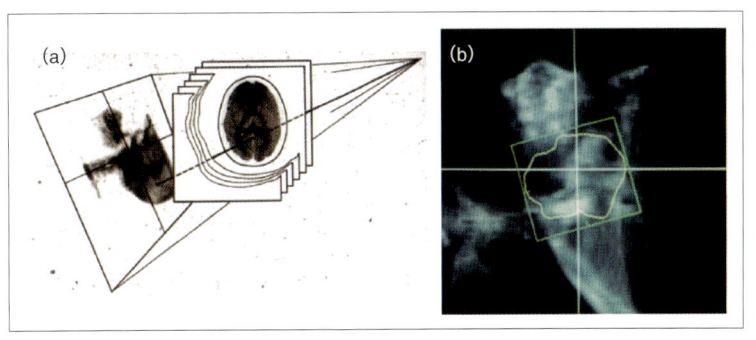

図 3-9 DRR 画像作成方法（a）とアパーチャを重畳表示した DRR 画像（b）
Goitein et.al（1983）から引用.

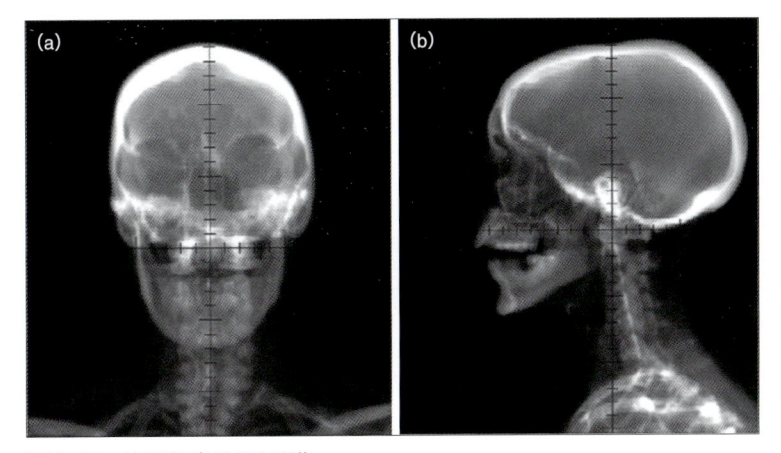

図 3-10 高解像度 DRR 画像
（a）正面，（b）側面. L.Dong（MD Anderson, USA）から提供.

の改善により，はるかに画質のよい DRR 画像を得ることができるようになった. **図 3-10** に最新の DRR 画像を示す.

磁気共鳴撮影（MRI）

動作原理

　本書は，磁気共鳴撮影（magnetic resonance imaging：MRI）の原理や方法を説明するものではないため，また，著者は MRI の専門家でもないため，その詳しい原理や方法についてはここでは述べない. しかし，放射線腫瘍学において CT と MRI の使用目的は異なるので，それに関することを簡単に説明したい.

　原子核は非常に小さい磁石としての性質を持つ. それは，電荷を有する原子核はスピンをもち，それによって磁場が生じる（電磁石の動作原理）からである. MRI で対象とする原子核は，プロトン（陽子）[*5]である. その主な理由は，水は人体の大部分を構成し，プロトンは水素の原子核であるため，組織中に豊富に存在するからである.

プロトンのスピン，つまり，磁場の方向は量子化され，可能な2つの方向，初歩的な言葉では「上向き（up）」と「下向き（down）」のどちらかを向く．通常の状態では，スピンは「上向き」と「下向き」との間で均等に分配される．しかし，身体が磁場中に置かれると，プロトンスピンは磁場と整列する傾向があり，これにより「ダウン」スピンのプロトンよりも「アップ」のスピンが多くなる．これらの数の差は非常に小さい（通常は約1万分の1）が，MRIを実施するには十分である．スピンは，磁場に沿って整列する傾向があるだけでなく，コマが重力の影響で垂直軸のまわりを首振り運動（歳差運動）するように，磁場のまわりを歳差運動する．この歳差運動の周波数は，ラーモア周波数（Larmor frequency）として知られており，磁場強度に比例する．プロトンについては，磁場1Tにおけるラーモア周波数は43MHzである．そして，磁場が高くなるとそれに合わせて，ラーモア周波数も高くなる．

磁場中の組織にラーモア周波数のラジオ波（rf波）を照射すると，スピンはエネルギーの高い下向き状態となり，rf磁場がなくなると，スピンは徐々に平衡状態に戻る．その際，ラーモア周波数と同じ周波数のrf波を放出する．rf波によってスピンが励起され，そして，緩和していくことを考えるとき，著者はなぜかスピンが小さな声で犬のように吠える（yelps）さまを思い浮かべる．このときのほえ声の周波数はラーモア周波数であり，磁場に比例して変化する．第2の受信用rfコイルを近くに配置することで，放出されたrf波を検出しプロトンを「感知」することができる．

組織サンプル（たとえば，患者）が均一な磁場に置かれたとき，サンプル内のすべてのプロトンは同じrf信号で励起し，同じ周波数で歳差運動する．したがって，これらから受信するrf信号は重なって分離できないため，プロトンの空間的位置に関する情報は存在しない．一方，組織の微小体積（ボクセル）のそれぞれに対して，他とは異なる磁場を与えるような不均一な磁場を印加できると考えてみよう．その場合，磁場が他のボクセルと異なるため，ボクセル内にあるプロトンのラーモア周波数も他のボクセルと異なる．そのボクセルの特定のラーモア周波数に正確に一致するrf波が照射された場合，そのボクセル内のプロトンのみが励起され，検出されるrf信号はそのプロトンが，緩和時に放出するrf信号だけである．rf波の周波数を連続的に変化させることにより，それぞれのボクセルに対応した信号が検出することができ，これによりそれぞれのボクセル内のプロトンの挙動を3次元情報として得ることができる．

残念なことに，物理学の法則（この場合はマックスウェル（Maxwell, JC）の電磁気学の法則）では，3次元空間の各点で強度が異なる磁場を設計することはできない．しかし，組織サンプル全体に磁場勾配をかけ，それぞれ平面の磁場強度を変えることによって，部分的に空間情報を取得することができる．この場合に受信されたrf信号は，その平面にあるプロトンから発生している．これは，実はMRIで3次元情報を取得する最初のステップとなるのだが，残りの2次元のデコードがどのように行われるかは，この短い要約の範囲を超えている．さまざまな磁場勾配を順次かけ処理することで，信号解析により3次元配列の各ボクセルのプロトンからのrf信号を分離することができるといえば十分である．

このようにして取得された情報は3次元であるため，アキシャル断面を表示するのと同じように，サジタル断面またはコロナル断面を容易に表示することができる．

　MRI 画像の与える位置情報について，重要な点を述べる．後述の「CT と MRI の比較」で述べるように，MRI で得られる位置情報は，その瞬間のそれぞれの点の磁場強度に依存する．もうひとつは，多種多様なアーチファクトにより，画像の空間的な歪みを生じさせる可能性があることである．

　受信された信号の「意味」は，励起 rf「パルス」のタイミング，プロトンの緩和信号の受信タイミング，磁場変化のタイミングと関係している．MRI の魅力のひとつは，非常に多くのパラメータがあるため，得られる情報も多いと言うことである．得られる情報の種類はあまりにも多く，プロセスが複雑すぎること，そして臨床上の意味があまりにも広いため，繰り返しになるが，ここでこれらを説明しない．初期の MRI 画像は3つの形態，すなわちプロトン密度強調（proton density-weighted）画像，T1 強調（T1-weigted）画像，T2 強調（T2-weighted）画像として得られた．その名称が示すように，これらのどれもがパラメータの純粋な測定値ではなく，技術的手法によって特定の情報を強調したものである．

　また，その名称が示すようにプロトン密度強調画像は，単純に各ボクセル内のプロトン密度によって決まるが，低いコントラストのことが多い．記号 T1 および T2 は，異なる緩和時間，すなわちプロトンの緩和信号が減衰する時間を示す．T2 は，いわゆるスピン–スピン相互作用，すなわち隣接する励起プロトン間の相互作用によって，信号成分が減衰する時間を示している．T1 は，いわゆるスピン格子相互作用，すなわち励起されたプロトンとその周りの分子構造との相互作用によって，信号成分が減衰する時間を示している．通常，T2 緩和時間は T1 緩和時間よりかなり短く，T1 強調画像，T2 強調画像とも，良好なコントラストを有することが多い．

　図 3-11a と **3-11b** は，代表的な T1 強調ならびに T2 強調の頭部サジタル断面 MRI 画像であり，MRI の情報の質と豊富さを示している．**図 3-12** は，胸部のコロナル断面画像である．

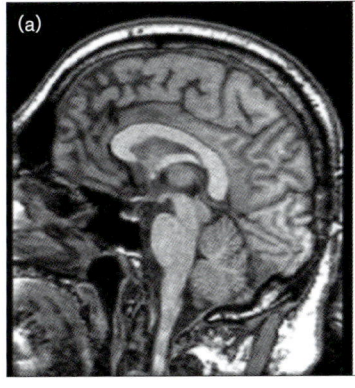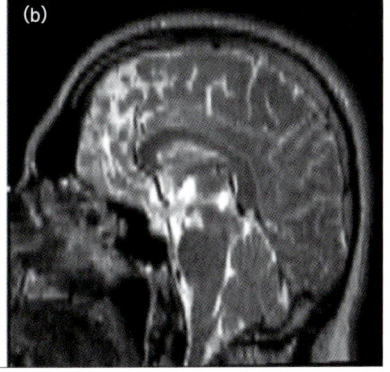

図 3-11　サジタル断面 MRI 画像
　　（a）T1 強調画像．（b）T2 強調画像．Whole Brain Atlas より引用．

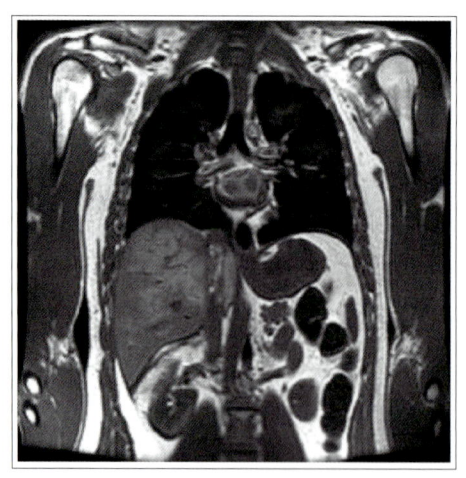

図 3-12 MRI コロナル断面画像
MRI で画像化できる対象の豊富さを示している. U.S. National Library of Medicine's Visible Human Project

　さらに，MRI には，MR スペクトロスコピー（MR spectroscopy：MRS）とよばれる技術がある．原子内のプロトンに対する MRS の原理は，プロトンの歳差運動の周波数がプロトン周辺の化学的性質によってわずかに影響されることに基づいている．他の核と周辺の電子は，陽子に加えられる磁場をわずかに変化させ，それによりラーモア周波数が変化する．その結果，放出された信号は，微細な構造を有する，つまり，その周波数は単一ではなく，ある範囲に広がる．このスペクトルを解析することにより，ボクセル内の化学物質の性質および濃度を明らかにすることができる．各ボクセル内のシスチンとコリンの濃度比が，おそらくは，最も一般的な特徴として抽出されることになる．

　＊5：ただし，磁気共鳴スペクトロスコピーの分野では，プロトン以外の核が画像化されることがある．

CT と MRI の比較

　放射線腫瘍学の視点から，CT と MRI のいくつかの重要な違いについて，簡単に説明しよう．

位置精度

　MRI の再構成データセット内のボクセルからの信号は，rf 受信信号のうち，特定周波数のものである．この周波数は，ラーモア効果により，特定の磁場に対応している．したがって，再構成されたボクセルの画像上の位置は，磁場の空間分布に依存する．主磁場と傾斜磁場との和である磁場は，空間では完全に直線的に変化することはなく，さまざまな

理由により時間の経過とともに変化する可能性がある．したがって，位置精度が機械的要因にのみ依存する CT 画像に比べ，MR 画像上の位置は不確実であり，また非線形性の影響を受ける．その結果として，MR 画像は一般に放射線治療ビームの正確な幾何学的設計には不十分であると考えられ，MRI 画像が臨床的に優れていても，患者を治療体位に固定して撮影する「治療計画 CT」を追加することが，放射線治療計画には一般的に必要とされている．

MRI における骨の視覚化

カルシウム濃度が高い緻密骨は，自由に動くことのできるフリープロトンが非常に少ないため，発生する MR 信号はごくわずかである．緻密骨から発生する信号の欠如は，MRI が骨を「画像化」しないという誤った印象を与えている．実は，骨とその周辺組織との間は非常に高いコントラストがついている．骨が CT 画像では背景より白く描出されるのに対して，MRI 画像では骨が背景に対して黒く描出される．図 3-13 のように MRI 画像の白黒を反転させることで，骨のコントラストが高いことが理解できる．腫瘍細胞からの信号により，腫瘍の骨浸潤の程度までが視覚化されている．

臨床的情報

第一にそして明らかに，すでに説明したように CT と MRI は物質の異なる特性を測定する．したがって，それらは，臨床医に患者の組織の生物学的特性に関する異なる情報を提供することとなる．いずれが，臨床的解釈の観点から，より価値のある情報を提供する

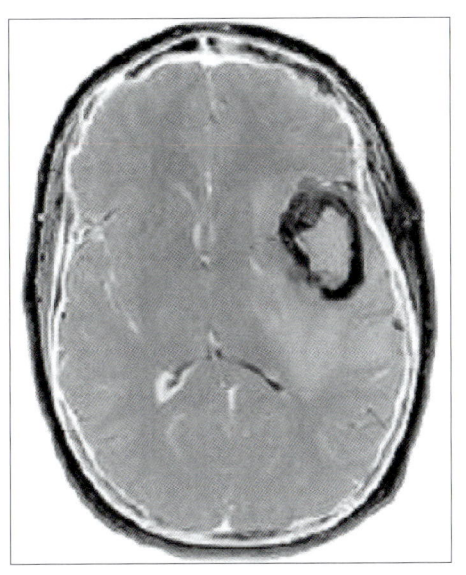

図 3-13 MRI における骨構造の詳細を示すために白黒を反転した MRI 画像
画像は M. Kessler から提供．

かは，評価される部位，組織，および他の多くの要因に依存する．しかし，2つのイメージング方式は，しばしば互いに補完しあい，いずれも単独では提供できない疾患の「画像」を作りだす．以下に，N.Liebsch（マサチューセッツ総合病院）から提供された2つの症例を示す．

症例1

　図3-14 は，低悪性度の軟骨肉腫症例の2つの検査画像である．**図3-14a** は，静脈造影したアキシャル断面 CT 画像である．**図3-14b** は，同じ患者で同じ位置の MRI（T2 強調）アキシャル断面画像である．CT 画像では，左頸静脈孔（left jugular foramen）をおおよその中心とする低吸収の腫瘍が観察される（矢印参照）．一方，MRI 画像では，斜台下部（lower clivus）の骨髄腔内の腫瘍が反対側の舌下神経管（hypoglossal canal）にまで広がっていることが示されている（矢印参照）．この腫瘍の進展は，どのウィンドウ幅 / レベルでも CT 画像では観察されず，MRI 画像により治療計画を大幅に変更された．

症例2

　図3-15 は，歯状突起切除術（odontoidectomy）を含む部分切除後の頭蓋椎骨接合部における脊索腫を有する患者の2つの画像を示している．**図3-15a** は，C2 椎骨レベルにおける横断面の MRI（T2 強調）画像であり，多分葉状腫瘍（multi-lobulated tumor）が，両側椎体の前側の軟部組織（図中，L および R のラベル）から後方に伸びて脊柱管（図中＊印）に伸展しているように見える．**図3-15b** は，二重造影 CT ミエログラム画像であり，MRI で強調された領域（＊）の中央部分は，左（L）と右（R）側の低吸収領域に挟まれた偽性髄膜瘤（pseudomeningiocele）であることを示している．CT の所見は，標的体積と治療計画を劇的に変えたことがわかる．

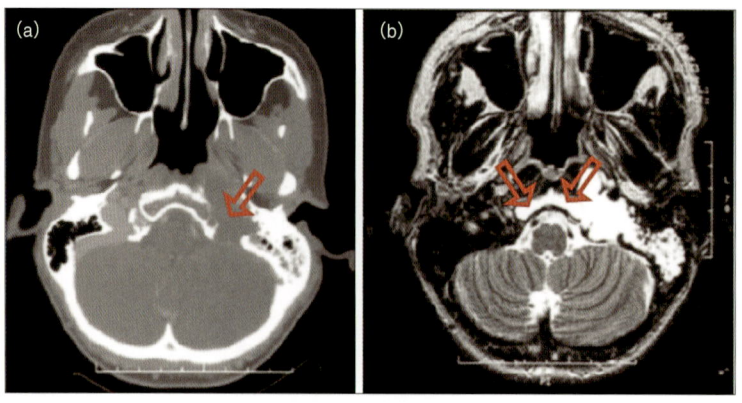

図3-14　低悪性度の軟骨肉腫の（a）CT アキシャル断面画像，（b）MRI
　　　　　アキシャル断面画像（T2 強調画像）
　　　N．Liebsch（MGH, USA）から提供．

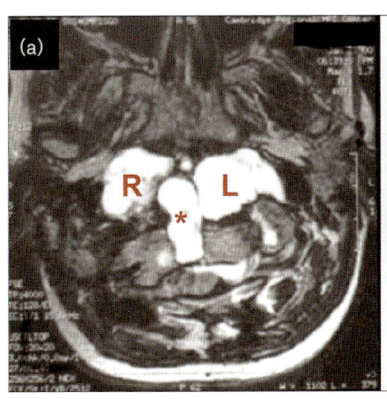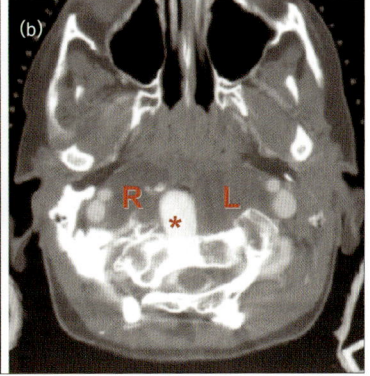

図 3-15 C2 レベルのアキシャル断面 MRI 画像（T2 強調）（a）と C2 レベルのアキシャル断面二重造影 CT ミエログラム画像（b）
部分切除後の頭蓋椎骨接合部における脊索腫．画像は，N.Liebsch（MGH, USA）から提供．

ポジトロン断層法（PET）

ポジトロン断層法（positron emission tomography：PET）は，体内のポジトロン放出核種の三次元分布を測定する方法である．ポジトロン（陽電子）（positron）は，正に帯電した電子の反粒子である．陽電子は，近くの電子と結合して消滅（annihilation）する際に，反対方向に同じエネルギー（0.511 MeV）の γ 線を放出するという特性を有する．したがって，ポジトロン核種から放出された陽電子は，その起点近くの電子と結合することで消滅するが，ガンマ線検出器アレイにより患者を取り囲み，放出された 2 つのガンマ線（消滅放射線）の入射位置を検出することにより，元のポジトロン核種は，2 カ所の検出位置を結ぶ線（同時計数線）上にあると同定できる．このようにして多数の同時計数線を検出することで，概念的には CT 再構成で使用されるものと同じ数学的アルゴリズムを用いて，ポジトロン核種の空間分布を推定することができる[*6]．

PET に使用される主な核種は，^{11}C，^{15}O，および ^{18}F であり，他にもいくつか存在する．これらは比較的短い半減期であるので，根本的ではないが，技術的な一定の問題を生じさせる．PET のユニークで重要な特徴は，これらの核種は特定の生物的特性を有する分子を標識することができ，そして投与された分子（トレーサー）は体内の臓器・器官などさまざまな分画（compartment）に集中的に取り込まれるということである．典型的には，代謝速度が速い急速に増殖している細胞や，低酸素状態の細胞の濃度を同定するためのトレーサーを設計することができる．

図 3-16 は，下咽頭腫瘍患者の CT，MRI（T2 強調）および ^{18}FDG PET のアキシャル断面画像を示す（V.Gregoire 提供）．PET 検査によって，他の 2 つの画像では描出されていない右側のリンパ節（N とラベル付け）への進展がわかった．さらに，自動輪郭入力機

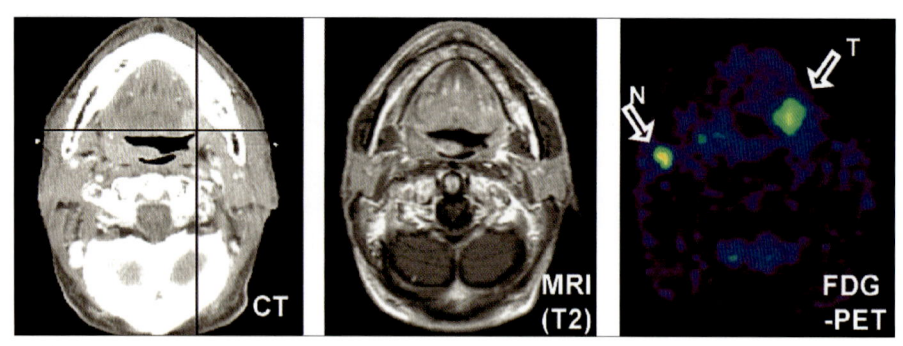

図 3-16 CT，MRI-T2，FDG-PET 画像
V. Gregoire, UCL（Belgium）から提供.

能により算出された PET 画像上の腫瘍サイズ（T とラベル付け）を用いて，CT や MRI 検査で輪郭入力したものより小さい標的体積が定義された.

　PET 画像は CT 画像同様に，その精度が機械的な仕様に依存するため，位置情報は正確である.しかし，PET の解剖学的情報は乏しいため，PET の集積部位がどこであるのかを正確に示すため，PET と重ね合わせることのできる別の解剖学的な画像が必要となる.このような画像は，PET 検査と，たとえば別の CT 検査の結果を画像位置合わせすることにより得ることができるが，画像位置合わせの問題を容易にするために，CT/PET が一体型になった PET/CT 装置（CT/PET imager）も開発されている.

　PET には 2 つの問題があり，どちらも空間的な問題に関連している.第一に，CT および MRI と比較して PET の空間分解能は比較的低いことであり，通常数ミリメートルである.さらなる問題は，PET 画像で測定された活動部位の正確な体積を測定することが非常に難しいと言うことである.画像表示方法（つまり，活動領域をカラー表示にする）を変えることで，低集積領域の見かけのサイズを大幅に変更することができるため，PET 画像を用いて正確な標的体積の測定は困難である.そのため，高集積または低集積領域を客観的に自動抽出する方法の開発が行われている.この方法は，手動で輪郭入力を行うよりも，はるかに再現性はあるが，腫瘍の境界を正確に決定するのに PET 画像を使用することは懸念が残る.もちろん，すべてのイメージングモダリティーは同様の問題の対象となるが，CT や MRI の場合は，PET ほどの問題ではない.

　＊6：放出された γ 線は体内で減衰していくため，これらを補正する必要があり，再構成は複雑になる.

画像位置合わせ

　上で紹介した**図 3-14** と**図 3-15** の場合は，CT と MR を並べて表示することにより，2 つの画像を空間的に相関させ，適切に臨床情報を取得することができる.しかし，より詳

細な比較のために，一方の画像中の点を他方の画像の点に合わせることにより，空間的に正確な方法で2つの画像情報を組み合わせることを考える*7．このプロセスは，画像位置合わせ（image registration），または画像融合といわれる．このトピックには，いくつかのレビューがあるが，とくに Maintz and Viergever（1998），そして Kessler（2006）によるものをあげておく．最初に，2つの画像データが剛体として空間的に正確であると仮定した場合について，次に画像の一方または両方が空間的にゆがんでいるか，または2つの検査の間に患者の形状が変化した場合についての画像位置合わせについて説明しよう．

　＊7：数学的には，平行移動と回転の変換行列（2次元では自由度4，3次元では自由度6）
　　　を計算し，また必要に応じて各方向の拡大率を計算する必要がある．もちろん，関心
　　　のある画像は2つ以上ある可能性もあり，この場合は，2つの画像をまず位置合わせ
　　　を行い，その後にもうひとつの画像を位置合わせすることにより，それぞれを関連付
　　　けることができる．

剛体画像位置合わせ

　CT 画像と MRI 画像，2つの CT 画像，または X 線画像と DRR 画像などのように，2次元画像の画像位置合わせを考える．2つの2次元画像の場合，半透明に表示した画像を互いに重ね合わせ，それらが「一致」するまで片方の画像をスライドさせればよいと考えるかもしれない．何年も前に著者が最初に試みたことが，これであった．しかし，この方法は，**図 3-17** のように，2つの画像を異なる色で（たとえば，これが重なった領域が黄色に見えるように赤と緑に）配色しても，一般的にはうまくいかない．同じ画像モダリティー，同じ向き，そして同じ拡大率の2つの画像に対しては，この位置合わせはそれほど困難ではない．しかし，ほとんどの場合であるが，画像が異なる拡大率であるか，回転しているか，または異なる画像モダリティー（たとえば，CT と MRI，または X 線画像と DRR）である場合，上記の方法では，画像位置合わせはほぼ不可能と言ってよい．重複した画像は，単に観察者を混乱させるだけであり，相互に関係する変数が多いため，正確

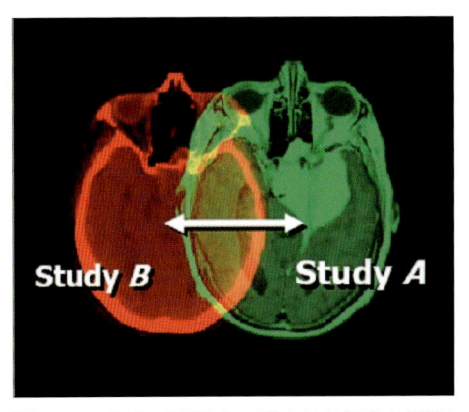

図 3-17　異なる画像を一致させる場合の問題
M. Kessler, Madison（USA）から提供.

な手動画像位置合わせは困難である.

　実際には，以下に説明するように，2D および3D の両方における剛体画像位置合わせ（rigid body image registration）には，主に3つの方法がある.

（1）基準点ベース画像位置合わせ（point-to-point image registration）

　この方法は，それぞれの画像上の同じ解剖学的特徴点，または基準マーカ位置の対応をとることで行われる．この対応付けは，複数の解剖学的特徴に対して，複数回行われる．一直線上にないすくなくとも3つの対応点が特定できれば，2つの画像間の剛体変換，すなわち平行移動と回転を数学的に求めることができる．これは，1つの画像上の特徴点の位置を与えると，他の画像上の同一特徴点の位置を計算できるという手法である．一直線上にない3つの対応点は，これらの計算には十分であるが，さらに多くの特徴点を用いて最小二乗法を用いることで，その解は，よりロバストとなり，誤差に影響されることが少なくなる.

（2）輪郭（曲面）ベース画像位置合わせ（surface-to-surface image registration）

　上記の基準点ベース画像位置合わせには，非常に深刻な問題点が存在する．それは，人体には実際に解剖学的な「点」が存在しないことである．人体では，軟部組織，または骨の境界が点ではなく面で区切られている．解剖学的な**特徴点**を同定するという考えは本質的に間違っており，そうしようとすることは，誤りを起こしやすい．より確実な方法は，解剖学的構造の**輪郭（曲面）**形状を相互に合わせることである．初期に開発された輪郭（曲面）形状を用いた自動画像位置合わせアルゴリズムのひとつは，頭蓋骨内板を一致させる，いわゆる「ハットアンドヘッド」（hat and head）モデルであった（Pelizzari *et al.*, 1989）.1対の2次元投影画像を画像位置合わせする場合，皮膚，骨，そして気道などさまざまな解剖学的構造の輪郭は**曲線**として表示されるので，位置合わせは1対の曲線を互いに一致させることである．これは，重なった曲線，または画像上の曲線の表示は，視覚を混乱させることがないため，手動で行うことができる．もちろん，この場合，自動で画像位置合わせを行う事もできる．曲線同士のマッチングは，X線画像と DRR 画像の2次元の位置合わせにおいて広く用いられてきた.

（3）ボクセルベース画像位置合わせ（voxel-to-voxel image registration）

　輪郭（曲面）ベース画像位置合わせでは，関心体積の表面形状の情報が必要であり，それを抽出するには，たいへんな労力が必要である．また，画像内の限られた部分の情報しかマッチングに用いられない．第3の手法は，3次元画像の各ボクセルの値，あるいは2次元画像の各画素の値を一致させることである．これは，同じ画像モダリティーの場合，自己相関による手法を用いて実施でき，より一般的には，「相互情報量」（mutual information）（Viola and Wells, 1995）を最大化することで，うまく実施できる．このボクセルベース画像位置合わせの問題のひとつは，時には，画像内の特定部分が信頼できないことがあるにもかかわらず，画像内のすべての情報を考慮することである．たとえば，頭蓋骨に対する下顎骨の相対位置は，2つの画像が作成された時点で異なることもあるが，頭蓋骨内の特徴のみを合わせたい場合，下顎骨の位置が異なるのは適切でなく，下顎骨の画像領域は「除外する」ことが必要である．これは理論上単純であるが，自動で行う場合，実際に

は非常に時間がかかる．しかし，特徴点や特徴面を手動で位置合わせする場合は，関連する解剖学的構造の選択は直観的かつ容易である．

　3次元データの位置合わせを行う場合，2次元断面の画像位置合わせを組み合わせても表現できないような第3の軸に対する回転および平行移動があることを頭に入れておく必要がある（p.266 訳注3参照）．これは，完全な3次元処理を行う必要があることを意味している．

非線形画像位置合わせ

　前述の方法は，画像位置合わせ過程で決まる変数である拡大率を考慮することで，位置合わせする画像間のスケールの変化に容易に対応できる．しかし，格段に難しい問題として，画像が歪んでいる場合をあげることができる．画像歪みは，画像が異なる時間に（たとえば，異なる日に，または呼吸周期の異なる時相などに）取得されたか，または（MRI画像のように）画像が本質的に歪められているために生じる可能性がある．執筆時点で，非線形画像位置合わせ（deformable image registration：DIR）は研究段階であり，十分

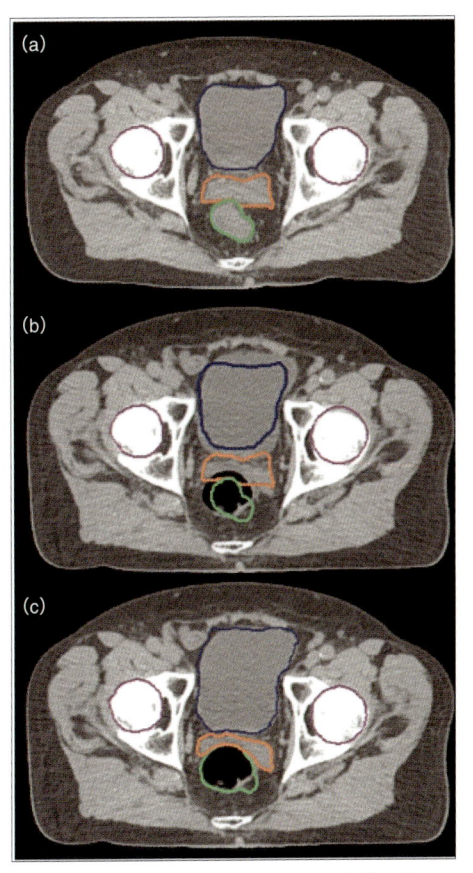

図 3-18　剛体画像位置合わせと非線形画像
位置合わせによる輪郭の比較
Lei Dong, MD Anderson Cancer
Center（USA）から提供．

に受け入れられる解決策はない．**図3-18**に剛体と非線形の画像位置合わせの比較を示す．**図3-18a**は，治療シミュレーション中の前立腺がん患者のCTアキシャル断面画像を示している．近位の精囊の輪郭（標的体積の一部）はオレンジ色，膀胱は青色，直腸は緑色，そして，大腿骨頭は紫で示されている．**図3-18b**は**図3-18a**と同じ患者のある治療セッションにおけるCT画像を示している．このCT画像は治療室内に設置されているin-room CTを用いて取得したものである．直腸ガスと膀胱充填により，解剖学的構造が変化したことがわかる．骨盤の剛体位置合わせ後の輪郭をCT画像に重ね合わせて表示したが，解剖学的構造が一致しなかった．**図3-18c**は，非線形位置合わせを行った後の輪郭をCT画像に重ねて表示している．この図の輪郭は**図3-18b**よりもはるかによく解剖学的構造と一致していることがわかる．ここで示した非線形画像位置合わせ（DIR）技術は，Wang *et al*（2005）によって開発されたものである．

診断画像の使用

　診断用検査においては，通常，患者は治療位置ではなく，画像領域が狭く，また，画像が空間的にゆがんでいることがある．治療精度を強調することにより，治療の幾何学的側面からは，診断画像は有用ではないという誤った印象を与えている．しかし，幾何学的に不正確な検査画像であっても，しばしば治療計画CTに反映できる重要な情報を含んでいて，非線形画像位置合わせによってその情報を反映することができる．しかし，単純な常識があれば，目視観察で情報の反映を行うことができる．たとえば，C3にある腫瘍がC2の上部からC4の中央まで，そして，前方に3cmまで進展していると診断された場合，これらの情報を正確にかつ容易に治療計画CTに反映することができる．

解剖学的構造の輪郭入力

　放射線治療計画を行うには，関連する関心体積（volumes of interest）を計画者に「可視化」する必要がある．そのためには，何らかの方法，たとえば輪郭入力するなどで，それらを特定する必要がある[*8]．原理的には関心体積を特定することなく治療することは可能である．その場合，ビーム照射方向から撮影されたX線画像を用いてビーム形状を決定してもよい．しかし，画像情報を最大限に活用するには，画像上（または複数の画像モダリティーを使用した場合は複数の画像上）で標的体積とそれに含まれない正常組織（un-involved normal tissue）を3次元的に輪郭入力する必要がある．関心体積の輪郭入力には，次の2つの方法がある．

手動輪郭入力

　最も一般的な輪郭入力方法は，コンピュータ画面に表示される一連の断面画像上で目的とする特徴（腫瘍や臓器など）の輪郭に沿って入力することである．多くの断面画像や複数の特徴を扱うとき，コンピュータ上での手動輪郭入力（manual delineation）は長い時

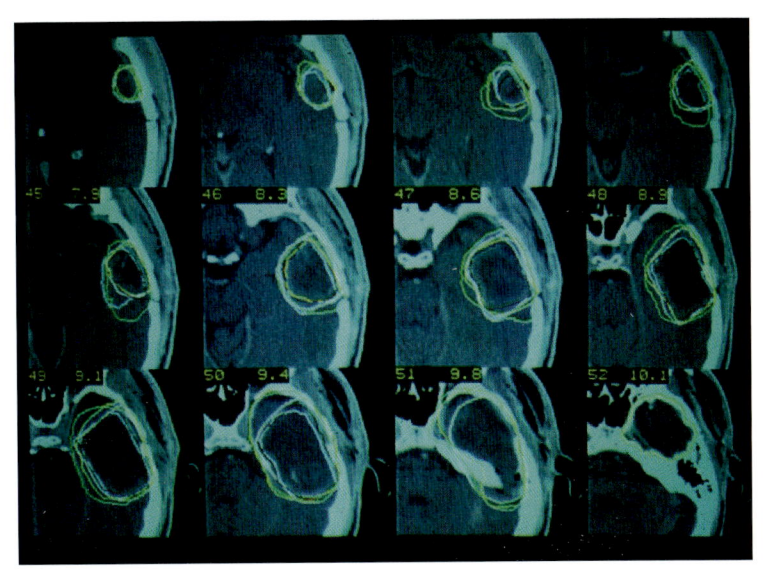

図 3-19 2 人の放射線腫瘍医が，時間を変えて 2 回，輪郭入力を行った
CTV 形状
1 カ所につき 4 つの輪郭を表示している．未発表のデータ（D.
Pontvert and N. Liebsch, MGH, USA）.

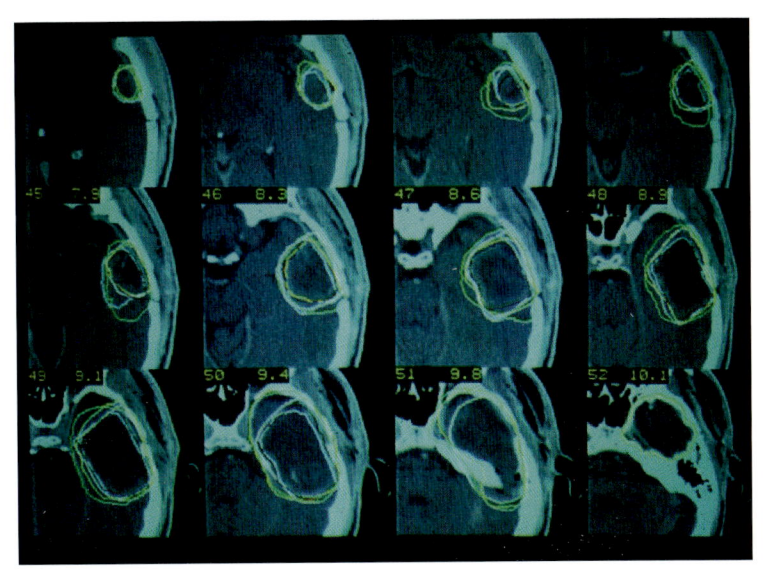

間が必要である＊9, 10．しかし，断面が多数あっても，その間隔が狭い場合，断面ごとに手
動で特徴の輪郭を入力する必要はなく，断面間の補間が可能であり有用である（Goitein
and Abrams，1983）．手動輪郭入力のもうひとつの問題は，主観的なため，誤差が起こり
やすいと言うことである．つまり，観察者が異なれば，そして，観察者が同じでも，輪郭
入力する時が異なれば，違った関心体積を入力するかもしれない．このような観察者内お
よび観察者間の非再現性の例を**図 3-19** に示す．

この例では，2 人の医師が 8 人の患者について，時間を変えて，それぞれ 2 回，標的体
積の輪郭入力を行った（そのうちの 1 人の患者のみを**図 3-19** に示した）．

＊ 8：「輪郭入力」（delineate）という用語は，「正確に記述する，または描出する」（OED，
2001）を意味し，画像上の輪郭の手動入力に限定されない．
＊ 9：「特徴」（feature）という用語は，目的とする対象（たとえば，軍事利用における戦車，
放射線治療における臓器と組織）を同定するためのコンピュータを用いた輪郭入力に
広く使用されている．
＊ 10：マウスやトラックボールを用いて，コンピュータで輪郭入力を行うことは非常に難
しい．たとえば，これらにより自分の署名を正確に書くことは，ほとんど不可能である．
画面上に直接入力できるペンのようなプローブを使って輪郭入力することが，現状で
は最良の方法であると考えられるが，より正確な作業では視差誤差が発生することが
多く問題となる．

自動特徴（領域）抽出

「自動特徴（領域）抽出」（automatic feature extraction）とよばれるものに，多くの研

究が行われてきた．現在,高コントラストの組織／空気の境界面を含む体表面や肺の輪郭，そして，高コントラストの骨／軟部組織の境界によって区別される骨については，良好な成績が達成されている．しかし，大部分の体内の特徴は，その周囲に比べてはるかに画像コントラストが低く，今日まで精度のよい特徴（領域）の自動抽出はうまくいっていない．

　この章のはじめに，**腫瘍**の輪郭の自動抽出はほとんど不可能であると述べたが，その理由は，すでに述べているので，ここで繰り返す必要はないであろう．

標的体積の輪郭入力の不確定要素

　腫瘍輪郭の入力は，不確定要素の影響を受けやすく，**図 3-19** に示すように再現性が乏しい可能性がある．この非再現性は多くの人びとを困らせるため，望ましこととはいえない．しかし，これに関して，著者の考えを 2 つ述べたい．

　一点目は，**図 3-19** にみられるばらつきの大部分は，著者の考えでは，観察者間の不一致というよりは，肉眼的そして非潜在病変の存在位置に関する真の不確定性のもたらす結果といえる．臨床医に 1 本の線を引くように求めていること自体が誤りであると言ってよいかもしれない．不確定要素をはっきりと示す方がずっとよいのではないであろうか．

　図 3-20 は，Waschek ら（1997）も同様な提案しているが，輪郭入力する場合の不確定性を明示的かつ定量的に示す 2 つの方法である．**図 3-20a** は，伝統的な単一線による輪郭入力方法である．**図 3-20b** では，スプレーで書いたような線により，輪郭入力者が推測した標的体積の境界がその点を通る確率（確率密度関数）を表現している．**図 3-20c** では，以下に定義する 3 つの輪郭が表示されている．すなわち，①最も可能性の高い輪郭，②一定の信頼度のもとでその外側に病変がないと確信できる領域の輪郭，そして，③同じ信頼度でその外側に病変があると確信できる領域の輪郭である．しばしば，図に示すように腫瘍周辺のマージンは腫瘍の周りでまったく同じではなく，また，信頼度が高い輪郭と低い輪郭とでは異なることがある．②や③のような方法で標的体積の輪郭入力を行うならば，賭けてもよいが，観察者間および 1 人の観察者が複数回輪郭入力した場合の一致は，**図 3-19** で示したよりもずっとよくなるであろう．

　二点目は，標的体積の輪郭入力の不確かさが明らかにされると，たいていの人が関心体積の入力で最後の 1 ミリ（the last millimeter）までの精度は意味がないと反応することに関してである．著者は，これは間違っていると考えている．GTV および／または CTV の境界の決定は，肉眼的腫瘍そのものを正しく評価することには限らない．むしろ，正常組織の境界が腫瘍の進展範囲を制限する場合や，正常組織には高線量領域から除外する必要がある体積（たとえば，頭蓋底肉腫の治療における視交差）を定義するものがある．これは**図 3-19** であっても当てはまっていて，観察者は CTV が頭蓋骨内に進展していないと判断し，その近傍の 4 つすべての輪郭は非常によく一致している．隣接する正常組織によるこのような標的体積に対する制約は，しばしば非常に正確に輪郭入力できるため，標的体積の正確な輪郭入力の基礎となることが多い．

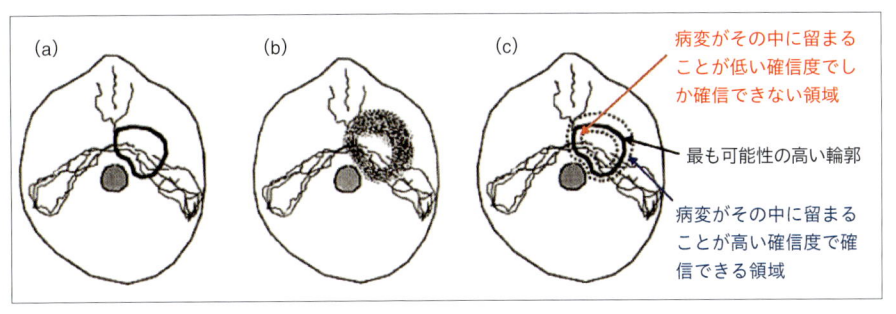

図 3-20　標的体積の輪郭入力の 3 つの方法
（a）伝統的な方法．（b）曖昧な（fuzzy）境界として入力する方法．（c）最も可能性の高い表面を（3 次元で）信頼度付の帯丈の領域で入力する方法．

正常組織 / 臓器の輪郭入力

　人体は，数千とまではいかないまでも，数百の解剖学的構造物からなるが，それらをすべて輪郭入力することは実用的でもないし，必要もないことはもちろんである．通常，放射線腫瘍医は，治療計画で必要であり，治療に重要な解剖学的構造を特定する．それでも，十数個の構造の輪郭入力が必要となることは珍しくはない．これは，手作業による輪郭入力が非常に面倒であることを意味し，自動的に輪郭入力する方法を見つけだすことが，現在の関心事となっている．

　自動「特徴（領域）抽出」とよばれる方法に対する魅力的なアプローチのひとつが，正常な解剖学的構造のデジタルアトラス（digital atlas of normal anatomy）の使用である．この方法では，多数の解剖学的特徴がすでに輪郭入力されている患者モデルを作成し，該当する患者の解剖学的構造に「適合」するよう変形させる．このようなアトラスの作成に原理的な問題はなく，時間はかかるが，一度だけ行うだけでよい．（実際には一度ではすまない．というのは，男性と女性で異なるアトラスが必要となり，そして，大きさが非常に異なる場合（太っていたりやせていたり），また成長の差（子供と大人）に対するアトラスが必要となるからである．）アトラスと患者を適合させる過程で遭遇する問題は，次の二つがある．第一に，画像に含まれる情報にアトラスの情報を適合させる方法に関連して，非線形画像位置合わせが必要となることである．第二に，正常な解剖学的構造は腫瘍によりゆがむ可能性が高い，つまり腫瘍は正常な解剖学的構造の一部に置き換わるか，あるいはゆがませる可能性があるといことである．これらの影響は，もちろんアトラスにはあらわれない．第二の問題は難しいものであり，よい解決策が待ち望まれている．

まとめ

　解剖学的構造のマッピングは，放射線治療計画には不可欠である．何十年もの間，人間の解剖学図の作成は放射線腫瘍医の能力（目で観察し，触診し，そしてコントラストの悪く，重なり合って解剖学的構造の判別が難しい X 線写真を読影すること）が唯一のツー

ルであった．しかし，驚くほど幸運なことに，現在では，数々の新しいイメージング装置が，このような状況を劇的に変えた．CT，MRI，PET，そして超音波は，肉眼的腫瘍および患者の正常な解剖学的構造の両方を描出（輪郭入力）する能力を劇的に改善した．この能力は，現代の放射線治療では必須である．

4　治療ビームの設計

はじめに

　職人が自分の道具を知っていることが必要なように，放射線腫瘍医や医学物理士は自分たちの使う放射線を知る必要がある．したがって，複数の光子ビームを使って放射線治療を計画する方法を第8章と第9章で説明するのに先だって，放射線と物質の基本的な相互作用のいくつかを述べ，単一の放射線ビームの性質を説明したい．ここでは，これらの相互作用を詳細には述べないが，はるかに包括的な説明がJohns and Cunningham（1983）やKhan（2003）などの教科書に記されている．

　がんの治療には多くの放射線が用いられる．X線やγ線，電子，中性子，陽子，α粒子，そして，炭素およびネオンのような重いイオンなどである．これらのうち，現在よく使用されているのは，電子線形加速器により発生させる光子である．この章では，光子線治療の基礎となる物理学について述べる．また，陽子線の基礎物理学については，第10章で述べる．他の放射線のがん治療への利用は，たいへん興味のあるテーマだが，本書では割愛したい．しかし，すぐにわかるように，光子または陽子の基礎となる物理学について述べるには，電子と物質の相互作用についての考察が必要である．

　光子と物質との相互作用の説明は，次の2つの部分からなる．その第一は，個々の光子と個別原子との相互作用に関するものであり，第二は，（多くの光子からなる）光子線と（多くの原子と分子からなる）物質との相互作用に関するものである．

光子と個別原子の相互作用

　光子は不思議なものといえる．光は，空間を伝播する電磁波（もともとはエーテルの擾乱とよばれた）であると考えられる．ここで電磁波とは，電場と磁場の振動のことである．一方，光は準粒子（quasi-particle），つまり$3.0{\cdot}10^8$ m·s^{-1}という光の速度で空間を移動する電荷を持たないエネルギーのパケットと考えることもできる．このような波と粒子の二重性は，物理学の不思議のひとつである．これは，頭のたいへんによい物理学者には理解できるのだが，他の者にとっては，いささかパズルのようなものである．本書では，そのようなエネルギーのパケットを粒子としてのみ考え，**光子**（photon）という用語をX線とγ線に対して用いることにする．エネルギーは通常，**電子ボルト**（electron volt）単位で表される．ここで，1電子ボルト（eV）とは，真空中を単一の自由電子が1ボルトの電

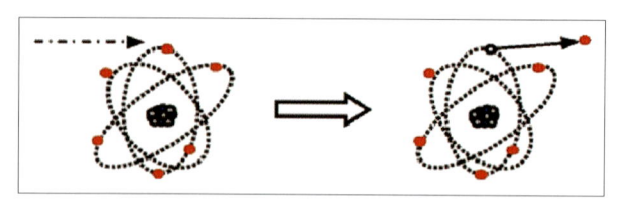

図 4-1　光電相互作用の模式図
　　　本図および以下の同様な図においては，電子は赤い丸
　　　印，光子は一点鎖線，出射電子の経路は実線で示される．
　　　白抜き丸印は，電子が出射した位置を示す．

位差を移動したときに得る運動エネルギーである．可視光は，2 eV よりやや小さい値（赤色光）からおおよそ 3 eV（青色光）の範囲のエネルギーを持つ．X 線撮影などの診断に使われる光子は，50 〜 150 keV（keV＝10^3 eV）の範囲のエネルギーを持つ．そして，現代の治療用光子は 1 〜 20 MeV（MeV＝10^6 eV）の範囲のエネルギーを持つ．

　光子が原子の近傍を通過するとき，その電磁場は正電荷を持つ原子核と負電荷を持つ軌道電子に力を及ぼす．そして，極端な場合には，これらの力は原子を引き裂き，その結果，生物学的な損傷を引き起こすほど強い．この相互作用は，これから簡単に述べる 3 つの主要なプロセスのどれかで起こる．これらのプロセスについて，相互作用前後のエネルギーの収支と生成物の角度分布という 2 つの点から説明するが，これらは，以下に述べるように物理学のきわめて重要な法則であるエネルギー保存則と運動量保存則を適用できる．

光電相互作用（光電効果）

　アインシュタイン（Einstein, A）は，おそらく特殊相対論を提案したことにより著名であると考えられるが，1921 年のノーベル賞は，彼が「光の生成と変化に関する発見的解釈について」という論文により，光電効果（photo-electric effect）を説明したことに対して与えられた．その論文で彼は光子という概念を考え出し，光子が電子と「衝突」し，そのエネルギーを電子に与えるプロセスを解析した．原子内では，**図 4-1** に示すように，光子エネルギーの一部は原子が電子を束縛するエネルギーに打ち克つため使用され，残りは原子から飛び出す電子の運動エネルギーとなる．ここで，電子が飛び出した原子はイオン化される．イオン化された原子は，その軌道電子の再調整によりさらなる変化を受けることが多い．これは，比較的，低いエネルギーの光子や電子の放出につながるが，このような 2 次的なプロセスについてはこれ以上は述べない．

　エネルギー保存則により以下の式が導かれる．

$$E'_{electron} = E_{photon} - E_b$$

ここで，E_{photon} は，入射光子のエネルギー，$E'_{electron}$ は出射電子のエネルギー，E_b は電子が原子に結合していたエネルギーである．

　治療に用いるエネルギーでは，出射される電子の角度分布は，ほぼ前方であることが多

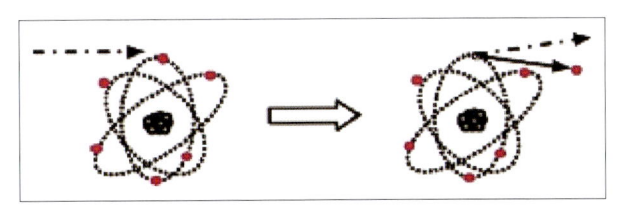

図 4-2　光子と原子内電子とのコンプトン相互作用の模式図

い[*1]．しかし，少ない確率だが後方に出射されるものもある．

　　＊1：「ほぼ前方」（near-forward direction）とは，入射光子の方向から 10 〜 15 度以内の方
　　　　向を意味する．

コンプトン相互作用（コンプトン効果）

　光電効果では，光子はその全エネルギーを与え，消失するのに対して，コンプトン効果（Compton effect）では光子はそのエネルギーの一部だけを衝突した軌道電子に与え，残りのエネルギーで（典型的にはほぼ前方（near-forward direction）に）運動を続ける．この光子は散乱したといわれる．標的の電子は，通常は十分なエネルギーを得て原子から出射される．そして，出射方向は典型的には **図 4-2** に示すように散乱光子の方向とは逆側に小さな角度を持つ．

　エネルギー保存則により以下の式が導かれる．

$$E'_{\mathrm{electron}} + E'_{\mathrm{photon}} = E_{\mathrm{photon}} - E_{\mathrm{b}}$$

　ここで，E_{photon} と E'_{photon} は，それぞれ入射光子と散乱光子のエネルギー，E'_{electron} は出射電子のエネルギー，E_{b} は電子が原子に結合していたエネルギーである．利用可能なエネルギー（入射光子のエネルギーから電子の結合エネルギーを差し引いたもの）は散乱光子と出射電子に分配される．光子は，利用可能なエネルギーのほぼすべてから，ほぼゼロまでの間のエネルギーを得ることができる．電子はそれに対応して，ほとんどゼロから利用可能なほとんどすべてのエネルギーを得ることができる．

　光子は，4π の全範囲にわたって散乱することができる．入射光子のエネルギーが高いほど，散乱光子の角度分布は進行方向に偏る．4 MeV の入射光子からの散乱光子の半分以上が入射方向の約 ±10° 以内にある．電子は，常に正方向（光子の入射方向）の ±90°以内に放出される．

　コンプトン相互作用により，光電相互作用と同様に原子がイオン化されると，軌道電子の再調整により，比較的低いエネルギーの光子または電子を放出するなどさらなる変化を起こす．

対生成

　光子の第 3 の主要な相互作用は，**図 4-3** に示すように原子核のごく近傍を通過するこ

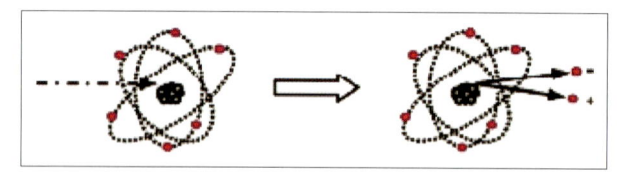

図 4-3 対生成の模式図
電子と陽電子（正の電荷）が原子核の場に作られる.

とにより，光子が消滅し電子と陽電子（電子の反粒子である）という一対の粒子が生成する現象である．このプロセスは対生成（pair production）と呼ばれ，エネルギーと質量の等価性に関するアインシュタインの理論の顕著な例である．ここで，入射光子のエネルギーは，それぞれの質量が 0.511 MeV の 2 つの粒子を生成するように変換される．これは，対生成のための閾値エネルギー，すなわち 2・0.511 MeV＝1.02 MeV が存在することを意味する．光子のエネルギーが 1.02 MeV より少ない場合，電子／陽電子対を生成することができない．エネルギー関係は

$$E'_{\text{electron}} + E'_{\text{positron}} = E_{\text{photon}} - 1.02 \text{ MeV}$$

E_{photon} は入射光子のエネルギーであり，E'_{electron} と E'_{positron} は，それぞれ放出された電子および陽電子のエネルギーである．E_{photon} から 1.02 MeV を差し引いた残りのエネルギーは電子と陽電子に分配される．電子と陽電子は，その運動エネルギーを T MeV とするとき，典型的には入射方向に対して，$0.511/T$ ラジアンの角度で生成される．これは，4 MeV 光子が電子と陽電子を生成する場合，それらの半分は入射方向に対して ±15° 以内の角度に進むことを意味する．

光子相互作用のエネルギー依存性

図 4-4 は，3 つの主な光子相互作用の相対的な寄与が光子エネルギーによってどのように変化するかを示す．光電相互作用の確率は，おおよそ $(1/E_{\text{photon}})^3$ にしたがって変化する．結果として，光電相互作用は低エネルギー光子にとってはるかに重要であり，支配的である．約 0.05 MeV より高いエネルギーでは，コンプトン散乱（相互作用）の相対的寄与は，3 MeV 程度のエネルギーまでほぼ一定であり，次いでゆっくりと減少する．対生成の確率は，2 電子質量という閾値までゼロであり，それを超えるとエネルギーとともに急激に上昇する．その結果，高エネルギーの光子にとって，対生成がはるかに重要であり，支配的である．しかし，治療ビームのエネルギー範囲は約 0.3 〜 20 MeV であり，その範囲では，**図 4-4** が示すように，コンプトン相互作用が支配的である．したがって，治療用光子線のほとんどの挙動は，コンプトン相互作用の物理学だけで説明できる．

光子相互作用の原子番号（Z）依存性

光子の 3 つの主な相互作用の確率は，標的原子の原子番号（Z）に対して非常に異なる

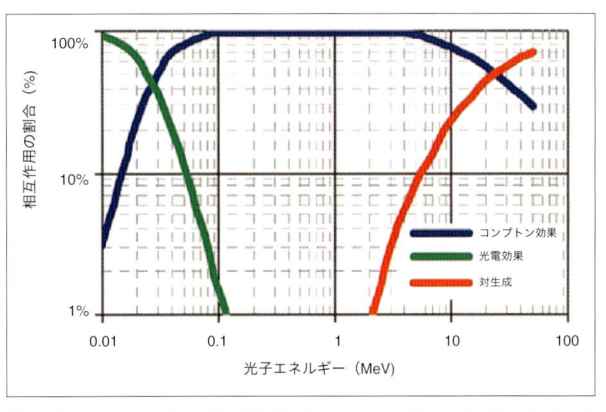

図 4-4　水中における光電効果，コンプトン効果，対生成の相対的寄与を示すグラフ

両方の軸は対数であることに注意すること．

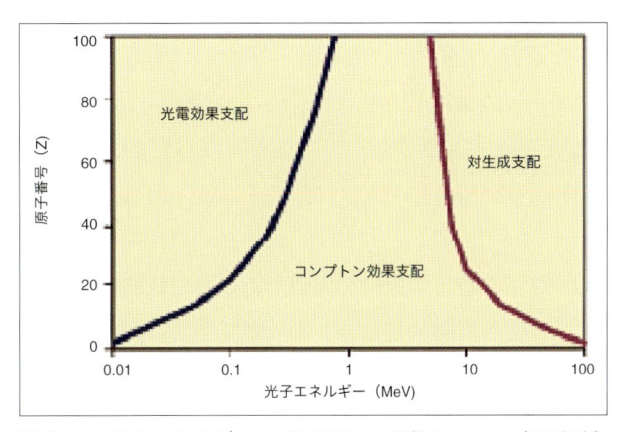

図 4-5　光子エネルギーと原子番号の関数としての支配領域

依存性を有する．物質の $gm \cdot cm^{-2}$ あたりの相互作用の確率は，光電相互作用に対してほぼ Z^3 に比例し，コンプトン相互作用に対して Z にほぼ関係せず，また，対生成に対してほぼ Z に比例する．このため，たとえば，診断エネルギー（約 0.1 MeV 以下）では，骨などの高い Z の物質に光電効果は非常に重要であり，診断用放射線写真において骨のコントラストが良好な理由となっている．**図 4-5** に光子エネルギーと標的物質（の Z）の両方の関数として，3 つの相互作用が支配する領域を示す．この図は，患者内の金属物体を除いて，すべての身体部分における治療用光子ビームの挙動が，コンプトン相互作用の物理学によって支配されていることを改めて示している．

分子との相互作用

　ここまでは放射線と原子との相互作用についてのみ説明してきた．ヒトの組織は，もちろん，主に分子から構成され，分子は原子で構成される．おおまかには，放射線の相互作用の基本は原子とのものである．しかし，いったん原子がイオン化または励起されると，

その親分子が影響を受ける．原子がイオン化されると，分子内の原子間の結合のいくつか
は破壊されることがあり，その結果，その分子は破壊されるか変換される．たとえば，私
たちの体の約60%を構成する水は，化学活性が高いフリーラジカルに変換される可能性
がある．また，水分子は，回転および振動励起によってエネルギーを取り込み，最終的に
は熱に変える．

　後述のように個別原子と光子との相互作用によって放出された電子は，光子が巨視的な
物質に線量を付与する際に重要な役割を果たす．このため，まず電子の相互作用について，
簡単にふれることにする．

個別原子と電子の相互作用

　光子と同様に，電子も原子の構成要素と相互作用する．しかし，光子は電気的に中性で
あるが，電子は電荷（$1.60×10^{-19}$ クーロン／電子）を持つため，相互作用のメカニズムは
かなり異なる．2つの帯電した物体は，たとえ運動していなくても，互いに－クーロン
力[*2]とよばれる－大きさが等しく，反対方向の力を及ぼしあう．物体の電荷が逆符号の
ときは，引力となり，同符号のときは斥力となる．力の大きさは物体間の距離の2乗に反
比例する．
　したがって，電子が原子の近くを通過するとき，軌道電子と核に力を及ぼし，励起，イ
オン化，散乱，および制動放射という4つのタイプの相互作用を生じさせる．最初の2つ
は，軌道電子との相互作用から生じ，3番目と4番目は原子核との相互作用から生じる．

　　＊2：シャルル・オーギュスタン・ド・クーロン（Charles-Augustin de Coulomb）は，18
　　　　世紀後半のフランスの物理学者で，機械工学と電気・磁気の分野で多くの発見をして
　　　　いる．

励起 （excitation）
　入射電子は，原子の軌道電子の1つ以上にエネルギーを与えることができ，その場合，
軌道電子は，「励起」され，他の軌道に移るなどエネルギー状態が変化する．励起された
電子が再分布する際，原子全体にエネルギーが与えられ熱に変換され，また，二次放射線
（低エネルギー光子と低エネルギー電子の両方）が発生する．これらの二次放射線は，組
織に対する大きな損傷の原因ではない．しかし，入射電子は，そのエネルギーが（原子の
励起エネルギーに等しい量だけ）わずかに減少した状態で運動を続け，損傷を引き起こす
可能性が高いさらなる相互作用を行う．

イオン化 （ionization）
　入射電子によって与えられたエネルギーが標的電子の結合エネルギーを超えると，原子
はその電子を放出することによりイオン化し，生物学的損傷を引き起こすことが可能とな

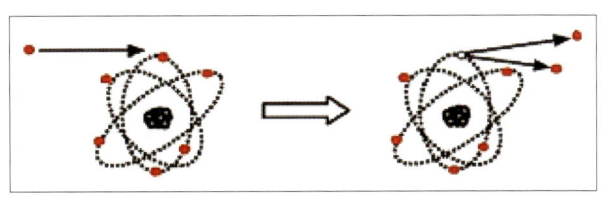

図 4-6 入射電子と軌道電子の間のクーロン力に起因するイオン化の模式図

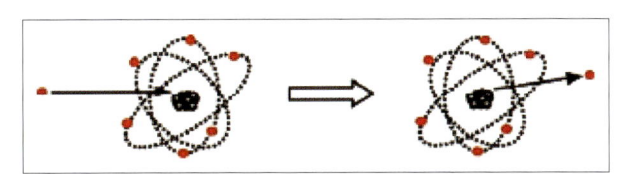

図 4-7 電子の原子核による散乱の模式図

る．入射電子はエネルギーの一部を失うが，運動し続ける．**図 4-6** は，電子のクーロン相互作用（Coulomb interaction）の模式図であり，光子のクーロン相互作用を示す**図 4-2** との明らかな類似性を有する．エネルギーの保存則により，

$$E'_{electron} + E''_{electron} = E_{electron} - E_b$$

　ここで，$E'_{electron}$ と $E''_{electron}$ は相互作用の後の 2 つの電子のエネルギー，$E_{electron}$ は入射電子のエネルギー，E_b は放出された電子の結合エネルギーである．イオン化の面白い点として，反応後の 2 つの電子は区別できない，すなわち両者のどちらが入射電子であり，また放出電子であるかの同定はできないことをあげておく．

　霧箱を使用した時代から，電離に起因する電子を記述するために使用されていたやや曖昧な命名法を紹介する．相互作用から生じる電子がさらなる電離を引き起こすのに十分なエネルギーを有する場合，これは**デルタ線**とよばれ，通常は δ 線と表記される．典型的な δ 線は約 10 〜 30 eV を超えるエネルギーを有する．

　イオン化された原子は，電子が軌道上で再調整され，相対的に低エネルギーの光子や電子を放出することにより，さらに変化していく．

原子核による散乱（scattering by nuclei）

　電子は，**図 4-7** の模式的に示すように，原子核によって散乱する場合もある．電子の方向の変化に関するかぎり，原子核による散乱は原子内電子による散乱よりもはるか大きな影響を与える．原子核とのそれぞれの相互作用はわずかな方向の変化しか生じないが，休止する前に電子は非常に多数の相互作用を行い，方向の変化が蓄積することで電子経路を直線から大きく逸脱させる可能性がある．実際，散乱現象の蓄積によって電子が大きく偏向されることにより「反転」し，逆方向に進むこともある．

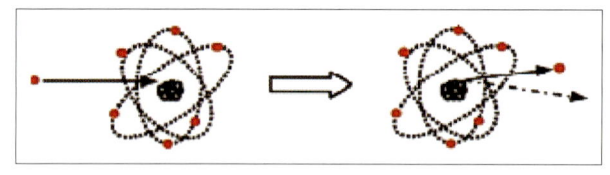

図4-8 制動放射の模式図
電子が原子核の電荷によって軌道を偏向されると，光子が生成される.

制動放射（bremsstrahlung）

　加速された電子は，電磁波を放射する．たとえば，ラジオ放送を送信するための電磁波は，電子をアンテナ内で振動，すなわち加速することによって生成される．原子核の近くを電子が通過するとき，横方向に大きく加速され，これにより，電磁放射線（すなわち，光子）の放出，さらには電子軌道の偏向が引き起こされる．**図4-8**はこのプロセスを模式的に示したものである．エネルギー保存の法則は，（反跳する核によって取り込まれた少量のエネルギーを無視して）

$$E'_{\text{electron}} + E'_{\text{photon}} = E_{\text{electron}}$$

　ここで，E_{electron} は入射電子のエネルギー，E'_{electron} は出射電子のエネルギーであり，E'_{photon} は出射光子のエネルギーである．電子と光子は，ともに前方方向に出射されることが多く，エネルギーが高いほど軌道は前方方向に集中する．また，制動放射で放出されるエネルギーは，原子番号 Z に比例する．

　制動放射の不思議で興味深い側面は，この効果に対する詳細な計算によって，無数（！）の光子の放出が予測されることである．物理学者は無限という数字が好きではないため，最初にこのことが示されたとき，非常に困惑させられた．しかし，その解決策はほどなく発表され，それによると，実際に無数の光子が放出されているが，ほとんどの光子は限りなく小さいエネルギーを持つ．結果として，一定のエネルギー（ゼロにまで下げることができる）範囲内のすべての光子のエネルギーの和は有限であることになる－このようにして，無限の問題は解決された．

　さらに，一定のエネルギー範囲内の光子のエネルギーの和は，光子エネルギーの関数としてほぼ一定である．制動放射の光子数と光子エネルギーの分布を**図4-9**に示す．

　制動放射線は，多くの用途（たとえば，X線管および放射線治療で使用されるリニアックのターゲットなど）における重要な効果であるが，以下で議論するように，放射線と組織との相互作用においては，考慮が必要な要素とはいえない．

巨視的物質（bulk matter）と光子の相互作用

　これまで，主に単一の原子との単一の相互作用のみを検討してきたが，この節では多く

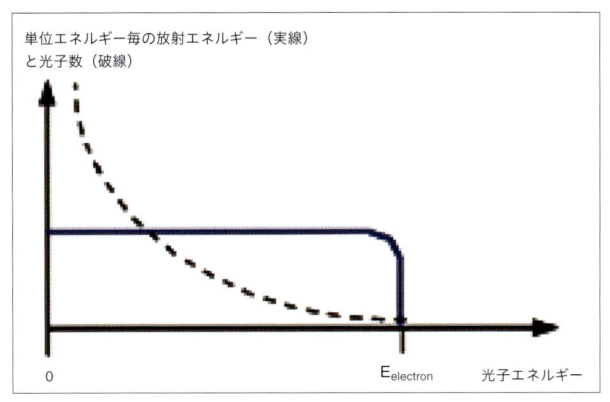

単位エネルギー毎の放射エネルギー（実線）
と光子数（破線）

0       $E_{electron}$ 光子エネルギー

図 4-9 $E_{electron}$ のエネルギーを持つ電子ビームの制動放射
により発生する光子分布の模式図

低い光子エネルギーでは，ほぼ無限の数の光子が生成
される（破線）が，単位エネルギー当たりに放出される
エネルギー（青色線）は，光子エネルギーに対してほぼ
一定となる．

の原子から構成される物質中で何が起こっているのかを述べることにする．しかし，最初
に，線量の概念についていくつかの用語を説明したい．

線量（dose）の概念

放射線が物質と相互作用すると，エネルギーが失われ，その多くが物質中の原子や分子
に付与される．失われたエネルギーは，相互作用の部位や相互作用の部位のごく近傍に付
与されるか，または二次的な光子や粒子によって元の相互作用の部位からある程度離れた
場所に付与される．しかし，エネルギーのいくらかは，標的物質から出射される光子や粒
子によって運び去られ，それ以上の影響を与えることない．

線量は，放射線により関心点（point of interest）にある，小さな体積に付与されるエネ
ルギーの尺度である－ここで，エネルギーには，局所的に付与されたエネルギーと，最初
の相互作用により生成された二次放射線によって，ある距離離れた関心点に付与されるも
のとがある．線量はグレイ（Gray，Gy と表記）の単位で表され，1 グレイは $1 \mathrm{~J/kg^{-1}}$[*3]
に等しい．

原理的には，線量の空間的変動に比較して小さい体積に付与されたエネルギーを測定し，
次に測定されたエネルギーを測定に用いた体積に相当する物質の質量で割ることによって
線量を測定することができる．しかし，例によって，実際には線量の測定にはあらゆる種
類の技術的な工夫が関連しているが，最も一般的なアプローチは，関心点に配置された小
さな電離箱[*4]（ionization chamber）で測定を行うことであると言えば十分である．電離
箱の校正は，読み出し用の電位計とともに，一次標準研究所にトレーサブル（traceable）
である．米国では，国立標準技術研究所（National Institute of Standards and Technolo-
gy）が一次標準研究所であり，水カロリーメーター 単位質量の物質（水）に蓄積された

熱量を測定する機器 − により測定された ^{60}Co ビームによる水の吸収線量を標準として使用している.

　ここで，線量の測定をどのような媒体で行われるべきかという問題がある．同一の放射線を照射する場合，異なる物質は同じ点でわずかに異なる線量を吸収する．慣例により，放射線治療では，線量は媒体が水であると仮定して記載される.

　次に付与されたエネルギーはどのような形態をとるかという問題がある．今まで述べてきた物質と放射線の相互作用を用いて，この問題に答えることができる．結局，**すべてのエネルギーは熱として，あるいはイオン化による化学変化の形に変換される**．実際には，付与されたエネルギーのほとんどすべて（すくなくとも 96％）が熱に変換される． ^{60}Co 治療装置のヘッドに触れたり，もたれたりしたことがある人なら誰でも，線源を囲むシールドで生じる暖かさをよく知っている[5]．もちろん，組織の損傷につながるのは化学的変化であり，著者は，常に放射線のエネルギー損失のごく一部しか治療上有効でないことに驚きを感じている.

> ＊3：グレイはおもに放射線治療に用いるために作られた SI 単位である．過去の線量の単位はラド (rad) であり，その定義は，1 ラドがグレイの 100 分の 1 に等しいということであった．なお，1 ラドを 1 cGy と書くこともある.
> ＊4：電離箱は，一般に中央電極または一対の平行な平面電極を備えた小さな空洞である．空洞を通過する放射線はガスをイオン化し，多くのイオン−電子対を生成し，その数は放射線によって付与された線量に比例する．電極と空洞壁（これは導体である）との間に電圧が印加され，この電圧勾配は電子とイオンを反対の電極に向かってドリフトさせる．正極に到達する電子によって運ばれる電荷は電位計で測定され，線量は収集電荷に校正係数と一般には 1 との乖離の小さい温度および圧力補正係数とを掛け合わせたものに等しい.（第 10 章も参照）
> ＊5：治療線量の放射線（たとえば 2 Gy）を照射された患者は，照射された組織の温度上昇を経験する．しかし，温度上昇はおよそ $5 \cdot 10^{-4}$℃程度であるので感知することはできない．（この数値は静的な状況での計算に基づいており，実際には，熱の多くが血流によって運び去られる可能性があるため，温度上昇はさらに少なくなる.）

単一入射光子により起こること

　患者に入射する 4 MeV の光子[6]を考えると，脳の横方向に 14 cm 程度の組織と骨を通過する可能性がある.

　質問：その光子により，最も起こりうることは何ですか？
　回答：まったく何も起こらないことです！

　そのとおり．相互作用の可能性は非常に低いため，可能性が最も高いのは，光子が相互作用をまったく受けることなく患者を通り抜けて反対側にでることである −したがって，患者の組織を損傷することはない.

* 6：4 Mev を選択した理由は後述する．

2番目に可能性の高い事象は，光子が1回だけ相互作用を行うことである．すでに見たように，治療範囲のエネルギーで光子の相互作用を支配するのはコンプトン散乱であるため，相互作用はほぼ確実にコンプトン散乱となる．すなわち，たとえば，4 MeV 光子の場合，散乱光子はエネルギーを減少しながら（〜0から〜4 MeV の間のどこか）で運動を継続し，電子は，おおよそ0から4 MeV の間のエネルギーで標的原子から放出されることになる．散乱光子に起こる最も可能性の高いことは，やはり，何も起こらないことであり，光子はそれ以上の相互作用なしに患者から出射される．

散乱光子についてさらに説明する前に，放出電子に集中し－それが利用可能なエネルギーのおよそ半分，すなわち〜2 MeV を得たと仮定する．相互作用確率が小さい電気的に中性の光子とは異なり，電子のような荷電粒子は相互作用の可能性が非常に高く，すでに，見たように原子を励起するかイオン化する．前者の場合は1つ，後者の場合は2つの電子が放出されるが，これらの電子は入射電子の全エネルギーから放出電子の束縛エネルギー（数10 eV から数100 eV）を減じた程度のエネルギーで運動を続ける．つまり，失われるエネルギーはごくわずかであり，なお活発な電子は別の相互作用を行う．そして，その相互作用で放出された電子は，別の相互作用を行う．そしてこの連鎖はほぼ無限に続く．結局，結合エネルギーは数十 eV 程度（たとえば 50 eV）であるので，入射電子とそれにより生成された電子がそれらのエネルギーをすべて失い静止するまでに，2 MeV を 50 eV で割ったおおよそ 40,000 回のイオン化が起こることになる．この多数の相互作用の結果，電子は水中経路 1 cm あたり約 2 MeV を失い，相互作用の起こる長さ 1 cm，幅数 mm の領域に線量の「しぶき」（splash）が生じる．

これらのことから，最初の光子相互作用は単一の原子をイオン化するだけであるが，放出された電子により何万もの原子をイオン化し続けるということが結論として得られる．すなわち，**光子によって引き起こされるすべての損傷は，事実上，二次電子によって引き起こされる損傷に由来する．**

次に1回目のコンプトン相互作用により散乱された光子のその後の挙動を説明する．すでに述べたように，最も可能性の高いことはそれ以上の相互作用なしに患者から出射されることである．しかし，散乱前の光子と同じように，それ自体がさらなるコンプトン相互作用を受ける可能性があり，その場合は，光子相互作用の確率が低いので，相互作用はおそらく1回目の相互作用の位置からいくらか離れた場所で起こることになる．2回目の相互作用は1回目の相互作用と同じように進行する．2回目の散乱光子は，おそらくそれ以上の損傷を与えずに患者から出射され，放出された電子はエネルギーを失い静止するまでに数万のイオン化を引き起こす．唯一の違いは，2回目の散乱光子は1回目の光子よりもエネルギーが低いため，放出された電子の平均エネルギーはいくらか低く，1回目のコンプトン相互作用の場合よりもわずかに小さい距離でいくらか少ないイオン化を引き起こす－線量の「しぶき」は，やや小さくなる．そして，もちろん，2回目のコンプトン相互作

4. 治療ビームの設計

55

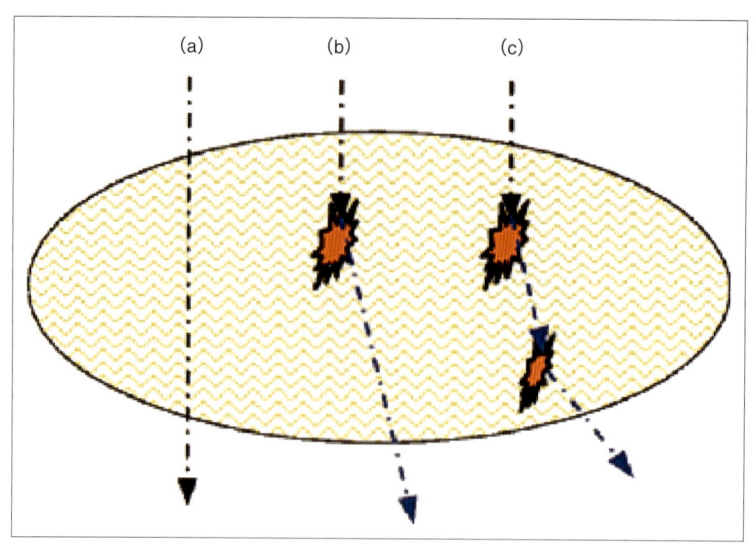

図 4-10 患者内での光子の挙動

（a）光子は相互作用なしに患者を通過する．（b）光子がコンプトン相互作用を1回受け，放出された電子により何万ものイオン化が起こる（赤いしぶき）．（c）1回目のコンプトン相互作用により散乱された光子が2回目のコンプトン相互作用を受け，それにより放出された電子がさらに何万ものイオン化を引き起こす（2番目の赤いしぶき）．

用からの散乱光子は，さらに別のコンプトン散乱などを起こす**可能性**がある…．**図 4-10**はこの一連の過程を要約したものである．この図では，図（a）が最も確率が高く，図（b），図（c）の順で確率が低くなる．

多数の入射光子により起こること

典型的な場合として2 Gyの線量を照射することを考える．たとえば4 MeVの光子ビームの場合，2 Gyの線量を照射するためには $1 \, cm^2$ 当たり数 $\times 10^{10}$ 個の光子が必要である．多数の光子からなるビームは，**図 4-10** に示されているのと同じような履歴を多数重ね合わせることになる．その結果，照射された媒質全体に電子により誘起された大量の線量「しぶき」が発生する．これらは互いに重なり合って融合し，ビーム内組織の体積全体にわたって広がる線量の大きな「しぶき」となる．加えて，ビーム内組織には最終的には患者から出射されるため，それ以上，患者に影響を与えることのない二次光子の「海」が存在することになる．

次に，線量分布の性質をより正確に分析し，目的を達成するために最適な形状に「成形」する方法について説明するが，それに先立ち治療用光子線がどのように生成されるかについて簡単に述べる．

治療用光子線の発生

　放射性同位元素は放射線源のひとつであり，^{60}Co 治療装置（^{60}Co therapy machines）はこれを用いている．この治療装置では，^{60}Co の大線量線源が鉛シールド内に格納されていて，線源で発生する光子線はアパーチャを通して放射される．患者をどの方向からも照射できるように，コバルト格納容器全体は通常，回転ガントリーに取り付けられる．電力の供給や修理サービスに問題がある地域を除いて，^{60}Co 治療装置は，最近はほとんど使われていない．ここで言及するのは，^{60}Co 治療装置の光子線がほぼ単一エネルギーであるという点で特異的であるからである．^{60}Co が発生する光子線は主に 1.17 と 1.33 MeV のエネルギーの γ 線から成り，エネルギーが接近しているため 1.25 MeV の一次光子から成ると考えてよい．しかし，遮蔽との相互作用により，エネルギーの低い二次光子が生成しビームの実効エネルギーはいくぶん低下する．

　今日のほとんどの治療用放射線は，大強度の電子線を生成する「リニアック」（linac）と略称される電子加速器（第 1 章の**図 1-1** を参照）によって生成される．リニアックの生成する電子線がタングステンターゲット[7]に衝突すると，制動放射により光子線が発生する[8]．このようなビームと ^{60}Co ガンマ線との間には主に 3 つの違いがある．リニアックビームの実効線源のサイズが ^{60}Co 線源のサイズよりもはるかに小さいので，その半影は，より小さくなる．電子線のエネルギーを高くできるため（20 MeV 以上），体内での減弱を小さくできる．そして最後に，リニアックビームは単一エネルギーではなく，エネルギースペクトルは**図 4-9** と類似している．すなわち，線量は広範囲のエネルギーにわたって付与される．ここで，最大エネルギーは電子線のエネルギーであり，低エネルギー光子はフィルタにより除去される．経験則によると，リニアックビームの実効エネルギー（effective energy）（同じ深部線量特性を持つ単一エネルギービームのエネルギー）は，ピークエネルギーの約 40% である．これが，本章で著者が 4 MeV の光子を使って多くのことを説明してきた理由である．つまり，4 MeV は 10 MeV リニアック光子線の実効エネルギーに近く，そして 10 MeV リニアックは現在の放射線治療で広く使われているからである．

　最後に 1 つコメントする．制動放射過程ではかなり幅広いビームが生成されるが，何らかの対策がとられない場合，リニアックの光子のフラックスは前方ピークとなり，照射野の外側よりも中心近くで高くなる．この前方ピークを補正するために，端部よりも中央部の方が厚い円錐形のフラットニングフィルタ（flattening filter）が，ターゲットからある距離離れた場所に挿入される．フラットニングフィルタの形状は，ある選択された深さで平坦な照射野を作りだすように設計することができる．ただし，これは別の問題を生じさせる．フィルタは，低エネルギーよりも高エネルギー光子の吸収が少ないため，フラットニングフィルタが最も厚い照射野の中央では，ビームは照射野の端部よりも「より硬く」なる．この結果，ビーム形状を平坦化できるのは，ある深さだけである．それより浅い場所では，ビームは「カップ状」になり，より深い場所では「こぶ状」になる．リニアック

を用いて治療をはじめたころには，ビームハードニング効果の空間的な変化は十分にはわかっていなかった．ビームはある深さ（通常 10 cm の深さ）で平坦化されていたが，患者の皮膚表面近くでは，とくに広い照射野サイズの場合，高線量が照射された．正方形の照射野の主軸に沿って横方向のプロファイルを測定することが通常であり，分布により大きな「角（つの）」を生じる照射野の対角線上の測定を省いたため，問題はさらに複雑になった．問題が認識され解決されるまでに，この問題はいくつかの非常に望ましくない反応を患者に生じさせた．これは，患者の想定されない反応のために臨床医が線量測定上の問題を最初に発見したというそれほどまれではない状況のひとつであり，患者が照射される線量に対してどれほど敏感かを明確に示している．

- *7：すでに述べたように，制動放射の確率は Z に比例する．タングステンは高原子番号であり，また高密度（のためコンパクトに製作できる），良好な耐熱性によりターゲットとして使用される．
- *8：参考としての注釈：高エネルギーの制動放射は前方ピークとなるため，治療エネルギーでは電子線の方向と照射方向は一致する．一方，診断用 X 線管では，低エネルギーでの制動放射は電子線の方向に対してほぼ 90° の方向でピークに達するので，光子線は電子線の方向に対して横向きの角度に選択される．

一様な矩形治療照射野の設計

　この項では，光子線の単純な照射野の形成について説明する．**図 4-11** は照射野の形成を概略的に示したものである．この図では，ビーム照射システム（通常は回転ガントリーに搭載されている）は台形で囲まれた領域内のすべてのもので構成されており，照射される物体は本質的には水としてよい．

　今のところ，コリメータは金属ブロックに開けられた四角い穴であり，ビームには患者固有のアパーチャや強度変調装置（intensity-modifying device）はないと仮定する．ここで，図に示されている 2 本の青い点線に沿って線量分布がどのようになるかを説明する．

深部線量分布（depth-dose distribution）

　図 4-12 はビームの中心軸に沿ってとられた一連の深部線量曲線（depth-dose curve）を示しており，そこではさまざまな物理的効果が図の右側に進むにつれて「オンになる（考慮される）」．（図の縦軸は対数目盛である）以下，これらの効果を説明する．

　光子は物質に入射すると，コンプトン相互作用により失われるために，光子数は深さが増すにつれて減衰していく．そして，光子数が減衰するにつれて，その付与する線量は比例して減衰する．光子が少なければ少ないほど，「しぶき」も少なくなる．この減衰は，一次近似では，深さに対して指数関数的である．つまり，以下のように書くことができる．

$$n = n_0\, \mathrm{e}^{-\mu d}$$

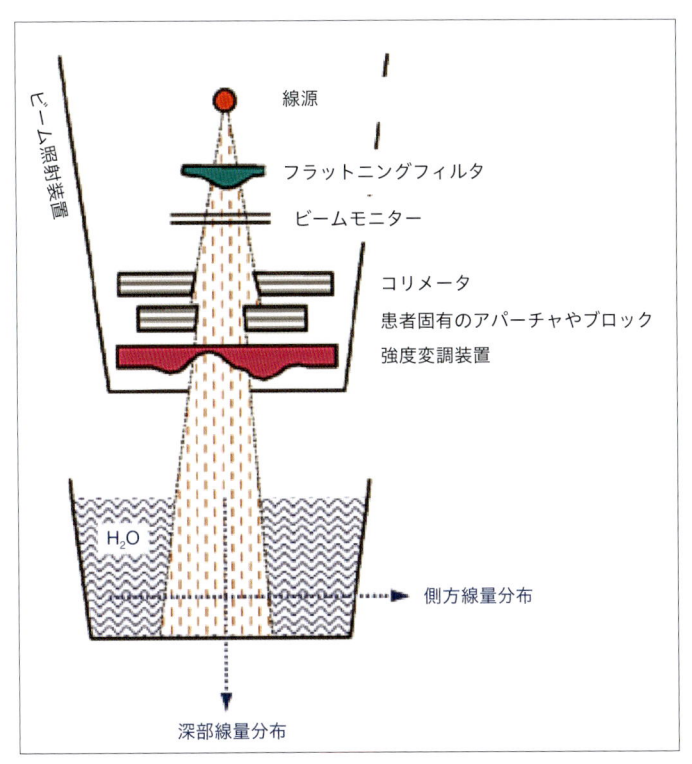

図 **4-11**　水を照射するビームの概略図

ここで，n_0 は入射光子数，n は深さ d の光子数，μ は線減弱係数とよばれる入射物質によって決まる物理定数であり，光子エネルギーの関数である．指数関数的減衰（exponential attenuation）という特性は，放射性壊変など他の多くの分野にも当てはまる非常に重要な物理的原理を表している．ここで，指数関数的な特性は以下の場合に発生する．

- ■それぞれが何らか同じプロセス（たとえば，相互作用または壊変）を行う可能性がある多数の対象（たとえば，光子または放射性核種）の集合がある．
- ■個々の対象が問題にしているプロセスを行うと，それは対象の集合から削除される．
- ■プロセスが発生する確率は，それ以前のプロセスの生起とは無関係である．

以下に見るように，これらの条件は光子線で部分的にしか満たされない．ある点への線量の付与がその点での光子数に比例し，指数関数的に減衰すると仮定すると，線量分布は **図 4-12a** に概略的に示されるようになる．

しかし，線量はある点における光子の数に比例するのではなく，二次電子によって付与されたエネルギーに比例するといえる．すでに述べたように，二次電子は，たとえば 4 MeV の光子の場合，相互作用点を超えて 1 cm のオーダーで移動し，そしてその多くは前方方向に移動する．二次電子の数は照射された物体の表面から離れるに従い急速に増加し，**図 4-12b** に示すような線量分布を生じる．

このような線量の増加をビルドアップ（build-up）というが，それがどのように生じるかを **図 4-13** に概略的に示す．この図では，一組の光子（一点鎖線の矢印）が物質のブロッ

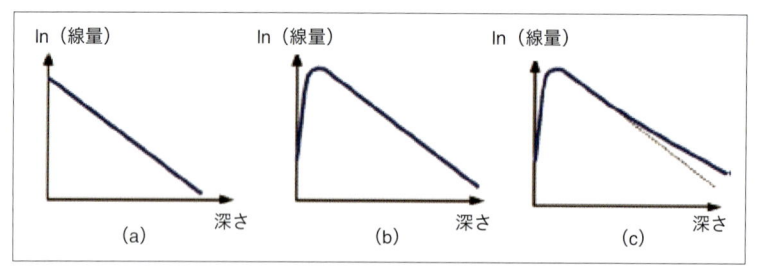

図 4-12 光子線の深部線量分布の概略図（縦軸は線量の対数）
　（a）一次近似．（b）ビルドアップを考慮．（c）ビームハードニングと他の効果を考慮．

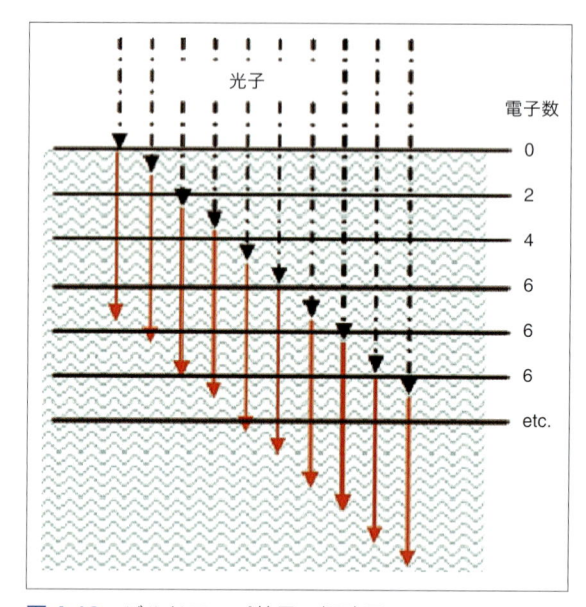

図 4-13 ビルドアップ効果の概略図

クに入射し，それらは左から右により深部で最初の相互作用を行うと仮定している．相互作用により光子は電子を発生させ（赤い矢印），電子は一定の距離，前方方向に移動して停止する．それぞれの深さレベルの電子数を図に示すが，電子数は 0 から始まり，その後，6 の「平衡」値に達するまで徐々に増加する．実際には，もちろん，膨大な数の光子があり，それらが生成する電子はある範囲のエネルギーを持ち，そして電子がすべて前方方向に進むわけではない．これらは図を少し複雑にするが，同じ法則が適用される．すなわち，二次電子が移動する平均距離に強く関連する深さ（たとえば，数ミリメートルから非常に高いエネルギーの光子の場合の数センチメートルまで）で平衡レベルに達するまで線量が徐々にビルドアップする．線量のビルドアップと指数関数的な光子減衰の相反する効果により，線量は最大値に達する．

　この理想化された例では，物体のまさに表面における線量は本質的にゼロである．入射線量をゼロと推定したのは，すべての二次電子が前方方向に移動するという仮定したから

である．実際は，クーロン相互作用による電子は，散乱効果のために逆方向に進む少数の電子を含み，広い角度分布を有する．これらは，コリメータエッジやビーム中に挿入されている物体から放出される電子のようなビーム中のコンタミネーション（contamination）とともに，入射線量を最大線量の数十パーセントに上昇させる．コンタミネーションがどれだけ入射線量を上昇させるかは，光子エネルギーと照射野の大きさの関数である．

ビルドアップ（build-up）現象の結果として，高エネルギー光子の入射線量は低くなる．このいわゆる**皮膚温存効果**（skin-sparing effect）は，患者の表皮への高線量を回避するために非常に重要である．放射線治療の初期においては，（ピーク光子エネルギーが0.3 MeV未満で皮膚温存特性のない，いわゆるオルソボルテージ（orthovoltage）治療装置によって生成された）低エネルギーの光子線しか利用できなかったので，湿性落屑，毛細血管拡張症，および皮膚壊死などの皮膚反応が深部腫瘍に付与できる線量を強く制限した．1950年代後半の^{60}Co遠隔治療装置の出現は，その皮膚温存特性とより深部に到達する特性により，放射線治療に革命をもたらした．

図4-12cに示されているように，他の3つの影響が，より深部での指数関数的な線量減衰からのズレを引き起こすが，それについて説明しよう．

逆二乗則による減少（inverse-square fall-off）：放射線が点線源から放射されると，線源からの距離の2乗に反比例してその強度が減少する．これは，放射線の量は一定だが，放射線が通過する面の面積が距離の2乗に比例して増加するためである．したがって，光子の減衰がなくても，表面が光源から90 cm離れていると仮定すると，表面の10 cm下の点での線量と表面の1 cm下の線量の比は$(100/91)^{-2} = 83\%$になる．

ビームハードニング：これまで，単一エネルギー光子に関して述べてきたが，実際は，すでに述べたように，X線管と線形加速器からの放射線は広いエネルギースペクトルを持つ．コンプトン相互作用の確率がエネルギーに依存しているということがなければ，これは減衰に影響を与えない．しかし，実のところコンプトン相互作用の確率は（**図4-4**が示すように）エネルギーが増加するにつれてゆっくり減少する．したがって，より低いエネルギーの光子は，より高いエネルギーの光子よりもいくぶん多く減衰され，ビームの「ソフト」成分の，より速い減衰，および深くなるにつれてのビームの「ハードニング」（hardening）をもたらす．この効果は，深さに対する線量減衰を指数関数的減衰より小さくする要因となる．

散乱光子：しかし，逆作用現象，すなわち一次光子のコンプトン相互作用が，より低いエネルギーの二次光子を生成するという現象がある．したがって，深さが増すにつれて，より柔らかい光子の「海」がますます大きくなり，今までに説明したビーム硬化がない場合には，深さに対する線量減衰を指数関数的減衰より大きくする．この二次光子の海の強度は，後述するようにビームのサイズによって異なる．**図4-12c**は，ビームハードニングと散乱放射線の複合効果を示している．

図4-14は，リニアックにより生成された光子線のいくつかの実用的な深部線量曲線を示している．

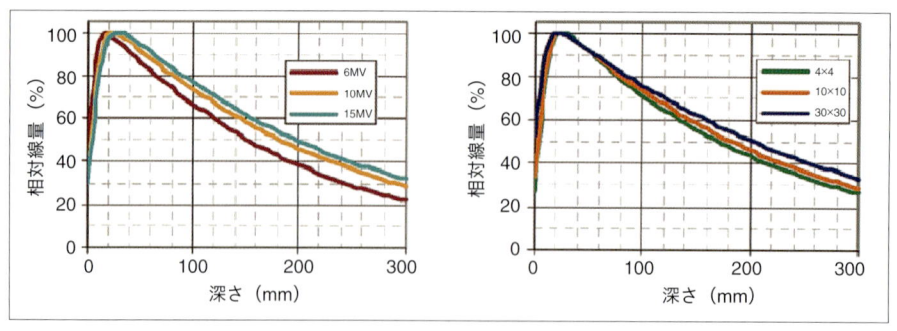

図 4-14 リニアックから生成された光子ビームの深部線量
　　左：リニアックエネルギーによる変化，10・10cm² 照射野．右：10MV リニアック
の照射野による変化．Varian Medical Systems 提供のデータ．

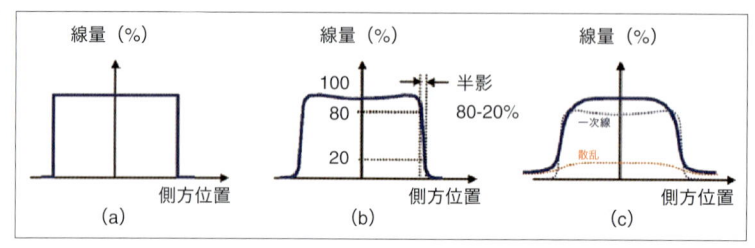

図 4-15　光子線の横方向の線量プロファイルの概略図
　　（a）完全にコリメートされた点線源．（b）放射線源が有限の大きさを
持ち，ビームエッジで電子が輸送されることを考慮する．（c）散乱線の
寄与を考慮．

側方線量分布（lateral dose distribution）

　これまでは，光子ビームの中心軸などに沿った深部線量分布を説明してきたが，次に中心軸に垂直な方向に沿った線量分布について述べる．**図 4-15** は，ある深さでの一連の横方向の線量プロファイル（profile）を示しており，そこではさまざまな物理的効果が図の右側に進むにつれて「オンになる（考慮される）」．

　完全にコリメートされた点線源から放射され，相互作用した場所にエネルギーをすべて付与する理想的なビームは，**図 4-15a** に示す横方向の線量プロファイルを示す．この分布の形状は，コリメータの投影幅に等しいステップ関数で表せる．

　しかし，2 つのプロセスでビームのエッジがぼやけ，いわゆるビーム半影（penumbra）が発生する．第一の効果は純粋に幾何学的なものであり，放射線源が点ではなく有限であることに基づいている．**図 4-16** に示すように，ビームエッジ付近の点では，放射線源はコリメータによって部分的に，そして最終的には完全に隠されることになる．たとえば，**図 4-16** の点 P_1 からは，すべての線源が「見える」が，P_2 からは線源の半分しか見えないので，全線量の約 50％が付与される．P_3 からはほとんど線源が見えないので，非常に低い線量となる．結果として，ビームエッジは，線源が患者へ幾何学的に射影される量だけ広げられる．半値全幅が w のガウス型ビームスポットの場合，線量は $(d_2/d_1) \cdot w$ に比

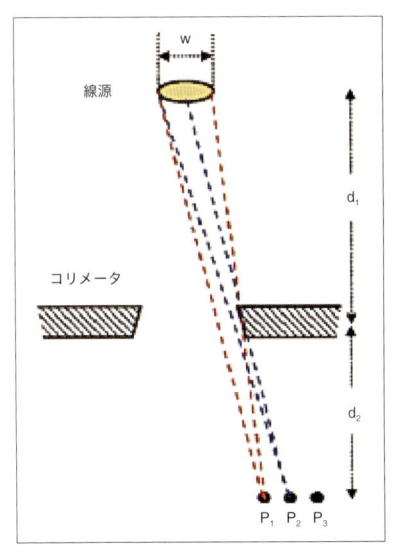

図 4-16 コリメータエッジから離れていくに従い，線量がどのように低下するかを示す概略図.

例する距離で 80％から 20％に減少する．ここで，d_1 と d_2 は**図 4-16** で定義される．明らかに，コリメータが患者に近づくほど半影は小さくなる．

　ビームのエッジをぼかす 2 番目のプロセスは，ビーム内の 1 次光子によって生成された 2 次電子が，主に原子核による散乱により横方向に分散することである．これは**電子輸送**（electron transport）とよばれる現象である．このため，線量分布は一次光子の強度に正確には対応せず，ややぼやけており，**図 4-15b** に示されているような半影が追加される．半影は，上の式の係数 d_2/d_1 を主な原因として深くなるにつれて大きくなる．線量分布の「カッピング」は，フラットニングフィルタの影響によるものである．

　横方向の線量プロファイルに影響を与える最後の要因は，散乱放射線の線量寄与である．この寄与は，一次光子のコンプトン相互作用によって生成された二次光子，およびより少ない程度ではあるが，二次光子のコンプトン相互作用によって生成された三次光子などによって構成される．これらの光子は，先に示した**図 4-10** において青い一点鎖線の矢印で描かれている．横方向の線量プロファイルに対するそれらの影響を**図 4-15c** に示す．

　総線量のうちどれだけが散乱線によるものかは，3 つの要因に依存する．すなわち，一次線のエネルギー，深さ，そして照射野サイズ[*9] に依存する．ここで，照射野サイズの影響は非常に重要である．最初にビームエネルギーの影響を述べる．コンプトン相互作用の確率は，高エネルギー光子よりも低エネルギー光子の方がやや高い．したがって，高エネルギー光子線中の二次光子は，患者とそれ以上の相互作用をせずに出射する可能性が高く，このため低エネルギー光子線で生成された二次光子よりも線量の付与が少ない．その結果，光子線のエネルギーが高いほど，総線量に対する散乱線の寄与の割合が少なくなる．

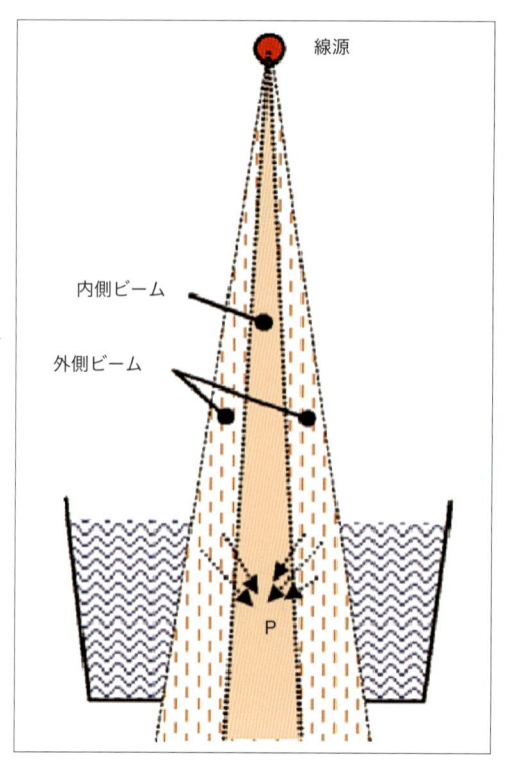

図 4-17 外側の一次光子に由来する点 P の散乱線量を示す概略図

*9：ビームの「照射野」（field）とは，本質的にはビームの断面形状をいう．より正確には，照射野の境界は，（通常はビームアイソセンタを通り）ビームの中心軸に垂直な平面におけるビームの境界である．ガントリーの「アイソセンタ」（isocenter）とは，ガントリーがそれの周りを回転する空間内の点，つまりガントリーがすべての角度範囲にわたって回転するときにビームの中心軸が通過する最小球の中心である．

　次に，深さの変化の影響を述べる．深さの変化が散乱線線量に与える影響には，2 つの重要な現象が関係している．その第一は，コンプトン相互作用によるビーム減衰のために，深くなるほど一次光子が少なくなることである．第二は，二次光子は前方方向に放出される傾向があるので，深くなるほどビーム内の二次光子数が増加することである．これら 2 つの現象の重畳した効果により，深くなるにつれて全線量に対する散乱線の割合が大きくなるという結果が得られる．

　最も興味深い効果は，特定の関心点での散乱線量に対する照射野サイズの影響である．図 4-17 の点 P について考えてみよう．点 P はビーム中心軸上にあり，内側のより小さなビームによって照射されると，一次と二次成分により一定の線量を受ける．次に外側のビームの外側境界までビームを広げてみよう．これにより内側の小さいビーム内の光子が，影響を受けることはない．また，広げられたビーム（図で縦方向の破線がハッチングされた）体積内の一次光子は，P に向けられていないので，P での線量には影響を及ぼさない．しかし，これら外側の一次光子は，二次光子すなわち散乱線を生成し，P に到達してその線

表 4-1 　4 MeV および 10 MeV リニアックビームの中心軸上の散乱線による線量のおよその割合（深さと照射野サイズの関数として示す）

深さ	照射野サイズ		
	5×5 cm^2	10×10 cm^2	20×20 cm^2
4 MeV リニアック			
5 cm	8%	11%	12%
10 cm	9%	16%	21%
15 cm	10%	19%	26%
10 MeV リニアック			
5 cm	5%	5%	5%
10 cm	5%	8%	10%
15 cm	6%	10%	13%

量に寄与する．すなわち，照射野の大きさが増加するにつれて，一次光子による線量は同じままであるが，散乱線による線量は増加し，したがって P が受ける総線量は増加する．**表 4-1** は，4 MeV および 10 MeV リニアックの散乱線による線量の割合を照射野サイズと深さの関数として示したものである．

　表 4-1 から，総線量に対する散乱線の割合は次のとおりであることが明らかである．a) 照射野サイズに強く依存する．b) 深さに強く依存する．c) ビームエネルギーに強く依存する．しかし，そうは言っても，総線量に対する散乱線量の寄与の大きさは控えめであり，**表 4-1** では 5 〜 26％の範囲であることにも注意する必要がある．

　二次光子は長い距離（数十センチメートル）を進むことができるので，散乱線の側方の分布は広く，2 つの影響を与える．第一は，散乱線からの線量がビーム中心軸からの距離の増加とともにゆっくりと減少するにつれて，半影をぼかす傾向があることである．第二は，散乱線はエッジ部近くの**領域内**の線量を減少させ，**領域外**に広範囲の低線量テールを生成することである．照射野内の線量分布は，たとえば適切に調整された強度変調装置を追加し一次光子フルエンスを適切に修正することによって補正することができる（Biggs and Shipley, 1986）が，視野外の低線量テールについては何もできない．照射野外の散乱線は，中心軸線量に対してかなり低い線量をもたらすが，けっして無視できるものではない．照射野のすぐ外側への散乱線は，たとえば，妊娠中の女性が放射線で治療されなければならないとき，胎児への障害に関する懸念の原因となる．

　図 4-18a は，エネルギーの異なるいくつかの治療装置の部分的な横方向の線量プロファイルを示している．^{60}Co 治療装置は，線源サイズが大きいため，リニアックよりはるかに広い半影を示している．ビームの外側の約 10％レベルでの散乱線によるテールを注意深く観察すると，**表 4-1** と一致していることがわかる．**図 4-18b** は，リニアックの半影サイズが，深さが一定のときエネルギーにあまり依存しないが，深さに対してある程度依存し，とくに低エネルギービームの場合に顕著であることを示している．

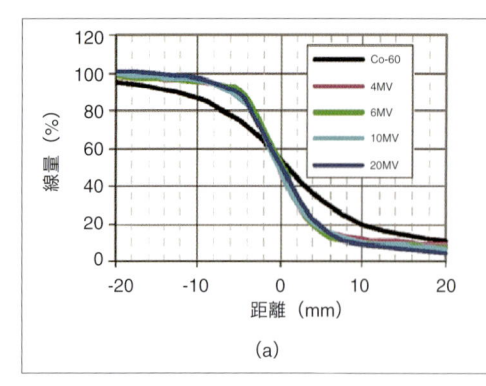

深さ	^{60}Co	4MV	20MV
dmax	12	5.5	7.8
5cm	14	6.4	7.9
10cm	17	7.4	8.4
20cm	24	9.6	8.8

(a)　　　　　　　　　　　　　　(b)

図 4-18　さまざまなビームエネルギーに対する 10 cm 深さでの 10×10 cm^2 照射野の
エッジでの横方向の線量プロファイル（a）と 3 つの異なるエネルギーを用い
て 10×10 cm^2 照射野に対して，mm 単位で測定された半影幅（80％から
20％）の表（b）

^{60}Co 治療装置は Theratron 780 であり，線形加速器はすべて Varian Clinacs である．
d$_{max}$ は最大線量深であり，^{60}Co, 4 MV, および 20 MV の装置の場合，それぞれ 0.5, 1.3,
および 2.5 cm である．S.　Zefkili, Institut Curie, France により提供されたデータ．

　　本章でここまで述べたことを要約しよう．最初に光子と電子の個別原子との相互作用に
ついて説明した．次に，この相互作用が巨視的物質中での光子の振る舞いをどのように説
明するのかについて述べた．そして，最後に実用的で単純な治療用光子線の生成と特性に
ついて議論した．「単純」という言葉に注意してほしい．直線状のコリメータで矩形の照
射野を作る以外に，ビームをどのように形づくるかについては，まだ説明していない．ま
た，**図 4-11** に示す強度変調装置によって概略が示された照射野内の強度を変えることに
ついても，不思議なことにこれまでの議論からは省略されている．これらの問題について，
以下で簡単に触れよう．

治療ビームの加工

　　これまで，一様な矩形照射野の設計について説明してきた．以下では，より加工された
線量分布を提供するビームの設計方法を説明する．

ビーム成形

　　正常組織を不必要な照射から守った最大の開発はおそらく，低融点合金であるウッドメ
タル（Wood metal）を使用して患者ごとに作成するビームブロックとアパーチャを鋳造
する技術の導入であったと考えられる（Powers *et al.*, 1973）．著者はこの技術の導入以来，
それにより世界中で患者の正常組織の最低約 200 万リットルが守られたに違いないと推定
している．

　　そのようなブロックおよびアパーチャは，治療装置のヘッドの下に正確に配置され，照

射を避ける部位へのビームを遮蔽するために使用することができる．このような遮蔽体は，典型的にはビーム強度を数パーセントにまで減少させ，ビーム透過率は約 0.1％であるが，矩形の照射野を形成することしかできない一次コリメータを補う．ビーム成形アパーチャの設計については，第 8 章で説明されている．

　最近では，マルチリーフコリメータが開発されている．これは，モーターで個別に出し入れできる 100 対程度の対向した金属リーフのセットである．各リーフは通常，アイソセンタで数ミリメートル幅の領域を形作るが，ビームを強く減衰させるため，その方向に厚い．これらのリーフ位置を調整することによって，照射野をほぼ自由に成形することができる．鋳造したアパーチャの代わりとしてマルチリーフコリメータを使用する場合，その半影は鋳造したアパーチャよりもわずかにシャープではないが，アパーチャを製作する労力を省き，治療室に入らずにビーム形状を変更または設定することができる．しかし，マルチリーフコリメータの真価は，次に述べるようにビーム照射の途中で形状が変更されたときに発揮される．

ビームの強度変調（intensity modulation）

　図 4-11 はビームに配置された「強度変調装置」を示している．本章では，ここまで，強度変調装置が存在せず，光子線の強度が照射野全体にわたって比較的均一である，いわゆる「オープンフィールド」（open field）のみを述べてきた．しかし，強度が一様でないビームが必要な場合があり，これらは次の 2 つのカテゴリーに分類される．

- ■標準的な**線形変動強度分布**：これらは，ビームを組み合わせるとき（たとえば，直交する一対のビームを用いる治療）または傾斜した患者表面をおおまかに補償するために用いられる．このような分布は，適切な角度のくさび形の金属の塊をビームに挿入することによって形成される（いわゆる「ウェッジフィルタ」（wedge filter））．

- ■患者固有の**強度変調照射野**：これらは，患者表面の不規則な形状や内部不均一性を補償するために照射野全体にわたってビーム強度を変更することに使用される．また，第 9 章で述べる強度変調放射線治療のために使用できる．強度変調照射野は，マルチリーフコリメータが出現する前から，金属製の不規則に形成された減衰ブロック（**図 4-11** の断面図に概略的に示されているものとよく似ている）で形成できた．しかし，現在では，とくに強度変調放射線治療のためには，強度変調照射野はビーム照射中にマルチリーフコリメータの各リーフの位置を動的に変更し，それによって照射野のサイズと形状を変更することによって作成される．

　ビームの形状と強度プロファイルはどのように設計されるべきかという問題が残るが，この問題への回答は第 8 章と第 9 章で扱うことにする．本章の最後に以下について簡単に述べる．

線量計算 (dose calculation)

　Herring and Compton（1971）は，"The degree of precision required in the radiation dose delivered in cancer radiotherapy" と題された重要な論文を発表した．この論文では，線量測定の誤りのために，誤った線量が照射された患者のグループについての線量－反応データと臨床症状について議論した．彼らは，「治療医は，±5%以内の誤差，あるいはもっと正確に処方した線量分布で照射できるシステムを必要としている」と結論付けた．（著者は，±5%以内という確度の信頼水準に関して何ら言及されていないことに不満を覚えるが，読者も同意していただけると思う）この論文は，他の多くの問題と同様に線量分布を正確に測定し計算する必要性への注意を喚起した．

　著者が1971年にこの分野に入ったとき，医学物理士（medical physicist）の主な仕事のひとつは，ビルドアップキャップを備えた Victoreen 電離箱により治療装置のアイソセンタの線量を空気中で測定し，治療装置を校正することであった．医学物理士は，標的全体がビームによりカバーされているか，隣接するリスク臓器がすくなくとも部分的に温存されるかよりも，照射野の中央で正しい線量を照射することに対して，過度に重点を置いていた．それ以来，状況は著しく変化したが，新しい治療計画システムに関する医学物理士の質問は，しばしば「どの線量計算アルゴリズムを使用するのか」ということだけであるのに，著者は驚きを感じる．治療計画システムは，線量計算アルゴリズムだけではない．線量計算アルゴリズムはソフトウェアコードのごく一部にしかすぎない．

　著者にとっては，線量計算は非常に簡単で，また非常に困難でもある．簡単か困難かは要求される精度による．著者の意見では，経験を積んだ人は，目で見ただけで単一ビームからの線量を±5%（SD）よりも悪くない精度で簡単に推定できる．**図4-14** を見れば，線量の減少はきわめて単純であり，ある範囲のエネルギーにわたって 1 cm あたり約2%であることを理解できる．照射野サイズによる深部での線量の変化はこれをいくらか複雑にするが，経験豊富な人はその頭のなかに **表4-1** を持ち，それを考慮に入れることに問題はない．それゆえ，そのような人が深さを ±2 cm 単位で判断できるとすると，目標の±5%は達成可能であろう．簡単なアルゴリズムを搭載したコンピュータを使えば，もっと精度がよくなるし，より信頼できるようになるであろう．

　他方では，より正確な線量計算のために考慮に入れなければならないあらゆる種類の複雑な影響がある．不規則で傾斜した入射面，不均一性による線量の乱れ（肺など），いくつかの状況下（ビームが気管支などの空気腔を横切るときなど）での電子平衡の喪失，コリメータおよび光子によるエッジ散乱，二次コリメータにおける光子透過，ビーム内の物体からの電子発生－線量推定を非常によい精度を達成するためには，これらすべて考慮に入れる必要がある．

　実際の線量計算アルゴリズムの説明はここで説明するにはあまりにも大きな主題であるため，本書では述べない．ペンシルビーム（pencil beam）アルゴリズム，コンボリューショ

ン／スーパーポジション（convolution/superposition）アルゴリズム，そしてとくにモンテカルロ計算（Monte Carlo calculation）により，非常によい精度が得られると言えば十分である．

5 生物学的問題

はじめに

*組織が照射されると，複雑で完全には理解されていない一連の現象が起こる．放射線は「物理学を通して」組織と相互作用し，それから化学的な現象が起こり，続いて生物学的な現象に移行する．**図 5-1** はこれらの経過を示している．

　線量は常に放射線腫瘍医と医学物理士の間の，そして実のところ放射線腫瘍医同士に対しても共通の基盤であった．放射線腫瘍医は，処方した線量や線量分布で患者を治療するよう指示し，物理士はそれに応える．著者の仕事を説明するように依頼されたとき，著者は，物理士は放射線治療の薬剤師であると答えることにしている．放射線治療で投与される薬剤は放射線であり，物理士は患者に対して処方されたとおりの量と質の線量が投与されていることを保証する責任がある．しかし，このことを強調しすぎない方がよい．患者にとって，また腫瘍医にとっても−**線量は臨床的に重要なことの代理指標（surrogate）にしかすぎない**．放射線治療で重要なのは，治癒と有害反応であり，つまり可能なかぎり治癒を達成し，有害反応を回避することである．つまり，放射線治療の目標は生物学に属している．

　実際のところ，代理指標としての線量がどれだけ治癒と有害反応の指標として適切かは，

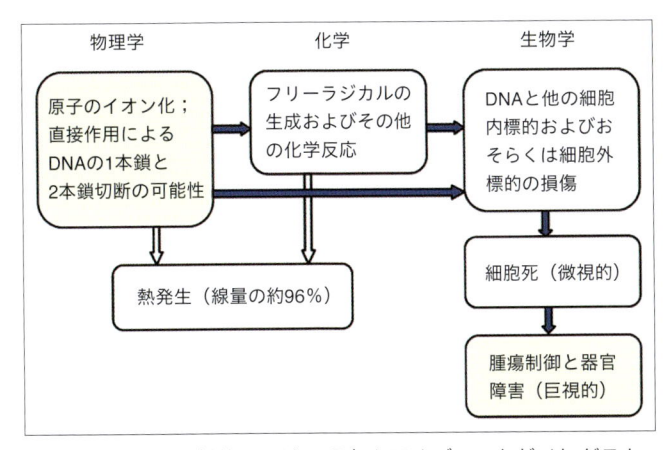

図 5-1　組織の照射後の一連の現象を示すブロックダイヤグラム
　物理学的現象から化学的現象を経て，細胞そして最終的には腫瘍および正常組織の損傷に至る過程．始点と終点がカラーにより強調表示されている．

—とくに，第4章で述べたように，線量のわずかの割合しか化学的な変化に関与しないことを考えると，驚くべきことといえる．しかし，投与された線量に起因する臨床効果を修飾する多くの重要な要因がある．それらの例として：

■線量分割方式（たとえば，分割（フラクション：fraction）間隔，分割当たりの線量など）．

■腫瘍および正常組織の固有の放射線感受性．

■併発疾患（例，糖尿病），同時併用化学療法，遺伝的差異（例，毛細血管拡張性運動失調症（ataxia telangiectasia））などによる放射線増感作用．

■腫瘍細胞と正常組織の細胞の酸素化度．

■腫瘍組織と正常組織に対する線量分布．

これらおよび関連する考察の結果により，放射線腫瘍医も物理士も，物理学的に付与された線量の患者に対する生物学的影響を予想せずに放射線治療を計画または実施することはできない．

＊：Eric Hall の優れた教科書（Hall, 2000）が入手可能であることを考えると，放射線治療の生物学について書くことは相当の勇気が必要である．—しかし，Hall の教科書と彼の影響には感謝したい．

モデル（models）

物理学的に付与された線量の患者に対する生物学的影響を考慮に入れるのであれば，線量から損傷に至る過程のモデルを一つあるいは複数持たなければならない．著者には開発されている生物物理学的モデルにはかなりの疑問点が残っていると言わねばならない十分な理由がある．しかし，事実は，**すべての放射線腫瘍医は治療計画を立てる際に頭のなかにいくつかのモデルを持っている**ということである．モデルがなければ，治療計画を立てることはできないのである．腫瘍の制御と正常組織の損傷が線量にどのように依存するかというモデルが，頭の中だけにせよ，もしないのであれば，どのようにして投与線量を決定することができるのであろうか？ あるいは線量と体積の関数として正常組織の耐容性に関するモデルを持たずに，重要な正常組織の特定の体積に対して，どのくらいの線量が許容されるかを決定できるであろうか？[*1]

生物物理学的モデルを開発する人は，臨床医の頭のなかにあることを数学的手法で書き下し，それを明確化しようと試みる．明確に示されることにより，以下が引き続いて行われる．モデルを調べて同僚と議論する．モデルを臨床的に試験することができ，それによりモデルの改良が望まれる．そしてモデルは，コンピュータに搭載され，治療計画作成者またはコンピュータ自体が治療計画を行う際に利用することが可能になる．

＊1：「臓器（organ）」と「正常組織（normal tissue）」という用語は，両方とも非悪性組織

への放射線障害を論じる際に使用される．前者の場合，通常は腎臓のような組織化された身体の部分を意味しており，その損傷は器官の機能の障害という観点から表現される．後者の場合，おそらく機能についてはそれほど明確ではない組織分画について考えている．ほとんどの場合，これらの用語は互換的に使用されており，著者は一般的に「正常組織」という用語を両方の意味で使用している．

確立した経験

放射線は，1世紀以上にわたりがんの治療に使用されてきた—信じられないことだが，放射線によるがんの最初の治療は，レントゲンによるX線の発見からわずか数カ月後に行われた．そして，超高圧（supervoltage）（≧1 MeV実効エネルギー）放射線機器と—患者の腫瘍と解剖学的構造に従って照準され成形された複数の均一強度ビームの使用を特徴とする—いわゆる3次元原体照射（three-dimensional conformal radiation therapy：3DCRT）による「現代の」放射線治療は数十年にわたって行われてきた．これにより，かなり受け入れられている特定の治療スキームについて，多数の臨床経験が得られた．これらを確立した経験（established experience）ということにする．

たとえば，全線量をほんの数フラクション，あるいは1フラクションで照射する，あるいは1日に2回以上のフラクションで照射する，などのいくつかの治療スキームが認められている．しかし，本書で著者が言及している確立した経験は，1フラクションあたり小線量（1.8～2 Gy）で，数（5～8）週間にわたって複数（たとえば30～40）回の1日1フラクションでの放射線照射が含まれる．また，放射線照射はしばしば2つのコースに分けて行われる．1つ目のコースでは腫瘍の進展が疑われる領域リンパ節と肉眼的腫瘍体積（GTV）をカバーし，2つ目のコースでは肉眼的腫瘍体積（GTV）に集中して照射する．ビームは，腫瘍にできるだけ均一な線量を照射し，腫瘍に含まれない組織には照射される線量をできるだけ少なくするように設計および成形される．そしてビーム方向は，可能な範囲で，腫瘍に含まれない感受性のある隣接組織を避けるように選択される．

治療可能比

確立した経験から逸脱するときはいつでも，腫瘍および正常組織の反応が，両方とも変化するであろう．これらの変化に対して，それぞれ単独にはほとんど注意する必要がなく，新しい治療スキームでは，正常組織への影響と比較して腫瘍への影響が相対的によくなるかどうかを知る必要がある．たとえば，有害反応が変化しない場合，よりよい腫瘍制御が得られること，または逆に，同じ腫瘍制御に対して有害反応がより少なくなること，または両者の間ではあるが，全体として現状よりもよくなることが期待される．これらが達成されるとき，治療可能比（therapeutic ratio）が改善されたと言う．治療可能比に定量的な意味を与えることができる場合もあるが，ほとんどの場合，この用語は定性的に使用される．

モデルの種類

　放射線治療に影響を与える要因はいくつかあり，それらをモデル化することが望ましい．これらのなかには：

全治療期間　治療の全期間を変えることの影響をモデル化することが望まれている．一般的には，期間を短くすると正常組織の障害は増加する傾向があり，期間を長くすると腫瘍増殖のリスクが増加する．

線量と分割法（fractionation）　ここでの変数は，照射される総線量，1分割（フラクション）あたりの線量，1日あたりのフラクション数，および1週間あたりの非照射日数（通常は週末の2日）である．全治療期間が短いと，1フラクションあたりの高線量や1日あたり1フラクションを超える照射を必要とする傾向があるので，実際には，これらの変数と全治療期間との間には強い相関関係がある．治療が単一のフラクションで行われるときに患者が耐えることができる総線量は，確立した経験においては多数回のフラクションにわたって照射するときの約1/3である．総線量は，すべての条件下においては，放射線影響のよい代理指標とはならない！（一般に，線量を記載するときは，分割方式も示されるべきである．）

線量−体積効果（dose-volume effect）　腫瘍や正常組織の放射線に対する反応は，それらの線量分布にも左右される．確立した経験では，腫瘍への均一線量の照射が必要とされ，正常組織に対する線量制約を規定する際には，単一の線量を用いることが多かった．

　生物物理学的モデルは，原則として腫瘍と正常組織の両方について，少なくともこれらすべての要因を考慮に入れるべきであり，それによって実践におけるあらゆる変更に対して，治療可能比の変化を評価することができる．

　著者は人生のかなりの部分を生物物理学的モデルについて考えることに費やした[*2]．そして著者は読者に上記の3つの要因に関してまったく個人的な見解を伝えたいと考えている．簡単に言うと，上記のうち最初の2つの問題は，そのモデル化に役立つように貢献するのは著者には難しすぎると考えた．著者は，線量−体積効果は（とくに腫瘍内の線量分布に関して）評価するのが比較的簡単であり，著者が放射線治療の分野に入った当時，その影響はほとんど無視されていたため注意する必要があるとの信念のもと，線量−体積効果の理解とモデル化に集中した．著者の意見は変わっていないので，以下では，線量−体積効果のみに焦点を合わせることにする．　線量−体積モデルとしての良いレビューはYork（2003）に記載されており，臓器の部分照射に関するデータは Seminars in Radiation Oncology（2001）に記載されている．

　　*2：著者は2つの経験を通して，生物物理学的モデル化に関わった．最初は，陽子線治療において，患者内の不均一性により腫瘍制御を低下させる低線量領域を生じる可能性について心配していた時，同僚の S. Graffman から次のコメントをもらった．「どれだけ大きな影響があるかをなぜ計算してみないのか？」と著者の友人に質問し，友人は彼自身で計算し，著者も同様の計算を行った．それにより，著者は完全ではないが，ある程度安心した．2つ目の経験は，1980年代に NCI が組織したワーキンググルー

プで，3次元原体照射という当時としての新しい分野を評価することであった．メンバーは，線量と空間において，線量計算アルゴリズムがどれほど正確である必要があるかについて悩んでいた．著者は「なぜ誤差による生物学的影響を計算しようとしないのか？」と尋ねた．そして著者はそれを実行し，TCPがより容易であると信じてTCPを対象とした．そして，J. Lymanは勇敢にも正常組織のモデル化を対象とした．

モデルに対する懐疑論（skepticism）

　腫瘍と正常組織における線量－体積効果を説明することを目的とした生物物理学的モデルがいくつかあるが，以下でそれらのモデルについて簡単に説明し，いくつかの問題を指摘する．しかし，はじめに全体に関する問題を述べたい．

　生物物理学的モデル化についての講義をはじめたとき，著者は物理士が大部分である聴衆と放射線腫瘍医が大部分である聴衆とではまったく反応が異なることに気がついた．前者は著者が熱心に示したアイデアやモデルを受け入れる傾向があり，後者は真っ向からの反対ではないにせよ非常に懐疑的であった．それで著者は講義の「はじめに」のなかでモデルの信頼性に対していくつかのコメントをした．そのコメントは，2つのグループに対して異なるものであった．物理士には，細心の注意と懐疑的になることを勧め，放射線腫瘍医に対しては，心を少しオープンにして，著者が提示するアイデアに何か有益な内容がないかを考えるように勧めたのである．

　この経験談の要点は次のとおりである．執筆時点では，物理士は熱心であり続けていて，一方，放射線腫瘍医は懐疑的であったことを忘れているが，このことを著者はたいへんに心配している．モデルが具体化している非常に単純なアイデアに対する批判的思考が少な過ぎ，またモデルの結論を受け入れることについての懸念も少なすぎる．確立した経験からの逸脱の多くが，生物物理学的モデルによって動機付けられ，または支持されてきた．慎重に管理された臨床試験の一環として行われるのであれば，確立した経験から逸脱しても問題はないが，試験されていない逸脱を受け入れるということは非常に心配である．

　著者は，モデルが確立した経験から大きく外れていないとき，相対的な自信を持って進むことができると考えている．モデルによって示唆された確立した経験からの逸脱が相当なものであるとき，それを採用する前に，モデルにより示されたものとその理由を長い時間かけ慎重に検討し，そして十分に慎重に実行すべきである．これは，確立した経験を改良することができないという意味ではない．治療法の大幅な改善は，まったく新しいことを試みる十分な勇気ある人，あるいは十分に勇敢な人によって進められてきた．しかし，失敗もありうる．まず，人を害さないこと（*Primum non nocere*）．

メカニズム的モデル（mechanistic model）と経験的モデル（empirical model）

　モデル化には2つのアプローチがある．ひとつはメカニズムに基づくアプローチであり，線量付与から腫瘍制御または正常組織の損傷までを導く基本的な（そして望まれる最も重要な）メカニズムを理解し，それをモデルに組み入れるよう試みることである．これらのモデルには一般に，4つまたは5つなどいくつかの「自由パラメータ」があり，これらの

パラメータを既存の臨床データに当てはめたり，動物実験や臨床実験を行ったりすることにより決定できる．

二番目のアプローチは経験的なものであり，メカニズムをモデル化するのではなく，その形状がデータの傾向とよく合う数学関数を探索することである．このような関数は，既存のデータと比較することによって値を決める必要のあるパラメータがいくらか少なくなる．

著者自身は，以下の2つの理由によりメカニズム的モデルを選択する．すなわち，a) 損傷メカニズムの少なくともいくつかを知っているか，またはそれについてかなりよい考えがあるならば，それらを数学モデルに取り入れることは理にかなっているように思われる．b) モデルに取り入れたものが生物学に忠実であるかぎり，確立した経験から外挿するとき，メカニズム的モデルが，より信頼できると考えてよいからである．一方，経験論者たちは，生物学はあまりにも複雑すぎて，ほんの少しのパラメータの簡単な式で表現するには不確かすぎること，そしてメカニズム的モデルのより多数の（それでもまだ少数であるが）パラメータを当てはめるには臨床データが少なすぎることを主張している．

特定のモデルがどのカテゴリーに属しているかを知っておくことは有用である．

腫瘍の線量−体積モデル

腫瘍の線量−体積モデルは，腫瘍への照射が不均一な条件下で，腫瘍制御率（tumor control probability：TCP）を予測するものである．そのようなモデルは，すくなくとも以下を予測することができなければならない．(a) 一様照射の条件下で TCP と線量の関係を示す線量−反応曲線の形と特徴．(b) 一定の TCP の条件下で線量と処方線量に満たない腫瘍体積との関係を示す曲線の形状と特性．

TCP と最小線量（minimum dose）

著者が最初に放射線腫瘍学の分野に入ったとき，不均一照射の条件下での TCP の推定は非常に簡単であった．従来の知識では，腫瘍の最小線量が TCP を決め，最小線量を超えて照射されたすべての線量が無駄とされた．実のところ，過剰な線量（最小線量を超えた線量）は，標的体積の外側の正常組織に対する不必要な損傷の原因となるので，無駄よりもさらに悪い．しかし，この単純な理解はいかなる合理的なモデルによっても支持されることができず，現在における真実は，より微妙であると考えられている．

次の議論から，なぜ最小線量が TCP のよい予測因子とならないのかが理解できる．腫瘍が35回の2 Gy フラクションで治療されていると仮定する．そのうちの34 フラクションは標的体積のすべて，最後のフラクションはその一部だけをカバーしていると考える．また，全腫瘍を均一にカバーした34 フラクションの後に，平均して1個の生存細胞が残ると予想されるような線量であると仮定する．その場合，34 フラクション後，それ以上の線量が与えられなければ腫瘍が再増殖する可能性は63%，すなわち TCP は37%となる[*3]．35番目の2 Gy によりその最後の生存細胞を不活化する可能性が非常に高いと予測

できる．しかし，何らかの理由で，35番目のフラクションが腫瘍の90％しかカバーしていないと仮定しよう．最後の生存細胞が高線量体積中に存在する可能性は，10分の9になる．すなわち，最終フラクションが最後の細胞を不活性化する可能性は約90％である．その場合，TCPは約37％＋（63％×90％）＝94％になるだろう．一方，TCPが最小線量によってのみ決定された場合，最後のフラクションは無駄になり，TCPは37％にとどまるであろう．

　細胞の生存率についての非常に単純な表現を用いて（生存率は線量の単一の指数関数であると仮定して），Brahme（1984）は，腫瘍が不均一に照射された場合に以下のことをエレガントに示した．すなわち，(a) 腫瘍の平均線量（mean dose）はTCPのよい予測因子であり，(b) その場合のTCPは，腫瘍が平均線量まで一様に照射された場合に得られるTCPよりも低くなることを示した．また，TCPが実際に低下する量は，腫瘍内の線量分布の二次モーメントに比例する．これは，線量分布が不均一であるほど，TCPが，腫瘍が平均線量を一様に受けた場合に推定される値から低下することを意味している．

　　＊3：任意の数の細胞が生存する可能性は，ポアソン統計によって決定される．生存細胞の平均数が1である場合，ポアソン統計によると，生存細胞が存在しない，したがって腫瘍が制御される確率は，$e^{-1}=0.37$である．

TCP：メカニズム的モデル

　Brahmeのモデルは非常に示唆に富んでいるが，放射線に対する細胞応答を単純化しすぎているため，臨床にそのまま応用することは困難である．実際に用いることのできる腫瘍制御率を推定するためのメカニズム的モデルは本質的に1つしかない（もちろん，いくつかのマイナーな変種はある）．このモデルは次の仮定に基づいている．

1. 腫瘍は多数の悪性細胞からなり，その少なくとも一部は細胞分裂が可能であり，したがって増殖が可能である．

2. これらの細胞は互いに連携していない－したがって，所与の被照射細胞の照射による変化は周囲の他の腫瘍細胞のそれとは無関係である．

3. 患者内の腫瘍細胞の放射線感受性は本質的に一定であるが，患者間で放射線感受性はある分布に従って変化する．

4. 腫瘍は，そのすべての細胞が分裂不能になったときに制御される．

　これらの仮定がどの程度成立するかは議論の余地がある．とくに，2番目の仮定は厳密には当てはまらないことは確かである．いわゆるバイスタンダー（傍観者）効果（bystander effect）の非常に興味深い観察により，この点が明らかになった（Hall, 2003）．バイスタンダー効果は2つの方法で証明されている．第一の方法では，培地中で増殖した細胞を致死量の放射線を照射する．培地は容器から取り出され，次の細胞培養に使用される．この細胞が照射されると，新鮮な培地中で増殖した場合よりも高い放射線感受性を示し，また染色体異常，突然変異，および発癌性形質転換の増加を示す．第二の方法では，培養器内で成長した単一細胞に対して粒子線を正確に照射する．照射された細胞に隣り合

う細胞は，染色体異常，細胞致死性，突然変異，および発癌性形質転換の増加を示していることが観察される．

　3番目の仮定は初期の TCP モデルには含まれておらず，すべての患者のすべての細胞は同じ感受性を示すと仮定されていた．この仮定は，理屈に合わないほど急な線量－反応曲線をもたらした．線量－反応曲線の勾配がゆるやかなことは，分裂できる細胞数が非常に少ない－典型的には少なくとも 10^{10} 個の細胞からなる腫瘍内のわずか数百個の細胞 (Tepper, 1981) の－場合か，または患者間に感受性の分布がある場合に説明できる．前者はありそうにないと判断されたので，仮定（3）が検討対象となり，観察された細胞感受性の分布に関する実験データはこの考えを支持した．なお，最近，コロニー形成性細胞の数が以前に考えられていたよりもはるかに少ないかもしれないという示唆がある (Chen et al., 2006 ; Huff et al., 2006)．

　上記の仮定を用いることにより，不均一照射の条件下で TCP を推定する数学的手法は，容易に導くことができ，基本的な方法は次のとおりである．

1. 腫瘍を腫瘍要素（tumorlet）に分割する．腫瘍要素は，線量（d_i）がそのなかで一様と考えてよい十分に小さいサブボリューム（その i 番目の体積は v_i）である．

2. 所与の放射線感受性を持つ腫瘍全体に対して均一に照射した場合の線量－反応モデルは，シグモイド曲線によって表され，曲線の傾き γ_{50}[*4]，および 50% の TCP を達成するのに必要な線量 D_{50} は臨床経験に基づいて決められる．

3. 体積 v_i の腫瘍要素についての線量－反応は，以下の関係を通して（体積 V の）腫瘍全体についての線量－反応から推定される．

$$\mathrm{TCP}\,(d_i,\,v_i) = \{\mathrm{TCP}\,(d_i,\,V)\,\}^{v_i/V}$$

　この関係は，ポアソン統計と生存細胞が残っていないときに腫瘍制御が得られるという仮定に基づく非常に一般的なものである．

4. 所与の患者の腫瘍全体に対する TCP は，各腫瘍要素に対する TCP の積とされる．すなわち

$$\mathrm{TCP} = \mathrm{TCP}\,(d_1,\,v_1)\cdot\mathrm{TCP}\,(d_2,\,v_2)\cdot\mathrm{TCP}\,(d_3,\,v_3)\cdots = \prod_{i=1}^{n}\mathrm{TCP}\,(d_i,\,v_i)$$

5. 最後に，患者集団に対して推定した放射線感受性の分布で各患者の TCP を平均することにより，患者集団の TCP を求める．ここで，感受性の分布は，ガウス分布を仮定し，均一に照射された腫瘍についての臨床データの勾配に合わせることによって得ることができる．

　　*4：γ_P は，反応する確率が P であるときの線量－反応曲線の勾配を示し，反応確率を線量の増加を% で示したもので割ることで得られる．反応確率が 50% のとき，この勾配は γ_{50} と書かれる．

TCP 線量－体積モデルの詳細は文献を参照されたい（Niemierko and Goitein, 1993 b ;

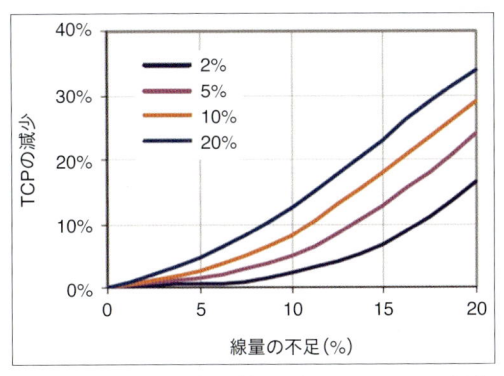

図 5-2 腫瘍の一部の線量が不足している場合
の TCP 減少の見積り

それぞれの曲線は，線量が不足する体積の
割合が，2，5，10，20％に対応する.

Goitein *et al.*, 1997；Webb and Nahum, 1993）．モデルは典型的には 4 〜 5 個のパラメータがあり，これらは利用可能な臨床データにあてはめるか，またはそれを解析することによってきめられる．

　これらのモデルが導入されたとき，驚くべきことがいくつか予測された．すなわち，

■腫瘍の一部に多少，線量が不足（underdose）しても，均一に照射された場合から TCP をあまり大きく減少させないと予測できるので許容してもよい．そして，その裏返しとして，

■（全部ではないが）腫瘍のかなりの部分に線量をブースト（boost）照射すると，TCP を増加させる可能性がある．

　これらの予測は直接的な臨床的意義があった．実際，これらの予測は，頭蓋底腫瘍の陽子線治療において，脳幹や脊髄など生命維持に重要な臓器の放射線耐容性の観点から腫瘍のうちそれらに接する部分に多少の線量不足があってもよいとするマサチューセッツ総合病院（Massachusetts General Hospital）の決定の根拠となった．重要臓器に近い部分の線量不足を許容するという概念は，たとえば前立腺癌の放射線治療において広く採用されてきた．この治療では，直腸壁へ接する部分の線量は，前立腺癌の照射に必要とされる線量よりかなり低く保たねばならない．

　腫瘍の一部の線量が不足した場合の影響に関して，Niemierko and Goitein（1993b）による TCP モデルは，**図 5-2** に示すような予測を行うので，線量が不足する体積の割合が少なく，不足する線量が少ない場合は許容してよいように思える．たとえば，標的体積の 2，5，10，または 20％の部分体積に対して，それぞれ 10，7，5，または 3％の線量不足が許されたとしても，TCP は 3％以上減少しないと予測できる．

　腫瘍の一部が，他の部分よりも高い線量でブースト照射されたときの TCP の増加を同様に推定することができる．**図 5-3** はこのような場合の典型的な結果を示している．この例では，それ以上の放射線が与えられなければ，TCP が 50％になるような一様な線量

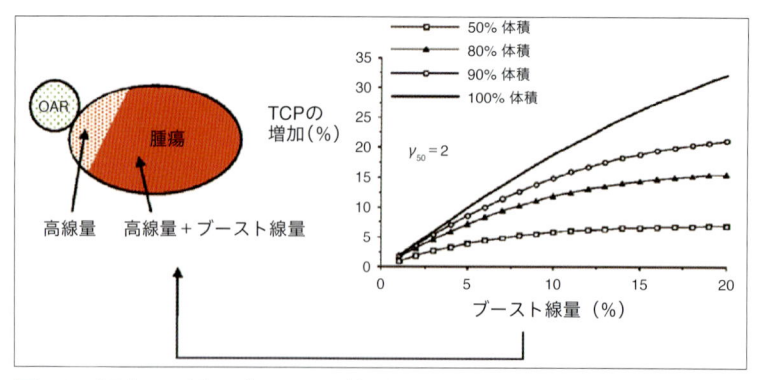

図 5-3 腫瘍の一部にブースト照射を行ったときの（50％のベースライン
からの）TCP の予測される変化

（全体の腫瘍体積に対する）体積およびブーストによる線量増加の関
数として示す.

が照射されていると仮定している．このモデルは，ブーストビームが照射される体積とブー
スト線量の関数として TCP の増加を推定している．ブースト線量が増加するにつれて利
得の増加は少なくなるが，非常に有用な TCP の増加が得られる．たとえば，腫瘍体積の
80％に対する線量の 10％の増加は，この場合，TCP の 12％の増加，すなわち 50％から
62％の増加をもたらすと予測される.

EUD：経験的モデル

Niemierko（1997, 1999）は，腫瘍への不均一照射の影響を説明する方法として，**等価
均一線量**（equivalent uniform dose：EUD）の概念を導入した.

等価均一線量は，腫瘍全体に均一に照射された場合に，不均一線量分布を使用して得ら
れるのと同じ TCP をもたらすと考えられる線量のことである．このモデルの魅力のひと
つは，線量の単位を使用していることである．これは，生物物理学的モデルに疑問を持つ
ユーザーの不安を和らげるかもしれないが，実際には，本質的に生物学的なパラメータが
含まれているし，含まれるのが必須である．このパラメータは純粋に経験的なものと考え
られ，データに当てはめることによって得られる.

3D 線量分布の場合，EUD は次式により計算できる.

$$\mathrm{EUD} = \left(\frac{1}{N} \sum_{i=1}^{N} d_i^a \right)^{1/a} \qquad (5.\ 1)$$

ここで，N はボクセルの総数，d_i は i 番目のボクセルの線量，a は EUD モデルのパラメー
タである.

その結果，微分型 DVH（第 6 章を参照）の場合，EUD は次式により計算できる.

$$\mathrm{EUD} = \left(\frac{1}{V} \sum_{i=1}^{N_b} v_i \cdot d_i^a \right)^{1/a} \quad \text{ここで} \quad V = \sum_{i=1}^{N_b} v_i \qquad (5.\ 2)$$

N_b は DVH の階級の数，d_i は i 番目の階級の線量，v_i は i 番目の階級に含まれるボクセ

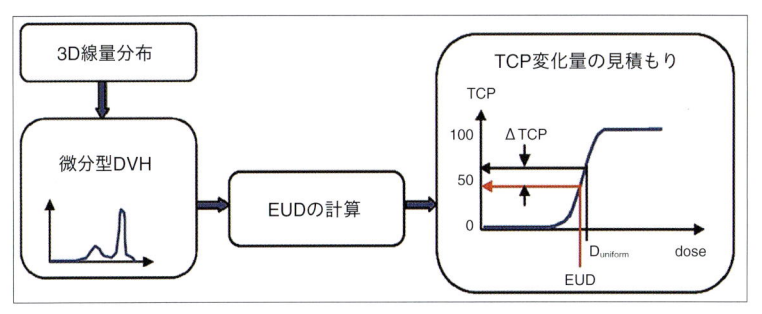

図 5-4 EUD を使用して TCP を推定する方法の概略図

　微分型 DVH を計算する中間ステップは，式 5.1 を使用することによって省略することができる.

ル体積の和，V は全体の体積である.

　パラメータ a は，腫瘍または組織特異的であるという意味で「生物学的」パラメータである. 腫瘍の場合，a は一般に−10 程度の値が用いられる.（EUD モデルは，以下で説明するように，正常組織にも使用されている.）

　EUD は，均一分布の任意の参照線量 $D_{uniform}$ に対して，所与の不均一線量分布に関連する線量「調整」を推定するために使用することができる. D_{50}（50% TCP を達成するための線量）と所与の TCP レベルでの曲線の勾配傾き γ_{TCP} によって特徴付けられる−腫瘍に対する線量−反応関係があれば，EUD と $D_{uniform}$ の差を TCP の差に変換することができる. **図 5-4** は，TCP の差をどのように見積もるかを模式的に示したものである.

正常組織の線量−体積モデル

　不均一照射に対する正常組織反応のモデル化は，腫瘍反応のモデル化よりも相当に困難である. このことは，2 つの主な理由による. 第一に，正常組織は相互依存的な小領域により高度に組織化されているが，これは腫瘍についての前述の仮定とは著しく対照的な状況である. 第二に，腫瘍は一般的にかなり均一に照射されているので，非常に不均質な条件において TCP を評価する必要はないが，正常組織はその正反対である. 可能なかぎり，臓器の全体積を照射することを避ける傾向があり，正常組織には非常に不均一な線量分布で照射することが**要求**される. そしてさらに，そのような可能性のある不均一な線量分布は無数にあり，モデルとわずかな臨床データとの比較にはかなり問題がある.

　それにもかかわらず，正常組織の線量反応には大きな体積依存性があり，臨床に利用する機会があるのは明らかである. そのため，これらの依存関係のモデル化は非常に有用となりうる. 線量−体積効果の興味深い実例の一つを**図 5-5** に示す. 図では，下垂体（1cm³）から全身照射（100,000 cm³）までの範囲のさまざまな標的体積について臨床現場で使用される線量がプロットされている. おそらく，これらの線量は，治療の副作用を考慮したできるだけ高いものである. **図 5-5** でプロットされている点は，対数−対数グラフ上の直

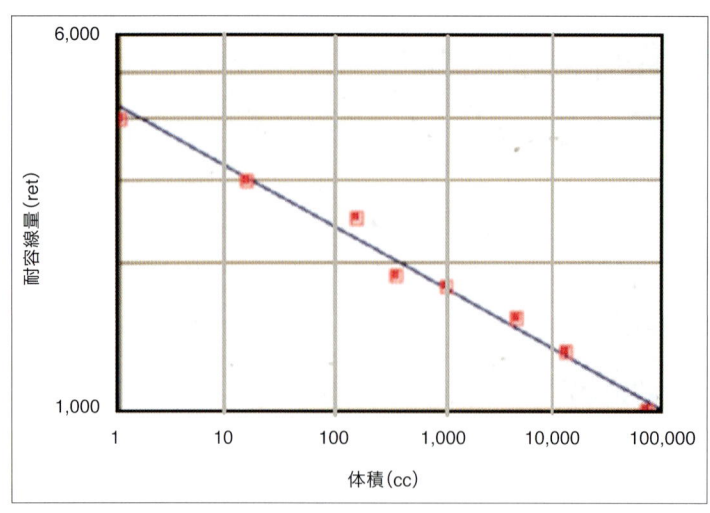

図 5-5 1cc（下垂体）から 100 リットル（全身）までの照射体積の
関数としての「耐容線量」のプロット
　　線量は分割方式の違いを補正するとされる ret の単位で記載され
ている（Ellis, 1968）．この図は，W.S. Lowry の未発表の概念に基
づいている．

線に著しく近く，おおよそ**線量∝（体積）**$^{-0.12}$ で表すことができる．これは，（たとえば動
きを許容するためにマージンを追加することによって）照射体積を増加させるのであれば，
副作用を変えないためには，この関係に従って標的体積への照射線量を減らす必要がある．
たとえば，照射体積の 25％ の増加により，治療の副作用を増加させないためには線量を 3％
下げる必要があることを意味する．

　正常組織障害発生率モデルを説明する前に，それらのパラメータを決めるために使用さ
れてきた臨床「データ」（clinical data）に関して，少し述べたい．生物物理学的モデルを
用いた放射線治療計画を行うために，本章の脚注 2 ですでに触れた NCI の資金援助を受
けたワーキンググループの作業の一部として，正常組織の線量−体積効果に関して当時利
用可能なデータを確認することが必要であることが明らかになった．過去 20 年間の
Rubin と Cassarett による先駆的な研究に基づいて文献調査が行われ，特定の臓器や組織
分画の 1/3，2/3 またはそのすべてが照射されたとき，5％ から 50％ の NTCP を与える線
量の表が作られた（Enami *et al.*, 1991）[*5]．Burman et al. (1991) により，当時利用可能
だった NTCP のモデルが表の推定値にあてはめられた．これらの論文により刺激され，
より正確で広範囲の臨床データを得るためのたいへんな努力が，それ以来続いていると
言ってよい．

　*5：著者はこの作業に参加したが，検討した 30 の臓器とエンドポイントの多くで臨床医
　　　がこれらの推定値に到達するのがどれほど困難だったかを記憶している．この困難さ
　　　は見積もりにかなりの不確かさがあることを意味していたので，著者は自らの言葉（た
　　　とえば第 2 章）に耳を傾けず，不確かさの見積もりを得るよう努力しなかったことを

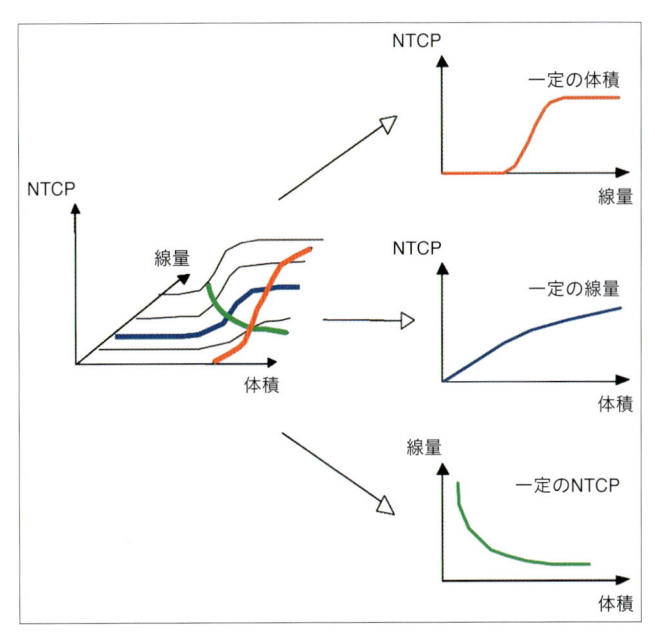

図 5-6 NTCP（d, v）の 3 次元曲面を第三の変数を固定することにより 3 つの 2 次元グラフで表すことができる

後悔している．

NTCP：メカニズム的モデル

正常組織の放射線反応のどのようなモデルにおいても，評価したい量は正常組織障害発生率（normal tissue complication probability：NTCP）である．（それが普通なのだが）複数のエンドポイント（endpoint）がある場合，NTCP は各エンドポイントに対して別々に評価される必要がある．NTCP モデルの詳細は非常に複雑で，さまざまな種類がある．NTCP（および TCP）モデルの優れた紹介と一連の参考文献については York（2003）を参照されたい．

NTCP モデルは，どのような線量分布に対しても NTCP を予測できる必要がある．しかし，NTCP モデルを扱う際には，一般的にはいわゆる「部分体積照射」－臓器の一部へ均一に照射し，他の部分には照射しない場合－に対して NTCP を予測することが主題となる．

NTCP は，もちろん多くの要因に依存しているが，その多くはあまり知られていない．しかし，部分体積照射に限定することにより，線量－体積効果の観点からは，NTCP は主に線量と照射された正常組織の体積の関数であると考えられる．ここで，体積としては臓器または正常組織分画の全体積に対する相対体積を使用するのが一般的である．したがって，線量および部分体積の関数として NTCP を表す曲面を 3 次元空間に表示することができる．**図 5-6** に示すように，3 次元表現から，3 次元曲面を通る 3 つの直交断面に対応する 2 次元グラフを描くことができる．モデル間の重要な違いは，これら 3 つのグラフのうちの 1 つだけで表現されることが多いため，この 3 次元から 2 次元への分解は記憶して

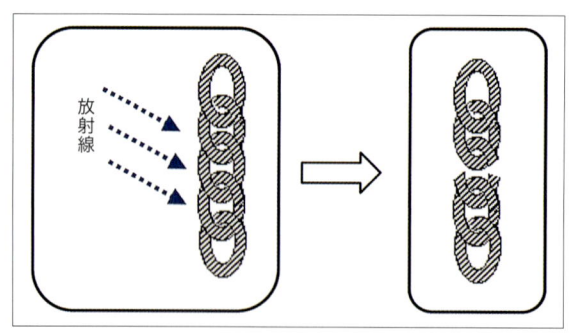

図 5-7　直列構造
　直列構造の正常組織は 1 つの輪だけでも切断され
るとその機能（すなわち，荷重を支える力）を失う鎖
のように考えることができる．

おく価値がある．

　NTCP のモデル化は，Withers *et al.*，（1998）の論文によって大きな刺激を受けた．そ
こでは，直列（serial）と並列（parallel）という 2 つのタイプの組織構造（tissue archi-
tecture）が導入され，対比されていた．（段階的反応（graded response）を有する第三
の組織構造も定義されたが，他の 2 つの構造のようには注目されていない．）これら 2 つ
のタイプの組織構造はそれ以来，モデル化の主要な基礎を形成してきた．この論文の提案
は，正常組織は機能小単位（functional sub-units：FSU）とよばれる基本構造からなると
いう仮説に基づいている．各 FSU は正常組織に特徴的な何らかの機能を果たし，正常組
織の損傷はその FSU への損傷の結果である．（もちろん，損傷の性質を指定する必要があ
る．組織には複数のエンドポイントがあり得て，メカニズムはすべてのエンドポイントで
同じである必要はない．）FSU は単に単一の細胞（たとえば幹細胞）であるかもしれないし，
あるいは複雑な構造（たとえば腎臓のネフロン）でありえる．

直列構造（serial architecture）

　臓器または正常組織分画は，その FSU のうちの一つのみの死または不活性化による組
織の機能喪失，すなわち問題としているエンドポイントを引き起こすのに十分である場合，
直列構造という．典型的な直列構造は，**図 5-7** で示すように，その輪のいずれかが壊れ
た場合に壊れる鎖のように考えることができる．たとえば，脊髄は直列構造であると考え
られている－これは疑問視されてはいるが．直列モデルは，重要要素モデル（critical-ele-
ment model）ともよばれる．

　直列構造のメカニズム的モデルの中心となる考え方は，正常組織の NTCP は，その構
成 FSU のすくなくとも 1 つを不活化する確率という観点から表現できるということであ
る．その関係は次のようになる．

$$(1-\mathrm{NTCP}) = \prod_{i=1}^{N_{\mathrm{FSU}}} \left(1 - P\left(d_i \right) \right) \tag{5.3}$$

　ここで，N_{FSU} は FSU の総数，d_i は i 番目の FSU が受ける線量（FSU は線量が一様になるように十分に小さいと仮定する），$P(d_i)$ は d_i だけの線量が投与された FSU が不活化する確率である．式（5.3）は，TCP を個々の腫瘍要素の TCP に結びつけるとき説明した式と非常に似ていることがすぐにわかる．しかし，ここでは，障害が発生しない確率の積として表現されている．

　モデルの詳細に入ることなく，直列構造と並列構造の重大な違いについて一つ言及したい．すなわち，直列構造を有する組織では，（線量を一定に保った場合）体積に対する NTCP の変化は，NTCP が小さいとき体積の線形関数となる．これは，たとえば部分体積照射で照射体積が 2 倍になると，NTCP が 2 倍になることを意味する．ただし，照射体積が 100 ％に比べて小さい場合のみ成り立つ．

　図 **5-7** に示すように，直列構造を鎖として表現することにより，この驚くべき性質を理解できる．今，照射野が鎖のひとつの輪をちょうど，覆っていると考える．そして，線量は輪を壊すことにより鎖の機能を失わせる 10 ％の可能性があるものを選ぶ．その場合，NTCP は 10 ％になる．次に照射野の大きさを 2 倍にして，2 つの輪が照射野内に入り，どちらもひとつの輪の照射と同じ線量を受けるようにする．それぞれの輪は 10 ％の確率で切断される可能性があるため，鎖が切断される確率（NTCP）はおおよそこれらの確率の合計 10 ％＋10 ％＝20 ％となる[*6]．ここで述べた線形関係は直列構造の絶対的な基本である．「直列構造の組織は体積効果を示さない」と時々言われる．これは与えられたNTCP を達成するための線量は本質的に体積と無関係であることを意味するが，今述べた議論は，そのようなことが正確には成り立たないことを示している．

　＊6：より正確には，式（5.3）に従って，$(1 - \mathrm{NTCP}) = (1 - 10\%)\cdot(1 - 10\%) = 81\%$，つまり，NTCP は実際には 19 ％になる．

並列構造（parallel architecture）

　並列構造の正常組織も FSU からなると考えられ，それぞれの FSU はその組織が担当する機能を果たす．しかし，いずれか 1 つの FSU が喪失したときに機能を失うのではなく，FSU の臨界的な割合（たとえば，30 ％）が機能を維持するならば，並列構造はその機能を維持できると考えられている．FSU への損傷が非常に大きいために必要とされる臨界的な割合が維持されないときにはじめて，組織自体は機能を失う．たとえば，腎臓および肺は，それぞれ FSU がネフロンおよび肺胞である並列構造であると考えられている．並列構造は，図 **5-8** に示すように，ロープのようなものであり，多くの撚糸（ストランド）で構成されていると考えることができる．ロープは，ある程度の数以上のストランドが損傷していないかぎり，荷重を支えることができる．しかし，有効なストランドがある数以下になった瞬間に，ロープはその機能を失い，負荷により切断される．このことから次が類推できる．並列構造を有する組織においては，（線量を一定に保った場合）体積に対する NTCP の変化は体積の線形関数ではなく閾値効果を示し，それ以下では NTCP がたいへんに小さく，それを超えると NTCP が増加するという臨界体積が存在する．

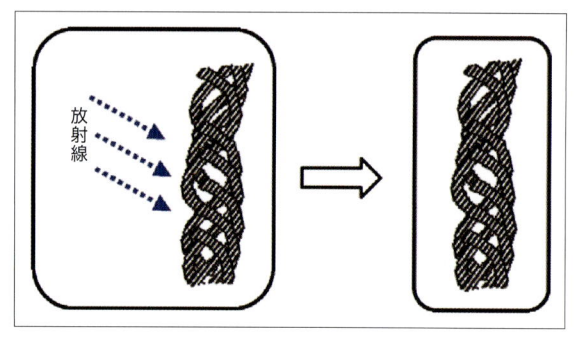

図 5-8 並列構造

　並列構造の正常組織は，ある程度の数以上のストランドが切断されたときにその機能（すなわち，荷重を支える力）を失うロープのように考えることができる.

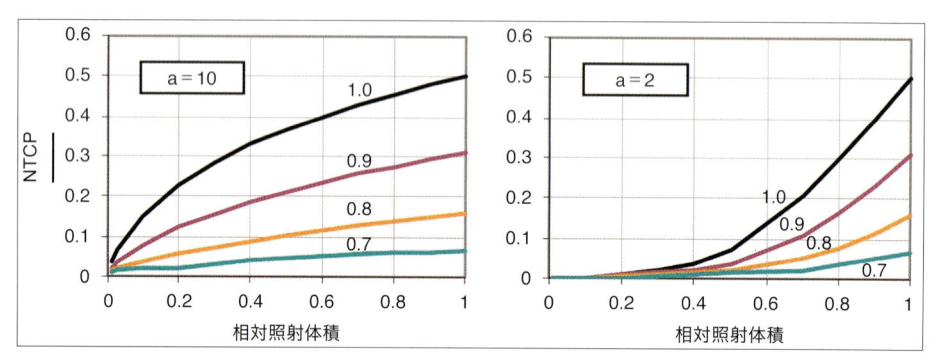

図 5-9 直列組織（a＝10, 左）および並列組織（a＝2, 右）の場合の NTCP 対（臓器全体の体積に対する）相対照射体積

　曲線は，相対線量（臓器全体に照射した場合の ED_{50} に対する割合）でラベル付けされる.

EUD：経験的モデル

　すでに述べたように，EUD モデルは TCP と同様に，NTCP を推定するために拡張されている．式（5.1）および（5.2）は NTCP に対しても成り立つ．唯一の違いは，パラメータ a の値である．正常組織は正の値の a を有する傾向があり，直列組織では比較的大きい値（たとえば＋10 以上）を有し，並列構造では比較的小さい値（たとえば＋0.5 ～＋2）を有する.

　単一のパラメータを用いた EUD の単純な表現が，直列構造と並列構造の両方に対して（一定線量における）NTCP －体積関係を模擬できることは興味深い．**図 5-9** は，直列（a＝10）および並列（a＝2）正常組織に対して，EUD モデルを使用して計算された一連の曲線を示している．直列組織の線形的な挙動と並列組織の閾値を持つ挙動がよく再現されている.

　EUD にはいくつか興味深い特性がある．a の値が非常に大きい場合，EUD は体積内の最大線量に近づく．一方，a＝1 の場合，EUD は体積内の平均線量に等しくなる．そして，a の値が負で，その絶対値が非常に大きいの場合，EUD は体積内の最小線量に近づく.

警告（caveat）

　本章でここまでに述べた線量−体積効果に関するモデルは，単純な仮定に基づくものであるので，無批判に受け入れてはならず，採用にあたっては慎重な検討が必要である．

腫瘍の線量−体積効果モデルに関する警告

　腫瘍が増殖性の悪性細胞の組織されてない塊であり，相互の連携がないかぎり，TCP モデルの仮定は妥当と思われる．ただし，このモデルの仮定は，場合によっては，述べられていない他の仮定も含めて妥当性が疑われることがある．第一に，腫瘍内の悪性細胞は互いに連携していないという仮定は，TCP の項で述べたバイスタンダーの影響によって疑問がある．そして，腫瘍内の悪性細胞はすべて等しい放射線感受性があるという仮定は，一般的ではないことは明らかである．腫瘍の部位が異なれば酸素分圧はまったく異なる可能性があり，酸素化により細胞の感受性が著しく変化する．腫瘍によっては，腫瘍内部と比較して周辺部が十分に酸素化されていることがあり，最小線量はしばしば腫瘍周辺部に近いので，投与線量と放射線感受性の間にはおそらく相関関係がある．EUD の概念は非常に単純であるという魅力を持っている−しかし，それはたった 1 つのパラメータで線量−体積効果に関して重要なことすべてを言えるというあり得ないことを仮定している．

　本章の「TCP および最小線量」と題された項目で示された簡単な思考実験により，TCP が腫瘍内のどこかに照射された最小線量によって決定されるとする従来の考えが正しくないことがかなり決定的に示唆された．それにもかかわらず，この点が証明されていると言うことはできない．たとえば，Terahara *et al.* (1999) の論文では，頭蓋底脊索腫の局所再発を線量指標（たとえば最小及び平均線量）と EUD とを相関させる試みがなされた．Cox 多変量解析では，最小線量と EUD（ただし，驚くべきことに，平均線量ではない）の両方が結果のよい予測因子であることが示された！その理由は，はっきりと証明された：かなり均一な線量分布を与える治療技術が使用されたので，（しばしばそうであるように）いくつかの指標間−この場合，最小腫瘍線量と EUD の間−に強い相関関係があったのである．

　確立した経験から中程度の逸脱を除いて，腫瘍の線量−体積反応モデルに頼るのは不安定で不確かなようである．

正常組織の線量−体積効果モデルに関する警告

　Seminars in Radiation Oncology (2001) は，いくつかの教訓を含め，正常組織における線量−体積効果に関する多くのレビューを提供している．

　すでに述べたように，正常組織内部は高度に組織化されているという点と，通常，不均一な照射がされるという点で腫瘍とは異なる．線量分布の不均一性は非常に大きいので，正常組織における線量−体積効果に関連して確立した経験を述べることは困難である．以

下では，現在まで使用されてきた NTCP モデルが完全でないということを説明するいくつかの実験を紹介したい．

■「直列」構造

脊髄は，直列構造の例として最もよく引用される正常組織である．これに関連して，いくつかの魅力的な実験がラットを用いて van der Kogel, Bijl とその同僚によって行われた．ある研究では（Bijl *et al.*, 2003），照射部位の長さが正確にわかるように十分にコリメートしたビームで脊髄と直角に照射し，最初に短い長さの，次に 2 つの別々の短い長さの脊髄を照射した．彼らは線量を段階的に変化させ，50%の確率で下肢麻痺が生じるのに必要な線量，すなわち ED_{50} を測定した．線量－反応曲線は非常に急勾配であったので，ED_{50} はかなり正確に測定することができた．結果の例を**表 5-1** に示す．

直列構造の中心原理は，障害の発生率は照射される体積の一次関数であるということである．しかし，この実験の結果はその原理を強く疑問視している．**表 5-1** から，2 つの 4 mm 区間の照射に対する ED_{50} は，単一の 8 mm 区間の照射に対する ED_{50} よりも単一の 4 mm 区間の照射に対する ED_{50} にはるかに近いことが明らかである．もちろん，直列構造モデルは，これと反対のこと，すなわち 2 つの 4 mm 区間の照射についての ED_{50} は，照射体積が同じであるので，8 mm 区間の照射についての ED_{50} と同じであると予測するであろう．

彼らはさらに刺激的な実験を行い，それは「浴槽とシャワー」（bath-and shower）実験として知られるようになった．この実験（Bijl *et al.*, 2003）では，長さ 20 mm のラット脊髄（いわゆる「浴槽」）に，閾値以下の線量[*7]を照射し，浴槽の中心部の 4 mm の長さの脊髄（いわゆる「シャワー」）に段階的に変化する線量を照射し，その部分の ED_{50}（浴槽＋シャワー線量）を決定した．**図 5-10** に示すように，この実験をいくつかの異なる浴槽線量について繰り返した．

浴槽線量が照射されないとき，前肢または後肢麻痺の ED_{50} は 54 Gy である．閾値以下の 18 Gy の浴槽線量を追加すると，ED_{50} は 31 Gy に急激に減少する．浴槽線量を 4 Gy まで低くしても，ED_{50} は依然として大幅に－ 54 から 39 Gy へ 28%（！）－減少する．

表 5-1　ラット頸髄の分割された 2 区間の照射を 1 区間の照射との比較
　Bijl *et al.*（2003）から引用

	照射長さ（mm）	ED_{50}（Gy）	95% 信頼区間
1 区間の照射			
	4	53.7	49-62
	8	24.9	22-29
2 区間の照射			
	4＋4（8mm 分割）	45.4	40-50

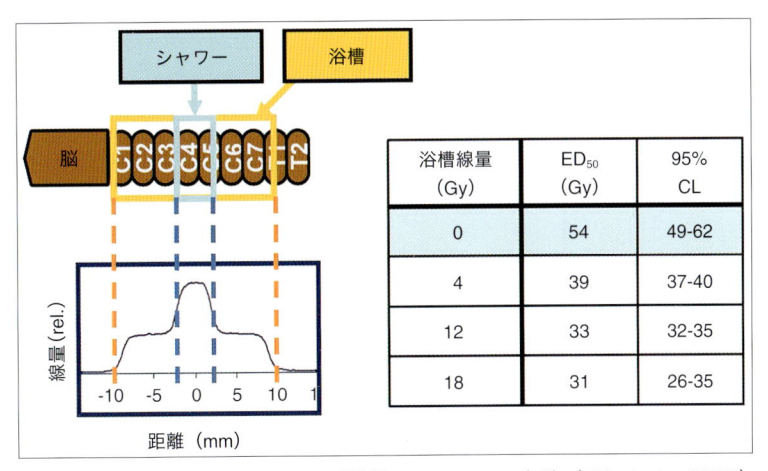

図 5-10 ラットの脊髄に対する「浴槽とシャワー」実験（Bijl et *al.*, 2003）
浴槽線量の関数としてシャワー領域の脊髄麻痺の ED_{50} を示している.

これらの結果は，高線量領域に隣接する組織への放射線照射が高線量領域の放射線耐容性に著しく影響を及ぼしえることを強く示唆している．周辺の放射線照射へのこのような依存関係は，これまでに定式化されている直列モデルとは一致しない．

> ＊7：長さ20 mm の脊髄への照射に対する ED_{50} は 20.4 Gy であり，線量－反応曲線の傾きは非常に急勾配であるため，長さ20 mm の脊髄に対する約18 Gy 未満の線量では麻痺を引き起こさないと考えられる．

■「並列」構造

並列構造の組織は，すべて同じ放射線感受性を有する多数の FSU により構成されていると仮定されている．しかし，たとえば並列構造の好例であると考えられる肺では，Travis らはそのような仮定が成り立たない可能性があることを示した（Liao *et al.*, 1995）．彼らは，注意深くコリメートしたビームを用いてマウスの頭尾方向に肺の 1/3 だけを選択的に照射できる技術を開発した．そして，肺を上部，中部，下部のそれぞれ全体の 1/3 に分けて照射し，呼吸数と放射線肺炎による死亡の両方について解析した．肺の下部 1/3 の放射線感受性は，両方の解析とも肺の上部よりも有意に高かった．

高線量領域の周辺の環境が放射線に対する組織反応に著しい影響を与える可能性があることを示す実験がいくつか存在する．以下では，これらの実験結果のいくつかを簡単に要約する．

心臓照射の関数としての肺障害

並列構造モデルでは，組織分画または器官は，その周囲で何が起こっているのかとは無関係に照射に反応すると仮定される．興味深い実験（van Luijk *et al.*, 2005）によると，

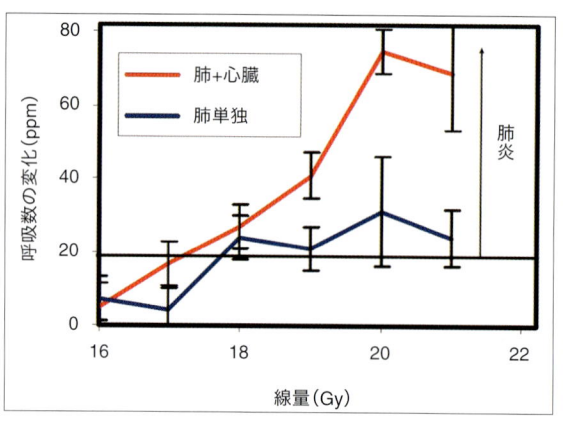

図 5-11 肺外側に照射したときのラットの呼吸数
　心臓に放射線が照射された場合（赤）と照射されない場合（青）. van Luijk *et al.* (2005) からのデータ.

　すくなくともこの論文の著者らが使用した実験系においては，この仮定は非常に疑問視されている．注意深いコリメーションを使用して，彼らはラットの特定の領域，すなわち心臓，心臓と肺内側，両側の肺外側，心臓と両側の肺外側を照射した．

　呼吸数をエンドポイント（endpoint）として使用して，彼らは，肺外側単独の照射に対する反応と心臓プラス肺外側照射の反応とを比較した．結果を**図 5-11** に示す．明らかに心臓の照射が肺の放射線耐容性を著しく低下させている．このような結果は，並列構造モデルによってけっして予測されることはない−ただし，これらの観察結果は細胞間通信よりも生理学的理由により説明できる．

直腸障害

　「長い」円柱状および管状の臓器では，その形状が放射線反応に影響を与える．放射線反応を大きく左右するのは，円柱形臓器（cylindrical organ）の横断面の照射部分，または管状臓器（tubular organ）の周囲の照射部分であると考えられる（**図 5-12** 参照）．直腸は管状構造の一例であり，前立腺癌の大きな発生率と高線量放射線治療が有効であることにより，最も研究されたもののひとつである．直腸は前立腺に非常に近いので，前立腺に高線量が照射されると，直腸前壁に同様の高線量が照射されることは避けられない．直腸周囲の割合が直腸障害，この場合は直腸出血と関連していることを Benk *et al.* (1993) は最初に示し，他の研究者により確認された．現在，70 Gy 以上の線量を照射される直腸壁の前側半分の割合は，40%以下に限られるべきであることが一般に受け入れられている．

　このことに関連して，興味深いもうひとつの示唆的な発見がある（Jackson, 2001）．前立腺癌の治療において，直腸前壁に高線量を照射する一方で，一部の患者は直腸後壁を他の患者よりも高線量で照射された．直腸後壁が 40〜50 Gy の範囲で線量を受けたグルー

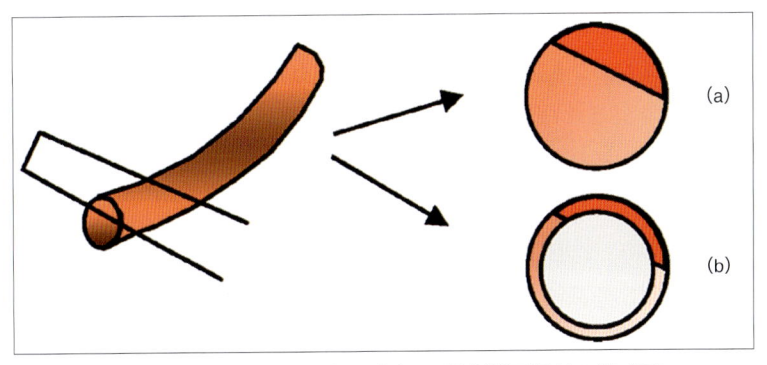

図 5-12 円柱臓器（a）と管状臓器（b）の部分断面照射の模式図

プは，より低い線量しか照射されなかったグループより障害の発生率が高いことが観察された．すなわち，高線量領域周囲の線量は障害発生率に大きな影響を与えた．

対の臓器（paired organ）

並列構造モデルでは，肺や腎臓など対をなす臓器の扱い方は十分とはいえない．並列モデルでは，2つの臓器は機能し続けるために必要な損傷を受けていない FSU の十分な予備を持つ，1つの大きな臓器であると仮定する．より一般的には，手術を行う場合と同様に，2つの臓器は独立しており，患者はそのうちのひとつの喪失に耐えることができると考えられている．その場合，全体としての障害発生率は，近似的に2つの臓器の障害発生率の合計によって与えられるとされている．

しかし，実際にはそれほど単純ではなく，2つの臓器の損傷は相関している可能性がある．すなわち，損傷した臓器は照射されたもう1つの臓器にさらなる損傷を引き起こす可能性がある．これは，両側腎臓照射のみのマウスと，両側腎臓照射の 24 時間後の片側腎摘出を行ったマウスとを比較した研究で実証された（Liao *et al.*, 1994）．腎損傷のすべての検査で，片側腎摘出群は照射単独群ほど深刻ではなかった．とくに，腎尿細管の生存率は，照射後に腎を摘出したマウスの方が，照射単独のマウスよりも大きかった．明らかに，対になった臓器間の連携は起こっているが，そのような現象は現在のモデルでは考慮されていない．

その他の問題

最後に，いくつかの点を追加する．NTCP のモデルはすべて特定のエンドポイントに限定されていることを再度，強調しておく．いくつかの臓器では，グレード3の障害とグレード2の障害に対するモデルのパラメータは異なり，また同じ正常組織の異なるエンドポイントに異なる組織構造が関連することさえもありうる．

肺，肝臓，そして耳下腺の場合などの並列構造の臓器では，しばしば平均線量（mean dose）が重要な予測変数であると言われる．常にデータを尊重する必要はあるが，臨床研究で使用される限られた範囲の技術では，真の予測変数が何であるかを解決することは

可能でないかもしれない．多くの場合，多くの変数は互いに強く相関している．著者には，平均線量が基本的な変数になり得るとは想像し難い．平均線量が基本的変数ということは，FSU の概念を信じるならば，60 Gy の線量がすべての FSU を失活させる場合，20 Gy の線量によるそれぞれの FSU の失活の可能性が 1/3 になることである．これには，個々の FSU の線量－反応においてきわめて緩やかな線形的な振る舞いが必要であろう．

　そして最後に，放射線に対する正常組織の反応は多くの要因に依存するが，最も重要なもののひとつは分割法，すなわちフラクション数と 1 フラクションあたりの照射体積の各点に照射される線量であることを決して無視してはならない．NTPC のモデルは，分割効果を補正した線量，いわゆる生物学線量を使用することができる（York, 2003）－しかし，この補正では，体積効果と分割効果を別々に扱っているため，2 つが相関する全体像を教えてくれない．

まとめ

　本章では，著者は細い線の上を歩くように，一方では組織の線量－体積効果の明確なモデルを持つことの望ましさを強調し，他方では現在のモデルが不適切であるいくつかの例を引用した．肝心なことは，そのようなモデルを治療計画と解析の際に役立てることであるが，けっして無批判に頼るべきではないことである．とくに，確立した経験の範囲外のアプローチが示されるときは，非常に慎重に対処する必要がある．

　ここで示した例は，高線量の正常組織の周辺の環境がその放射線影響を予測するうえで非常に重要になり得ることを強調するために選択されている．しかし，臓器とその周辺がともに低～中程度の線量で照射されることもありえる．高線量の体積だけに焦点を合わせず，隣接するより低線量の領域にも関心を向ける必要がある．

　本章が「生物学的問題」と名づけられたのは，非常に単純な理由からである．すなわち，腫瘍と正常組織の両方を照射した場合，それぞれの組織に対する生物学的結果は，放射線治療の成功またはその失敗に重要な意味を持つからである．このことは明白であるにもかかわらず，医学物理士と放射線腫瘍医が一緒に座って，特定の患者の治療計画を立てるときに放射線生物学的な考慮が明示的に話されることを，著者はこれまで聞いたことない．これは主に，生物学的問題をどのようにして処方に反映するか，また十分なデータがあるかどうかについて不確実なことが原因であろう．そうであっても，著者は同情するが，同意はしない．重要なことが難しいということが事実であっても，それについて最善を尽くすという義務から解放されるものではない．明確なモデルの有無にかかわらず，放射線治療において毎日何度も放射線生物学的判断が下されている．判断基準（モデル）を明示的にすることは私たちの義務といえる．これはデータと経験の比較を可能にし，さらなる理解へつながる．TCP と NTCP の測定と予測に関する過去 20 年間の活動の増加は，これを証明している．

6 治療計画の進め方

はじめに

　第4章では，放射線が物質とどのように相互作用するのか，そしてそれをもとに単一の
ビームがどのように「形成される」のかを説明した．その結果，患者横断面の線量分布が
図 6-1 に示すようになる．しかし，腫瘍を治療するためにこのビームを単独で使用する
ことは，絶望的な方法といえる．近位端（proximal）の線量は，腫瘍に付与されたものよ
り高く，たとえば左側頭葉において許容できない障害を招くであろう．そして，線量は腫
瘍の線量より低くなるが，患者の右眼を通過しており，視覚に対して容認できない障害を
引き起こすことになりうる．

　したがって，非常に表在的な腫瘍を除くすべての腫瘍について，単門の光子ビームだけ
を使用して腫瘍を治療することはできない．シンプルな解決方法は，複数のビームを十字
火的（cross-firing）に使用し，標的内に線量を集中させる方法であり，標的の外側の線量

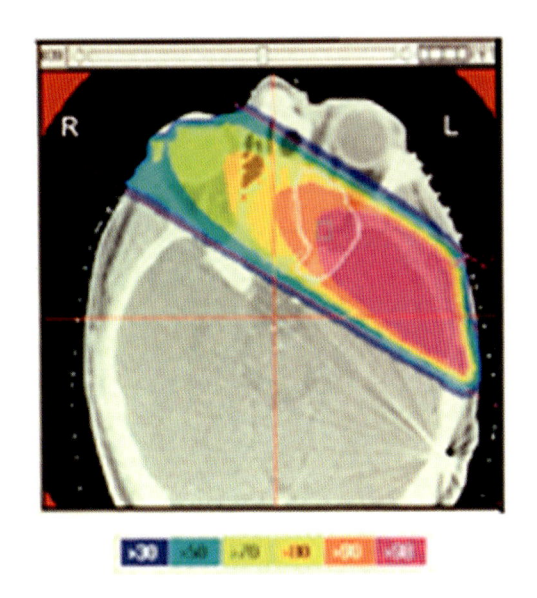

図 6-1　光子線単門の後方斜入照射の線量分布
　　　標的体積（白線）をカバーするように作成．相
　　　対線量は図下のカラーバーの線量—カラー対応
　　　テーブルに従う．

は分散されるため，周辺の重要臓器（OAR）の許容範囲は大きくなる（第1章の**図1-3**を参照）．

十字火照射とそれぞれのビームの**重み**（weight）[*1]により，いわゆる**治療計画**（treatment plan）が構成される．第1章で紹介程度に触れているが，本書では治療計画がどのように作成されるかについていくつかの章全体で説明しており，本章はその最初のものである．光子による外照射に限って説明してきたが，それは，説明を単純にして考えやすくしたためである．放射線治療にはその他多くの方法が存在する．たとえば，電子線による外照射治療，腔内照射や組織内刺入，および術中照射などにも，もちろん，治療計画についての話題は多々存在することを追記しておく．

> ＊1：ビームの「重み」は，線量を決定するパラメータであり，患者内の1点に与えられる線量，または患者内のある体積に与えられる線量で最小，平均または他の方法で表されるものである．

治療計画の手順

治療計画を，治療についての処方（prescription），記録（record）やレポート（report）などの全体工程のなかに位置づけると**図6-2**のようになる．

治療計画の手順（planning process）は下記のようにまとめられる．

1. 関連するすべての診断ツールを使用して患者を評価し，すくなくとも治療の一部として放射線治療を採用するかどうかを決定する．

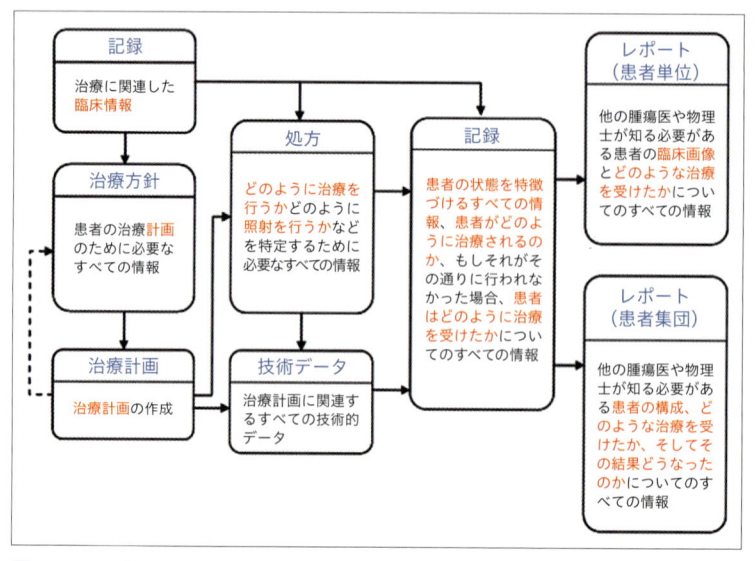

図6-2 治療計画，処方，記録やレポートに関する作業工程の概略図．ICRU78（2007）より引用．

2．適切な検査画像を取得して登録する．これには，ほとんどの場合，患者が治療体位で治療に使用される固定具を装着して撮影される治療計画用 CT（planning CT）検査が含まれる．

3．CT 画像上で標的体積（GTV，CTV，PTV）と標的体積に近接していて高感受性のため特別の注意が必要な OAR（および，おそらく PRV）の輪郭を入力する[*2]．

4．治療方針を確立する．

5．計画の必須条件を可能な範囲で満たす 1 つ以上の計画（重みを考慮した複数の照射野）を作成する．

6．これらの計画を評価し，治療に使用するために適切なものを 1 つ選択するか，もし，その必須条件を満たすことができない場合は，治療方針を修正してステップ 5 に戻る．

7．処方を確定する．

8．採用した治療計画のシミュレーションを行い，照射が可能か，そしてすべての照射パラメータが正しく設定されているかを確認する．

9．通常は数週間にわたり多数回に分けて治療照射を行い，その照射が正しいことを検証する．

10．計画が適切であること（例：体重減少や腫瘍の縮小が照射に過度に影響を与えていないことや，予期しない障害がないこと）を一連の治療の間にも再評価する．もし適切でなければ，ステップ 5，さらには 2 に戻り，残りの治療に対して再計画を行う．

11．最終の治療計画を文書化して保管する．

12．患者の予後追跡（follow-up）や再発時に，該当患者の治療計画のレビューを行う．

　ステップ 2 と 3 は，すでに第 3 章で説明されている．これまで治療計画という用語はステップ 5 から 7 の過程を指し示すときに使用されることが多いが，著者は治療計画というものがここにあげた全手順および，医学物理士や線量計測士（dosimetrist）はそれらすべてに関与する必要があるという幅広い見方をしている．

　本章のタイトルを考えると，ステップ 5 こそがここで最大の焦点を当てるべきステップであると感じるかもしれない．しかし，計画プロセスの大部分は，問題の特定と解決策の評価に取り組むことが主軸となるので，これらの問題を最初に説明する．ステップ 5 の議論については，第 8 章と第 9 章で，そして陽子線については第 11 章で行う．

　＊ 2：これらの略語の詳細については第 3 章を参照のこと．

治療方針（planning aim）

　治療計画のプロセスは，線量処方を実行可能な治療の計画に移し替えるだけではない．むしろ，次にあげる 2 つのプロセスの反復といえる．第一に，計画作成者[*3]は，最初の計画に満足しない場合，おそらく，異なるまたは，より多くのビーム方向を使用したり，または異なるエネルギーのビームを使用したりすることによって改善することを試みる．

第二に，計画作成者の努力の甲斐もなく満足いく計画が作れない場合，腫瘍医が，－たとえば OAR に対するより高い線量を許容するなど－要求を変更し，それに対して再計画を行う．この反復の過程が**図 6-2** に具体的に示されている．図では，**治療方針**と患者への**線量処方**の違いを示している．治療方針とは治療計画作成者への指示であり，それなしでは計画者は先に進むことができない．治療方針は何をめざすかを特定し，線量処方は実際にどう照射されるのかを指し示す．当然ながら理想的にはこの 2 項目は同じになるが，かならずそうなるわけではない．

治療方針そしてそれに続く線量処方では，いくつかの目標を定めているが，その内容は，近年，変わってきた．その理由は，線量－体積効果の重要度が明らかになり，現在では，線量－体積の制約に関して多くの必須条件があげられているからである．

治療全般における必須条件

腫瘍医は，**処方線量**（prescription dose）（たとえば 72 Gy）および**分割方式**（たとえば，1 日当たり 1.8 Gy を週 5 日）を指示しなければならない．治療の処方に関する考えが変わったため，処方線量の定義も変更された．かつては，ある特定の点についての目標線量としていたが，今日では，次に議論されるように，通常，腫瘍線量の必須条件を示す基準値とされている．

腫瘍医は，頭のなかに特定のテクニックというものがあるのかもしれない．たとえば，「5 ビーム配置，10 MV ライナックを使用した前立腺治療のためのパラメータ」や，「先月ジョーンズ夫人に使用したようなビームセット」などである．しかし，計画作成者がそれに勝る代替案を考えようとすることもあまり珍しいことではない．

腫瘍医が考える特別なテクニックとしては，強度変調放射線治療（intensity-modulated radiation therapy：IMRT）があるかもしれない．IMRT については第 9 章で説明するが，コンピュータによる判断なしには IMRT を行うことができないので，さらなる必須条件が必要になる可能性があることは，本章で言及してもよいかと思う．

＊3：もちろん，治療計画の作成と評価にはかならず 2 人以上（すくなくとも腫瘍医と物理士または線量計測士）が関わり，彼らは治療計画に関して合意する必要がある．しかし，この注釈を繰り返すことを避けるために，計画作成者を単数で称することにする．

腫瘍に関する必須条件

本質的に，腫瘍に関する必須条件としては，標的体積に対する目標線量と線量不均一性の許容範囲について言及しなくてはらない．

臨床的に重要なのは最終的に臨床標的体積（CTV）が受ける線量であるが，計画標的体積（PTV）への線量を処方することが一般的な方法となっている．腫瘍に対する処方がどのようにされるのかの典型例を下記に示す：

■腫瘍内の特定の点，たとえばアイソセンターまたは ICRU 基準点に処方線量を照射（ICRU50，1993）．

- PTV 全体に処方線量のすくなくとも 95 ％を照射.
- 処方線量を PTV のすくなくとも 95 ％に対して照射.

　などである．線量均一性の仕様は次のように述べることができる：

- PTV に処方線量の 95 ％以上，処方線量の 107 ％以下を照射（ICRU 報告書以前に採用されたアプローチである）.
- PTV が受ける最小線量は 70 Gy 以上，PTV が受ける最大線量は 77 Gy 以下でなければならない.
- PTV 内の線量の標準偏差は処方線量の 4 ％以下でなければならない.

正常組織に関する必須条件

　計画リスク臓器体積（PRV）に対するリスク臓器（OAR）の関係は，PTV に対する CTV の関係と同等である．つまり，PRV は，OAR に動きや位置決めの不確かさを考慮に入れて拡大したものとなる．したがって，正常組織に対する必要事項は PRV に課されるべきである．しかし，この概念は浸透しておらず，PRV に制約が課されることはめったにない．

　OAR に対する必須条件は，ほぼ制約として言及される．常に低いほど望ましいという考えをもとに線量または線量−体積の制限値が与えられる．以下の正常組織の必須条件は，典型的なものであり，単独またはそれぞれを組み合わせたものになる：

- 視神経乳頭の最大線量は 50 Gy を超えない.
- 腎臓の 1/3 以上が 60 Gy を超えず，2/3 以上が 30 Gy を超えないようにする.
- PTV への線量は 80 Gy を超えない.

　これらの制約の最後のものは，長期の合併症を避けるためには正常組織間質の温存が重要であるが，それが PTV に含まれる可能性があるという理由で，PTV 内に照射される線量の上限値を設けたものである．

　上記にあげた制約に加えて，第 5 章で説明したように，生物学的制約を設定することも可能である．例として：

- 肺炎に関する NTCP は 10 ％を超えない.
- 脊髄炎に対する NTCP は 0.2 ％を超えない.
- 膀胱の EUD は 40 Gy を超えない.

　分割線量にも制約がある．特定の OAR に与えることが許される総線量は，たとえば次のように限定する必要がある：

- 視神経乳頭に照射される 1 フラクションあたりの最大線量は 1.5 Gy を超えてはならない.

その他の要件

　放射線治療は，連続する 2 つあるいはそれ以上の**セグメント**（segment）により構成されることがある．たとえば第一セグメントでは原発腫瘍および局所リンパ節を 50 Gy で

治療し，第二セグメントでは原発腫瘍に 20 Gy をブースト照射し計 70 Gy の線量を腫瘍に付与するなどである．治療目的および処方は，それぞれのセグメントごとに分けられ，そこで処方される線量を**セグメント線量**（segment dose）とする．放射線治療におけるそれぞれのセグメントは，唯一無二の計画によって表される．そして，全体の治療計画は，これらの計画を組み合わせたものとなる．

　これまで，患者固定，標的体積の作成，または幾何学的およびその他の不確かさについての取り組みについては言及してこなかった．これらは通常，照射野境界におけるマージンの使用に関係してくる．これらの問題は計画プロセスに大きな影響を与えるが，第 7 章で取り扱うこととする．

トレードオフ（tradeoff）

　定められたすべての治療方針を満たすような治療方法が必然的に見出されると想像することは，単純すぎるといえる．実際，理想的な計画は，処方線量を PTV に均一に付与し，その外側には付与しないことである．これは，もちろん物理的観点からすると達成することが不可能である．したがって，放射線腫瘍医は経験に基づいて現実達成可能であろう治療方針を定める．これらの治療方針は，標的体積，正常組織や計画の複雑さの諸問題に対してトレードオフを行うことにより得られる．しかし，満足のいく達成可能な治療計画に到達するためには，さらなるトレードオフを要することがよくある．これらのトレードオフが，線量計測士と放射線腫瘍医の技能の核心といえる．

処方

　満足のいく計画ができあがったと仮定する．その場合，線量処方は明確化され，文書化されなければならない．そして，担当医師によって承認される必要がある．この処方には何が記されているのだろうか？実際，「"それ"をしなさい」と書かれていて，ここで"それ"とは承認された計画を処理するため必要となるものすべてのことである．承認を受けた計画に関連するすべての変数の値（たとえば，ビーム角度，形状，および重みなど）がいまや処方の一部であると理解されるべきである．同様に，承認された計画に関連する治療方針も処方に組み込まれている．抽出された関心体積（volume of interest）やそのもとになった画像検査も処方の一部である必要がある．最後に，そして重要なこととして，算出した線量分布と関連情報は，それと明示されないにしろ処方の一部となる．担当の医学物理士にこれら線量分布と関連情報の承認を要求することは珍しくない．

　計画の過程における繰り返しが，最初に課された制約の緩和につながることは，それほどまれとはいえない．最終的な制約が一般的な許容値から逸脱するような場合，制約の変更，逸脱の理由，およびそれらを承認した根拠を記録の一部としておくべきである．

技術データ

　結局，計画を定義するには膨大な量の情報が関わってくる．近年，**図6-2** に示すように，技術データ（technical data）の概念が定式化された（ICRU78, 2007）．技術データには，治療計画用 CT スキャン，抽出された関心体積，承認された治療計画から導かれる−時間変化を含むマルチリーフコリメータ（MLC）設定のような−治療装置のすべてのパラメータ，3次元または4次元線量分布および線量評価などがあげられる．

　より大きな観点からは，明示されないにせよ技術データは処方の一部である． しかし，技術データはデータ管理システム内に格納されており，コンピュータのみにより参照可能である．一方，処方は，ほとんどその定義により，書かれたものであり，また線量分布のサンプル画像によって図示されることができなければならない．

線量の表示（dose representation）

　治療計画の実際の進め方に話題を移す．ある計画から生じた線量分布をどのように視覚化することができるかについて論じる．そして次のセクションでは，その線量分布がどのように評価されるかについて論じる．なぜかというと，計画から生じる線量分布の観察と評価は，治療計画のプロセスのなかで重要なステップだからである．それを行うツールについて議論することなしに治療計画の作成について議論を行うことはできない．治療計画自体の詳細についての議論は第 8, 9, 11 章に持ち越すこととし，CT が最も一般的に使用される画像診断法であるため，ここでは CT 画像に重ね合わせた線量の表示について述べる．しかし，たとえば MR や他の画像検査でも同様である[*4]．

　線量分布は，治療計画により得られる3次元空間上の線量，1つ以上の診断画像検査や輪郭抽出により得られる解剖学的情報などの−これらの時間変化をも含む−多次元データの一部である．それら一連のデータをみるということはたいへんであるため，結局，多くはそれらのデータについて次元を減らした使い方をする．実際,線量分布の3次元,2次元,1次元, 0次元（スカラー量として）に情報の次元を落とした使い方が可能である[*5]．これらの，詳細については以下のセクションで説明するが，あらかじめ，おそらくわかりきったことではあるが重要な点をあげる．**情報を抽出するときはいつでも，わかりやすくするために次元を減らすときにはとくに，情報の欠落が発生している．** したがって，注目している情報の次元が減少しているときには，注意を払うレベルを上げるような訓練をする必要がある．

　そして，通常のデータの見え方というのは，つまりは平らなコンピュータ画面に見えるものは基本的に2次元であるという事実を無視することはできない．2次元画像をすばやく連続して表示することによって3次元にすることができる．私たちの視覚系は，連続画像を融合し3次元映像を脳内で形成することを得意としている．人びとは真の 3D 画像を表示することを創意工夫に富んだ技術により克服した．しかし，それらが線量分布の観察のための実用的な道具として理解されたことは一度もなかった．著者はそのような 3D

ディスプレイの試験を行ったことがある．その結果，半透明の 3D 世界を見るときに起こる情報の重畳はあまりにも膨大すぎて，私たちの感覚器が適応するには煩雑すぎるものであるという結論に達した．幸運なことに，私たちの世界を占める物体は主に不透明なものである．私たちはそれらの表面だけが見え，その背後にあるものは見えない．もし私たちの世界が半透明であれば，家具付きの部屋を横切って進むようなくらい単純なことをするのにも苦労することになるであろう．

* 4：著者が放射線腫瘍学の分野に入った時は，線量分布の表示は手書きで作製した患者の外輪郭と一部の解剖学的情報上に等線量曲線をのせていたものであり，通常は 1 断面上でしか行われていなかった．
* 5：ここの一連のデータにおける「次元性（dimensionality）」が意味することを明確にする．たとえば CT 画像は，2 次元の空間おける強度（解剖学的情報をあらわしている）の表示である．これは 2 次元画像であろうか，それとも 3 次元画像であろうか？　そして，カラーウォッシュの線量分布を重ね合わせると，4 次元の画像が得られるであろうか？本書では，次元性というものを空間と時間の変数の数のみを数えるために用いる．この意味では，カラーウォッシュの線量情報の有無にかかわらず，CT 画像は 2D 画像である．しかし，次元性という用語は曖昧であり，データの値を追加するときに，それを新しい次元として追加する使い方があることに注意しなければならない．

4 次元線量分布（4D dose distribution）

線量分布の経時的な変化は短い場合は，1 フラクション中で患者の呼吸などにより発生する．また，日々や週ごとの長い時間間隔でみると，患者の体重減少や腫瘍の縮小により発生する．近年，4DCT などのツールにより患者の短期的な動きを追うことが可能になった．長い時間間隔では，伝統的に行われてきたように，たとえば治療第 1 週経過後に画像検査を再度行うことにより変化を追うことができる．

先に述べたように，半透明の 3D データは理解するには膨大すぎるため，現行において線量分布の時間変化を見る最もよい方法は，特定の時間に撮影された患者の 2D 断面を観察してから，一種のムービーループによりスナップショットを経時的に示しながら，その断面の時間変化を見ることである．

2 次元線量分布（2D dose distribution）

2 次元線量分布表示は線量表示の根幹を担う．3 次元表示は主に 2 次元表示に基づいているため，3 次元線量分布については後で述べる．**図 6-1** にすでに示されているように，線量と解剖学的情報は，コンピュータ画面上または（本書のように）紙上に 2 次元として重ね合わされる．解剖学的情報（たとえば，CT ハウンスフィールド値）は，任意の点における画像強度によって表される．経験あるユーザーは，正常な解剖学的情報を熟知しており，画像を診断して重要とされる正常組織や時には腫瘍を同定することができる．**図 6-1** に示すように，標的体積など，輪郭を描いた構造を臨床画像に重ね合わせるとより有効になる．線量重ね合わせは，次のいずれかの方法で行う．ひとつは，等線量の輪郭（地

図の等高線の輪郭のような等線量曲線（isodose contours））として，そこに線量の値を直接表示させたラベルを添付するか，輪郭を線量ごとに色分けして線量を同定できるようにする．別案として，線量と色を関連つけたカラーテーブルに従って，各点の色が線量に対応しているカラーウォッシュ（color-wash）という方法がある．どちらの場合も，色分け方式を示す凡例を指定する必要がある．**図 6-3** にこれら 2 種類の表示例を示す．

　2 つの表示のうち，著者は，著者にとってはよりわかりやすいため，カラーウォッシュ表示を好む．カラーウォッシュの主な欠点は，色が互いに入り混じった場所になると，2 つの線量値の境界が不明瞭になることである．この欠点は，**図 6-3** の右側で実際に行われているように，カラーウォッシュ領域に等線量線を重ねることによって解決することができる．しかし，カラーウォッシュ表示は，その下にある解剖学的構造を十分に把握することが困難であるという欠点を有する．

　線量分布の不確かさの視覚化（Goitein，1985）もまた，著者の意見としては，非常に興味深いものであるが，残念ながらほとんど何も行われていない．**図 6-4** は，各点における線量の名目値，下限値，上限値の順に並べたものである．また，これら 3 つの線量

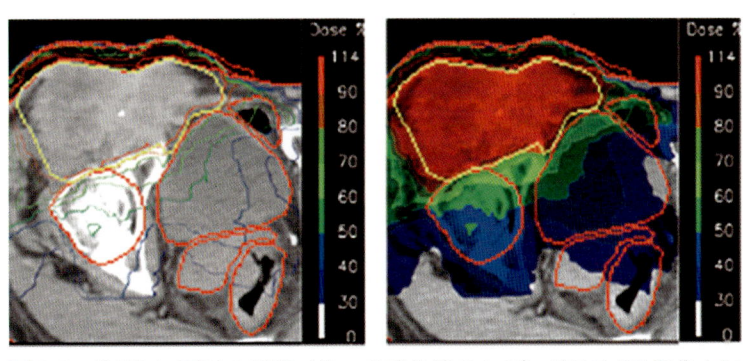

図 6-3　OAR と PTV の輪郭（色つき閉曲線のもの）がある CT 画像上に線量分布をのせて表示したもの
　　左図が等線量曲線．右図がカラーウォッシュ表示．PSI，Lomax より提供．

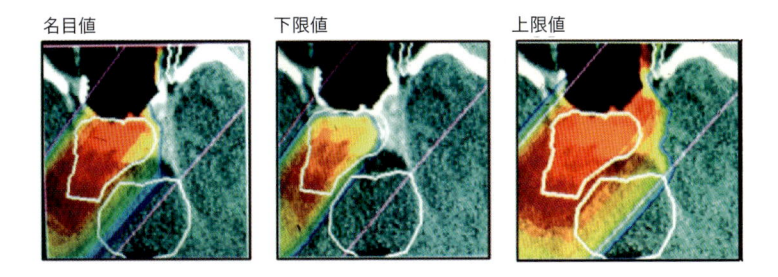

図 6-4　陽子線単門の後方斜入ビームにおける線量の不確かさを表したもの
　　各点の線量の名目値（左図），線量の下限値（中央図），上限値（右図）についてそれぞれカラーウォッシュで表示したもの．中央図のものでは，腫瘍に線量不足があるように見えるが，右図では脳幹に高線量が生じているように見える．カラースケールは**図 6-1** と同じである．

推定値の等線量曲線を重ね合わせることにより，線量の不確かさの領域帯として表示も可能である．

3次元線量分布（3D dose distribution）

3次元線量分布表示に戻り，できることを問う．通常，3次元画像自体を表示することはできない．2次元画像の利用することがこの問いの答えとなる．

その最も簡単な方法は，画面上に一連の2次元の CT 画像をまとめて表示することである．このような表示を**図 6-5** に示す．ここでは9つの画像のみが表示されており，便利な表示となる．しかし，画像は50枚から100枚程度存在し，上記の表示では単に混乱を招き，また，参照するにはとても小さくなってしまう．その場合，一度に1つの画像だけを表示し，一連の画像を一種のムービーループのようにスクロールすることを可能にすることはよい手法である．そして，これをユーザーの操作により簡単に行えるようにすれば，線量確認をするのにはとても便利である－患者の文書の一部，そして残念なことに本書の一部として再現することはできないが．

非常によいアプローチのひとつとして，これは現在ほぼ一般的に使用されているものであるが，たとえば，アキシャル断面，サジタル断面，およびコロナル断面のように，3つの直交する平面上の線量分布を（できればカラーウォッシュで）表示することである．この表示は，次のような場合により効果的である：(1) 各断面に他の断面が交差している直線の表示を行う．(2) ユーザーは，たとえば交差線をドラッグしてただちに表示を更新することによって，3D 空間内を移動することができる．そのような表示を**図 6-6** に示す．

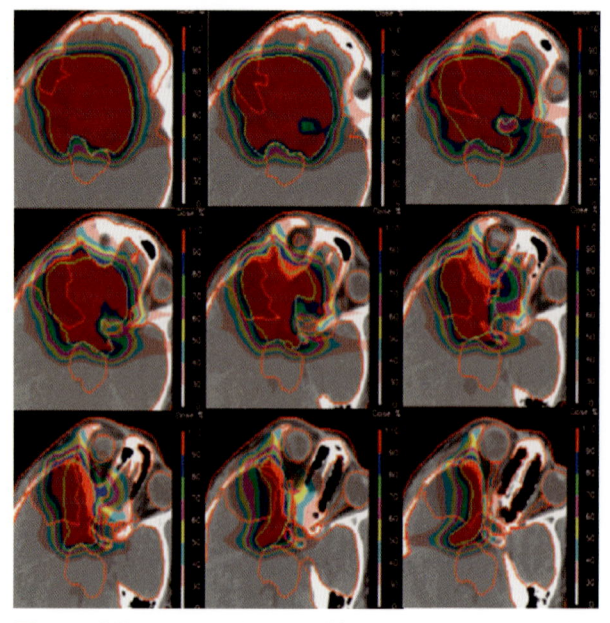

図 6-5　CT スライスアキシャル断面にカラーウォッシュ表示による線量を載せたもの
画像は PSI，Lomax より提供．

双方向性（interactivity）

　これらの大規模な画像データを迅速に操作できることの重要性は，どのように強調しても強調しすぎることはない．高解像度カラーディスプレイ[*6]装置だけでなく，パラメータを変更すると画像の変化を迅速に表示できるほど強力なシステムが必要である．毎秒すくなくとも10枚程度の画像が更新される程度が望ましい．

線量の時間変化

　これまで，第3の空間軸に沿った観察を行うためのツールとして連続的な表示の使用を説明した．しかし，もちろん，次々と表示される2次元画像を使用して時間軸を明確にすることができる．上述のようなムービーループ表示において，所与の2次元断面内の線量分布が時間とともにどのように変化するかを観察することが可能である．さらに，断面を変えることにより，4次元空間を観察することが可能である．

　時間を関数とした線量の表示に関しては微妙なものがある．主な関心というのは，ある解剖学的なポイント－いわば特定の細胞の位置－における時間の関数としての線量である．一般的に，細胞は時間の経過とともに動く－すなわちその細胞が存在しうる2次元平面が時間ともに動きそしてひずみが生じることになる．これがさらに複雑な問題を招くことになる．望まれるものは，解剖学的構造は静止していて，線量表示（たとえば，カラーウォッシュ表示または等線量線）が時間とともに変化することである．そのために次のことが必要である．(1) たとえば第3章で論じたような非線形画像位置合わせ（DIR）を用いて，異なる時間に撮影された画像を空間的に位置合わせする．(2) 任意の時間の線量表示を，ある基準となる時間の解剖学的情報にマッピングする．これにより，観察者は，時

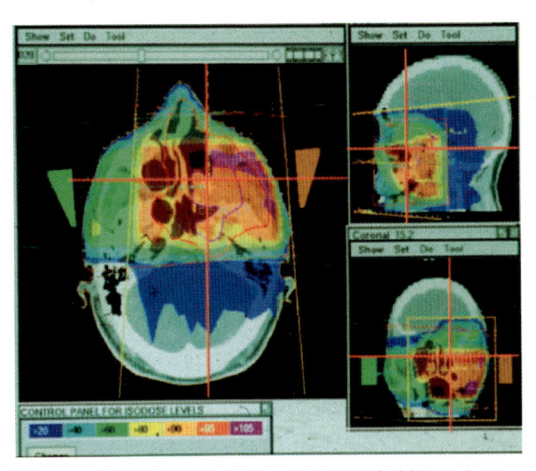

図6-6　3次元線量分布データの3方向断面のカラー
　　　　ウォッシュ表示
　　　各画面に表示されている赤線は，他2断面の表
　　　示位置を示している．赤線をマウスでドラッグす
　　　ることにより，その位置の断面を即座に表示する．

間経過にともない線量が変化する解剖学的には静止した画像を観察可能となる．

＊6：Tufte は，定量的データの表示について最も興味深い本を出版している（Tufte 1990, 1997, 2001）．彼は，画像内のすべてのものが明確な目的を示すべきであると主張している．色はきれいに見えるという理由だけで使われるべきではないが，放射線腫瘍学においては，色の使用は事実上不可欠である．解剖学的構造（異なる解剖学的構造に異なる色を使用する），線量（異なる線量範囲に異なる色を使用する），またはその両方に使用する必要がある．

1 次元線量分布（1D dose distribution）：線量体積ヒストグラム

特定の関心体積（volume of interest：VOI）内の線量分布は，線量体積ヒストグラム（dose-volume histogram：DVH）とよばれる VOI 内の線量の頻度分布によって要約することができる（Shipley 1979, Chen 1988, Drzymala 1991）．DVH には，差分 DVH（differential DVH）と累積 DVH（cumulative DVH）の 2 つがある．**図 6-7** はこれらがどのように構成されているかを示している．

第一に，関心体積はボクセルとよばれる体積要素に分割されていて，ボクセルはその内部で線量が変化しないくらいに十分小さいものとする．差分 DVH はその VOI 内でのヒストグラムであり，横軸のそれぞれの階級（グラフ上の棒）はそこに割り当てられた線量の範囲内に該当するボクセルの数を示す．**図 6-7**（真中）では，そのようなボクセル 2 つについて赤四角で識別されている．標的体積の周辺は，比較的低い線量範囲の階級に寄与し，標的体積の中心にあるものは，より高い線量範囲の階級に寄与する．

累積 DVH は，ある線量の階級について，差分 DVH 上での**その線量とそれ以上の線量**に対するすべての階級の体積を合計した値を該当する階級に割り当てることによって作られる．これを**図 6-7** 右側に示す．累積 DVH は，厳密にはヒストグラムではなく，累積度数分布である．それにもかかわらず，「線量体積ヒストグラム」という用語は長年の使用により正当化されるようになった．累積 DVH 上の点の縦座標の解釈は，横座標に示された値以上の線量を有する体積が VOI 全体の体積に対する割合を指し示している．

DVH は線量分布を要約する（dose summarization）方法として広く採用されるように

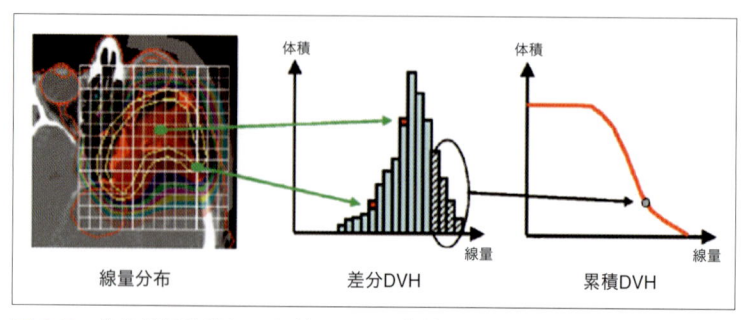

線量分布 　　　差分DVH 　　　累積DVH

図 6-7　差分線量体積ヒストグラムと累積線量体積ヒストグラムの構成
図は PSI，A. Lomax より提供．

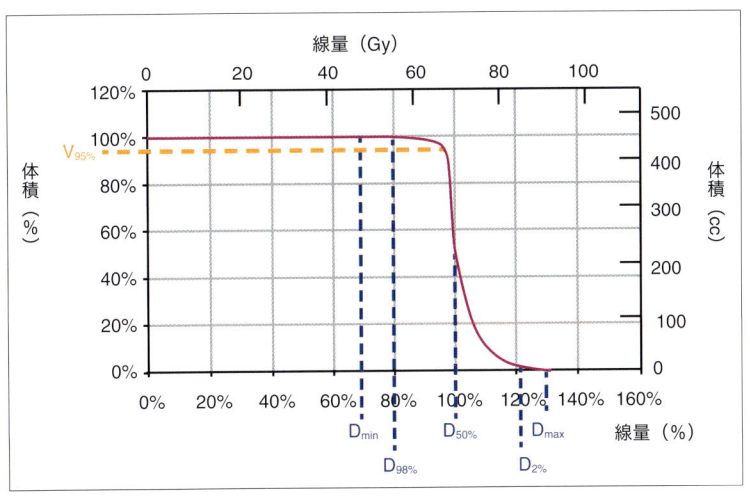

図 6-8 DVH より評価指標の読み取り方を示したもの
ICRU78（2007）より承諾を得て転載.

なった－とくに後述するように複数の治療計画を比較する場合などにおいて利用されている．しかし，DVH は，要約されたデータには情報の欠落が生じているという共通の問題を抱えている．DVH の場合，VOI 内の線量が要約されているが，その線量に関しては空間（位置）情報が失われている．たとえば，DVH の低線量が VOI のひとつの部分体積から来ているのか，それとも多数の部分体積に分散しているかどうかは解らない．さらに，大きな VOI を用いると，より小さなホットスポットまたはコールドスポットを見逃す可能性が大きくなる．これらの理由から，線量分布を分析するために DVH のみに頼るのは賢明ではなく，**DVH は常に線量分布表示と一緒に参照されるべきである．**

　差分 DVH と累積 DVH に関しては，前者はそれ自体の価値があるにもかかわらず実際にはほとんど使用されていない．累積 DVH が好まれる主な理由は，**図 6-8** に示すように，線量分布の有用な評価指標を直接読み取ることが可能であるからである．

0 次元線量（0D dose）と評価指標

　0D の "0" は線量分布の評価指標（dose statistics）がスカラー量であることを示す．それらには大きさがあるが方向を持たないということである．線量－体積関係を説明するのに，たとえば ICRU78（2007）において，以下のような命名法が確立されている．

　V_D は，VOI 内において D 以上の線量をもつ最大の体積で，体積，線量ともに絶対値または相対値を持ちえる．どちらを使用するかは，適切な単位を付けて明確にすべきである[*7]．たとえば，

- V_{70Gy} = 142 ml　「70 Gy 以上の VOI は，142 ml である」との意味であり，
- V_{70Gy} = 80%　「70 Gy 以上の VOI は全体の 80%である」ことを意味する．

同様に

- $V_{90\%}$ = 142 ml　「線量の 90%以上の体積は 142 ml である」ことを意味する．

体積が相対値の場合，基準となる体積を識別しなくてはならない．通常は VOI の全体積となる．すなわち，撮像された画像から得られるか，もしすべては撮像されていない場合は推定されたものとなる．

D_V は，VOI の体積 V がある線量以上を付与されるときのその線量である．線量と体積ともに絶対値または相対量を持ちえる．どちらを使用するかは，適切な単位を付けて明確にすべきである．たとえば，

- $D_{142ml} = 70$ Gy 「VOI 142 ml の体積に 70 Gy 以上の線量が付与されている．」ことを意味する．

- $D_{80\%} = 70$ Gy 「VOI 80%の体積に 70 Gy 以上の線量が付与されている．」ことを意味する．

- $D_{142ml} = 90\%$ 「VOI 142 ml の体積に処方の 90%以上の線量が付与されている．」ことを意味する．

線量分布の特徴付けのため，線量分布の評価指標として次の用語を使用する．特定の VOI 内における最小線量（D_{min}），最小値に近い線量（$D_{98\%}$ または $D_{near-min}$），メディアン線量（$D_{50\%}$），平均線量（D_{mean}），最大値に近い線量（$D_{2\%}$ または $D_{near-max}$），および最大線量（D_{max}）．そして，特定の線量を付与された特定の VOI 内の体積（V_D）．

（（D_{min} ではなく）$D_{98\%}$ および（D_{max} ではなく）$D_{2\%}$ に関心がある理由は，いくつかのコンピュータプログラム上では，計算の誤りや VOI 輪郭入力におけるデジタル表現の際に発生する誤差が，非常に小さなアーチファクトを引き起こすためであり，純粋に計算上のものであるため臨床的意義はないとされる）．

さきほど述べたように，累積 DVH の大きな利点のひとつは，DVH によって示される VOI についての最小，ほぼ最小，メディアン，ほぼ最大，最大の線量など，多くの評価指標を **図 6-8** に示すように直接読み取ることができることである．ただし，平均線量 D_{mean} は読み取ることができず，計算により求めなければならない．

* 7：V_D や D_V が使用されるとき，多くの場合単位が省略される．使用の状況を類推し使用されている単位の解釈が必要である．例として，V_{20} は，普通，20 Gy 以上の線量が付与される体積 V_{20Gy} を表現している．

生物学的影響の 0D 測定量

線量分布を特徴付けるために使用する他のスカラー量としては，第 5 章で説明する生物物理学的モデルからの推定値がある．腫瘍の TCP と EUD，特定の OAR に対する NTCP と EUD が含まれる．

治療計画の評価—バランス

治療計画の評価（plan assessment）として 2 通りの方法がある．（1）専門家による線量分布と上記の各種指標の評価，または（2）計画に関する「スコア」の計算である．後

者のアプローチは一般的に IMRT の「最適化」計算によるものに限定されており，計画評価に関しては第 9 章にて議論する．しかし，コンピュータが一番よいとされるスコアの計画に到達したとしても，放射線腫瘍医はそれを確認する必要があり，そこでは専門家の評価（expert inspection）という技が生かされる．

すでに述べていることだが，あえて繰り返すと，よい治療計画を選択するということは，照射により腫瘍に対して起こりえる効果と正常組織に対して起こりえる影響とのバランス（折衷案）をとったものである．定量的な生物学的モデルを使用するにしても，線量分布の評価によって治療計画の判断を行うにしても，究極の評価は局所制御と有害反応のバランスをとることが必要である．

治療計画作成者は，作成した治療計画が実際に安全に実施できるかどうかを念頭に置く．この判断は計画作業において重要な部分であり，多くの経験を必要とするものである．

臓器ごとの評価

治療計画を「手作業で」（manually）判断するときは，腫瘍医は腫瘍および個々の臓器や組織の線量分布をそれぞれ個別に見ていくことになる．つまり，関心部位についてそれぞれ解析を行う．腫瘍については，線量分布の包含範囲，線量のレベル，均質性が条件を満たしているかどうか－たとえば，望ましくないホットスポットやコールドスポットなどがないかを観察する．OAR では，それらが受けた線量が許容されるかどうかを観察する．そして，重要ではあるが説明するのが非常に難しい，ある種の方法で上記の複数の観察による評価をまとめて全体的な評価とする．この評価により，たとえば 2 つの治療計画があるとすると，2 つの計画にそれぞれランク付けをして，どちらを優先するかを判断できるようにしている．

腫瘍の制御

治療計画の評価を行う際，計画作成者は腫瘍制御率（TCP）についての検討を行うために，標的体積における絶対線量および線量不均一性について評価を行う．線量不均一性の有用な測定方法のひとつは，線量分布の EUD といわゆる平均線量の差によるものである．その差というものは，本質的には線量の不均一性による「線量の損失」（lost dose）を意味する．

局所の腫瘍が制御されても，もちろん，制御不能の転移性疾患の存在によって根治に至らない可能性がある．この問題は重要ではあるが，放射線治療計画では一般的に，転移が疑われる場合は，たとえば化学療法と放射線療法との併用などのような，戦略レベルでの治療法の選択により対応する．そのような決定が，かえって投与可能な線量に影響を与え，正常組織の線量制約や処方線量を下げることにつながる．そして，同様に TCP や有害反応に影響を与えることになる．

臓器や組織輪郭の欠損

臓器や組織の輪郭入力は，すくなくとも現時点では，時間がかかり複雑な作業である．このため，通常，輪郭はいくつかのみ入力され，組織の大部分は考慮されていない．実際には，照射される可能性がある組織の 4 分の 1 以下の体積しか輪郭が作成されていないということを見つけることも珍しくはない．しかし，計画作成者がこれらの組織を無視したとしても，放射線を用いた実際の照射はそうはいかない．**治療計画を評価する際にはそれらの組織を考慮に入れることは重要である**．最低でも，「残存リスク体積」（RVR）を評価すべきで，これは体内で標的体積およびその計画で作成したすべての臓器や組織輪郭以外の体積を示す．計画時に関心領域が作られていない組織に対して何が行われたかを追跡していくこの重要な作業は，その必要性を多くの人に認知されてはいるが，実際にはかなり少ない人によってしか行われていない．

治療計画の総合的な判断

作成した治療計画の標的，OAR，および RVR への影響を評価した後，放射線腫瘍医はその評価に基づいた計画のメリットや採用可能かどうかについて総合的な判断を下すことになる．この判断を下すことは非常に困難である．専門家がどのようにこの判断に至ったかを分析することも非常に困難である．著者の経験では，以下が成り立つとき，計画は満足なものと判断される．(1) 各 OAR の有害反応のリスクが許容できるほど低い（計算された NTCP が最初に腫瘍医が提示した制約内であればこの判断は強化される）．(2) 腫瘍制御の可能性は，OAR の制約の範囲で，可能なかぎり高いと判断される（これは TCP の計算によって強化され得る）．(3) OAR 内にホットスポット，または標的体積内にコールドスポットがない．

治療計画の比較（plan comparison）

目的はさまざまであるが，2 つ以上の治療計画を比較することができなければならない．顕著な違いが何であるか，そしておそらくどの計画が「よい」「最良」などと判断することがある．当然ながら，治療計画の比較ができることの必要条件は，今説明したように，個々の計画を評価できる能力があるかどうかということになる．

治療計画の比較について，個々の計画の評価と同様に，専門家に精査してもらうことや検討中の計画のスコアを算出し，高いスコアの計画を選択することなどが可能である．後者のアプローチは通常，受け入れ可能な IMRT 治療計画をコンピュータベースで探索することに用いられるが，均一ビーム放射線治療にも同等に適当とされる．以下のアプローチは専門家による精査に関係したものである．

線量分布の並列表示（side-by-side dose distribution）

2 つ以上の線量分布を比較するよい方法は，それぞれの分布を並べて表示することであ

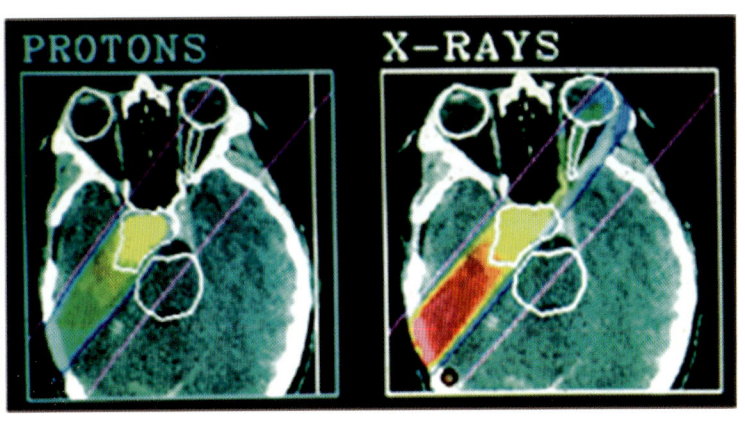

図 6-9　カラーウォッシュで表示した（1 ビームのみの）線量分布の並列表示

る．各線量分布は，CT あるいは他の画像上に重ね合わせたカラーウォッシュまたは等線量曲線として表示される（それぞれの線量分布は同じ断面を示す別々の画像に重ねて表示される）．したがって，観察者はインタラクティブにすべての画像断面を参照可能であり，比較対象のすべての線量分布を断面ごとに観察できる．

　2 つ以上の分布の並列表示や DVH の重畳表示を治療計画上できるようになったのは，比較的近年のことである．かつては，等線量線図は印刷で打ち出し，解剖学的構造の単純な輪郭が書かれたものに重ね合わせて，文字通り机の上に並べねばならなかった．コンピュータ上で並べて表示するというアイデアを思いつき，はじめて CT 画像上にカラーウォッシュ表示された 2 つの計画の線量分布を同時に表示できたときの興奮を著者は覚えている．これは些細な改善のように思えるかもしれないし，今となっては日常的なものである．しかしその当時は啓示的なものであり，著者はすぐに違いを「視認」することが可能であった．コンピュータのディスプレイはあまりにも作業が迅速であった．また，CT 画像内のある点にカーソルを置き，2 つの計画からのその点における線量値を表示することができる．図 6-9 に，カラーウォッシュ画像のセットを示す．この図では，簡便のため（そしてサビリミナルな刷り込みも狙っていることを認めてもよいが），それぞれ表示されているものは，陽子線と光子線治療計画で，後部斜めのビームについてのものである．

　しかしここには危険も伴っている．線量のカラーウォッシュ表示のスケールはユーザーの裁量によるもので，思慮の欠如または何らかの意図により，スケールは選択された線量領域を表示させなかったり逆に誇張させたりしてしまう．カラースケールは選択指定された範囲の線量のみをカバーする．指定範囲の最大値を超える線量は，線量がさらに高いことをあらわす色を追加して表示する．しかし，線量がどれだけ高いかを示すことはできない．指定範囲の下限を下回る線量の領域は通常グレースケールで表示され，線量は実質表示されない．図 6-10 は，現実に起こっていることを示す（図では，確かに，通常使用されないカラーパレットを使用しているが，今回カラーパレットには依存しない議論である）．図 6-10 (a)，(b)，および (c) では，カラースケールの下限値はそれぞれ 25，10，

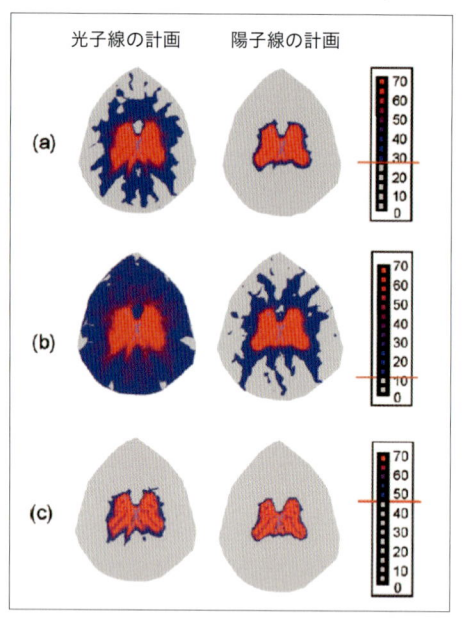

光子線の計画　　陽子線の計画

(a)

(b)

(c)

図 6-10　カラーウォッシュ表示の 3 種類の下
限値を用いた 2 つの治療計画の比較
図は MGH，USA，Niemierko より提供．

45 Gy に選択されている．3 つの図すべてに同じ 2 つの線量分布，1 つは光子線の計画，
もう 1 つは陽子線の計画を示す．図（a）はおそらく 2 つの計画の合理的な比較である．
図（b）では光子線は陽子線よりもかなり悪いように見える．そして図（c）では陽子線
と光子線は実質同一に見える．このように，カラーウォッシュで表示している線量の範囲
により，2 種類の放射線の比較に関して，まったく異なる結論が得られる．

　この例では重要な点を 2 点あげる．第一に，カラーウォッシュの線量表示は誤解を招く
可能性がある．等線量曲線を使用した場合も同様となるが，カラーウォッシュの表示はわ
かりやすいため，かえって危険である．きれいなカラー画像に惑わされてはいけない．こ
こで明らかになっている理由と，計算された線量分布には常に不確かさがあることより，
「見たままが得られる」というわけではないことに気づかなくてはならない．**画面表示ど
おり出力される**（what you see is what you get：WYSIWYG）のは理想であり，現実はは
るかに遅れているものである．

　第二のポイントは，線量表示範囲が限られて表示されている治療計画を見るときは，常
に表示範囲をインタラクティブに調整し見落としがないことを確かめなければならないこ
とである．このことは，CT やその他の画像が表示されるウィンドウ幅とレベルに関しては，
第 3 章ですでに述べたが，線量表示についても同様である．

線量差分表示（dose difference display）

　他に治療計画を比較する方法として，2 つの計画の線量の**差分**を表示するものがある．
線量分布の差分を CT 画像に重ね，正負が判別できるカラースケールを使用して表現する．

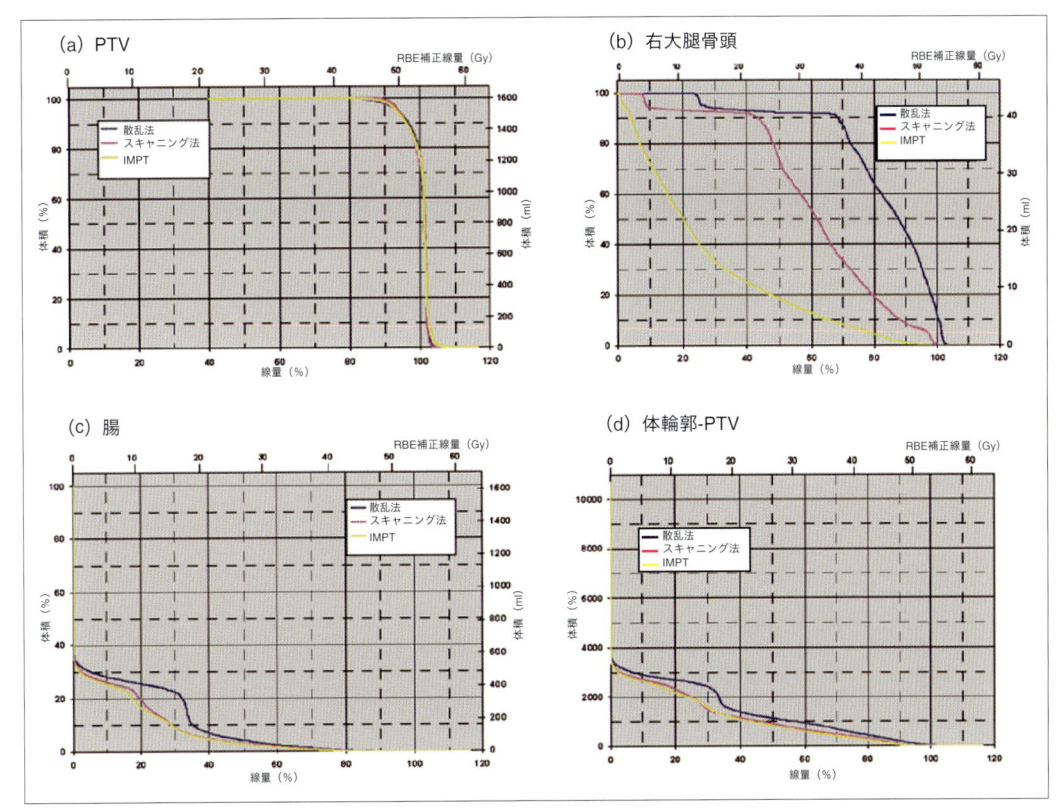

図 6-11 3つの治療計画に関する数種の VOI に関する DVH

PSI，G. Goitein からの提供．

差分による表現は，臨床的にさほど重要であるとは考えない小さな差異が抑制されている（すなわち，色で示されていない）場合，たいへん役に立つものである．そのような画像を分析すると，線量差分の大きさや位置を容易に見ることができる．（一方，以下に議論するように，DVH を比較する場合，DVH にいかなる差があっても位置の情報までは観察ができない．）しかし，差分表示では絶対線量レベルに関する情報が失われている．10 Gy の線量差があるとして，75 〜 85 Gy の場合と 5 〜 15 Gy の場合とでは 10 Gy の差が持つ意義がまったく異なってしまう．このため，常に比較する計画のすくなくとも一方の線量分布の表示と合わせて線量差分表示を参照すべきである．線量の差分表示については，第 11 章の**図 11-6** を参照されたい．

DVH の表示

　計画を比較するためによくとる方法は，関心体積ごとに 1 つずつ画面を表示し，比較する計画の DVH を各画面に表示することである．**図 6-11** は，比較する 3 つの計画に対する DVH 曲線が示されていて，数種類の VOI に対する DVH を描写している（実際 3 つの計画は，第 11 章の**図 11-13** に示す 3 つの異なる陽子線照射法について表示したものである）．DVH は，計画間や照射法間の線量差異を評価するのに大変有用である．

表 6-1 図11-13に示した3計画の評価指標を並べたもの

	陽子線 (散乱法)	陽子線 (スキャニング法)	IMPT
標的体積（PTV）			
体積98%の線量　$D_{98\%}$	49	50	49
中央値線量　$D_{50\%}$	55	55	55
体積2%の線量　$D_{2\%}$	56	55	56
処方線量の95%が投与される相対体積　$V_{95\%}$	93	93	92
右大腿骨頭			
処方線量の20%が投与される相対体積　$V_{20\%}$	54	50	27
処方線量の50%が投与される相対体積　$V_{50\%}$	50	40	10
処方線量の80%が投与される相対体積　$V_{80\%}$	35	10	2.3
体積2%の線量　$D_{2\%}$（ほぼ最大線量）	102	98	85
腸			
体輪郭 − PTV			
PTVの外側の平均線量　D_{mean}	7.2	5.9	5.6

G. Goitein, PSI, CHより提供.

　図 6-11 に関しては該当しない事象ではあるが，一般的に，2つ以上のDVH曲線が互いに交差していることがある．そのような場合，2つの交差曲線のどちらがどれだけよいかを知る必要があるのだが，この問題は第8章で述べる．

評価指標と生物物理学モデルによる比較

　2つ以上の計画の評価指標について比較を行うには，計画のデータを並べて，情報を整理することがたいへん役に立つ．例として**表 6-1**を示す．表では処方により課される制約についての列を追加することがたいへんに役に立つ．つまり，そうすることにより，制約がどの程度満たされたか，そして作成した計画が他の計画よりも優れているかどうかを判断できる．それに加え，関心のある生物物理学的モデルによって予測される値なども加えることが可能である．

治療計画の総合的な評価

　治療計画の評価もそうであったように，計画の比較のため，多くのさまざまなデータをまとめて総合的な判断を行うことは，非常に困難な作業である．これらに関連した手引きというものは存在していない．

治療計画作成後の流れ

　最後に，満足のいく治療計画が作成された後の工程について，以下に簡単に述べる．

治療のシミュレーション

　シミュレータ（simulator）は，治療機器の設定と幾何学的条件を模擬してシミュレーションを行える装置のことである．しかし，治療用線源の代わりに診断用X線管を使用する．治療計画の作成を手助けするため，シミュレータが導入された（Karzmark and Rust, 1972）－これは，治療実機を用いたシミュレーションが治療の妨げとなるので，その使用を避け効率を上げるために開発されたものである．かつては，各ビームについて標的のカバーと正常組織への照射が避けられていることをX線フィルムやX線透視画像で確認しながら，照射野サイズと形状を調整していくことを治療計画の作成とし，治療計画をシミュレータ上で行っていた．

　しかし近年，シミュレータの役割は大きな変化を遂げた．現行の治療計画システム（treatment planning system）は「仮想シミュレータ」（virtual simulator）として，患者が帰宅した後でも患者のCTやその他の画像情報があれば，治療計画を立てることが可能である．しかし，治療計画システムは，現実の一部分しか表現できておらず，とくに患者と治療機器の幾何学的な関係はその最たるものといえる．そこで，いったん治療計画が作成されると，通常はシミュレータまたは複雑な治療装置の場合は，実機を用いて，患者と治療機器との間に予期せぬ干渉などがあるかどうかについて確認を行う．そして，CTや他の検査で表示されている幾何学的配置が患者の情報として十分なのかを把握する．

治療照射

　百里を行く者は九十里を半ばとせよ（There is many a slip 'twixt cup and lip.）．処方，治療計画および実際の治療の間で一貫したデータを完璧に転送することは重要であるが，この過程こそありがちな問題の発生源にもなっている．著者が最初に医学物理士の業務をはじめたときは，執務スペースがないために，自分の「オフィス」として，ある治療装置の制御室の片隅に置かれた長机を割り当てられたことがある．これは，今となれば非常に貴重な経験であり，毎日の放射線治療のルーチンワークを観察する機会であった．放射線治療技師が，ある患者を別の患者の治療パラメータで治療したことが2回ほどあったことなどを思い出す．これは，いわゆる記録と検証（record and verify）機能（コンピュータに機器設定を監視させ，決められた許容範囲内で設定パラメータと一致しないかぎり治療を実行させない機能）を実行するコンピュータプログラムがちょうど導入された時期である．Chung-Bin と彼の同僚による研究に対して驚愕し，かつ関心をもったことを思い出す（Kartha *et al.*, 1975）．彼らは，コンピュータを治療監視のために用い，その結果，治療パラメータの設定ミスがおおよそ3％の割合で発生し，なおかつ監視をした患者のなかで2/3以上が全治療コースのなかですくなくともひとつの間違いが生じていることが判明した．これがもととなり，記録と検証システムが導入されることとなった．しかし，多くの「慣れ親しんだ手作業」（そしておそらく多くの新しいものも含め）も，これらのシステムの対象となることになる（Klein *et al*, 2005）．記録と検証システムは，今なされていることは，コンピュータデータベースに行うべきであると記録されているものであるこ

とを保証している．しかし，コンピュータは常に一貫して間違ったことをする可能性もある．

物事が機械化されればされるほど，人間による監視と「常識」の行使の必要性が高まることとなる．「常識」は，まだコンピュータのスキルとしては未熟である．著者の考えでは，治療計画をする腫瘍医と物理士の両方は，治療の初回には参加し，その後は定期的に参加して，計画通りの治療がなされているかを確かめるべきである．品質保証の重要性は第12章にて明示する．品質というものは，ある程度までは，それぞれの装置によって保障されているものである．しかし，放射線治療技師，線量計測士，物理士，そして放射線腫瘍医ら専門家の目と頭脳に代わるものはなく，実際に行われていることを継続的に監視することは重要である．

治療期間中の評価

第7章で述べるように，不確かさの重要な原因は，一般的に治療期間である数週間の間で患者の容態や容姿に認識されない変化が生じることである．したがって，定期的な確認が一般に必要であり，その性質は臨床状況に左右される．これらは患者の定期的な再撮影と，指示があれば残りの治療の再計画にまで及ぶ可能性がある．

文書化（documentation）と記録保存（archiving）

多くの人は文書化の重要性について過小評価する傾向がある．これは，著者が博士論文の執筆中に学んだことである．陽子や中性子の内部構造を測定するための高エネルギー物理実験に参加していたときのことである．グループのメンバーの一人にはノーベル賞受賞者がいた．実験のシフトに参加したときはいつでも，彼は実験ノートを占領し，部屋の真ん中にある小さなテーブルに座り，周囲で起こっているすべてのことに注意を払って記録を行っていた．そのとき素朴な若者として，そのような上級科学者が，秘書がやるような仕事を引き受ける理由が，著者には理解できなった．しかしその後，何年にもわたるデータ分析から，少しではあるが彼がしてきたことの重要性や価値について理解をするようになった．私たちの記憶の選択性と不完全性，そして私たちがしてきたことを他に伝える必要性を考えると，記録しない事柄など存在しないのではなかろうか．ただし，治療に関していえば，関係者が忘れたことであっても，照射された組織を見てそこにどのような照射が行われたかがわかるような場合があり，そういう場合は除いてもよいが．

放射線治療に関するすべてのデータを記録することはたいへん重要なことである．予後追跡においては，患者に対して何が行われたかを知ることは必要である．不幸にして，治療による障害または腫瘍の再発が起きた場合，これらの情報は再治療または代替の方法を計画するために重要である．そして，記録データは患者グループの分析においても必要である．その記録により，私たちは私たちが行ったことから学習をすることができ，これからの人びとに利益をもたらすことにもなる．

7 動きの管理

体内ならびに患者の動き

　放射線治療における問題のひとつは，見えない放射線ビームを見えない動く標的に当て損ねないようにすることである．そして，ビームは標的をカバーする必要があるが，大きい照射体積は正常組織には許容されないため，必要以上に大きな照射野は避けなければならない．

　信じられないことだが，著者がはじめて放射線治療の分野に携わったとき，静的な問題に取り組んでいるという誤解をしていた．つまり，静止しているが複雑な物体に放射線ビームが照射された時，そこで何が起こっているかを理解することが私の仕事だと思っていた．患者は生きているので「呼吸」し，そして「動く」ということを理解するのに，少し時間がかかった．つまり，実際には，動的な問題に直面していたため，もし，著者が新しい専門性を突き進めていこうとするならば，経時的に変化する過程をよく理解しなければならないことを知るのに少し時間が必要であった．

　「動き」（motion）について議論する場合，その用語を広く理解する必要がある．著者が使用する「動き」という用語は，患者の位置，腫瘍及び臓器の位置，腫瘍及び正常組織の大きさと形状（第3章で述べたように輪郭入力の不確定要素を含む），膀胱・腸・直腸などの臓器充満の度合いなどの短期および長期の経時的な変化を含む．これらすべての現象は，線量分布に影響を及ぼすため，すべてを考慮する必要がある．

　「動き」に対応するには，他の不確かさの発生源と同様に，次の3つのステップが必要である．

1. 問題の性質と程度を定性的かつ定量的に理解する．
2. 実行可能な範囲で，問題の規模を小さくする措置を講じる
3. それでも残る不可避な不確かさを，最適に扱うよう考慮した戦略を開発し遂行する．

　腫瘍と臓器の動きは，3つのカテゴリーに分類できる．治療寝台上面など参照物に対する患者全体の動き，短時間に起こる腫瘍と臓器の動き（たとえば，照射中などの動き），治療期間中に生じる腫瘍や臓器の位置，大きさ，形状の変化である．

　動きを考慮した患者の管理は，一般的には**図 7-1** に示す手順に従う．

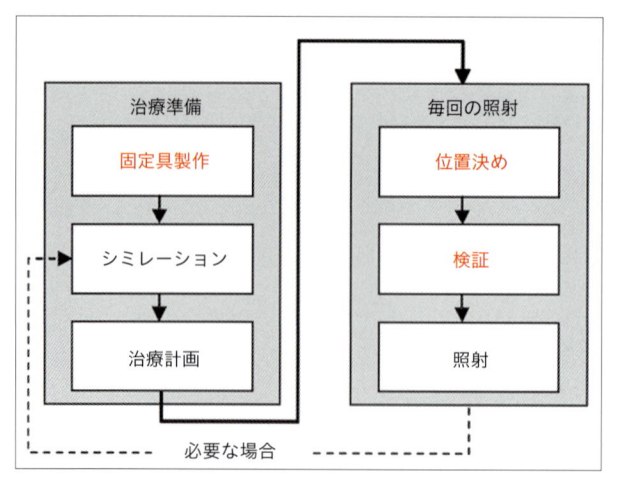

図 7-1　治療準備手順に関するブロック図
赤字で示したステップは，この章で説明する．

固定具

　一般的に，さまざまな方法で患者を治療装置に固定する．特殊な場合では，固定具（im-mobilization device）が装置に組み込まれているものもある．通常，装置と別の固定具を使用し治療寝台上に取り付けられるか，あまり一般的ではないが，治療用椅子に取り付けられ，どちらの場合も位置決めピンにより位置が参照される．

　固定具は，画像撮影時と治療中に患者全身を安定させ，動きを減らすために使用される．これにより，臓器や腫瘍の位置変動を制約することができる．治療計画 CT 撮影時の固定具使用は，治療中の患者位置が CT 画像中のそれと異なるという問題の軽減に役立つ．

2 ジョイントルール（2 関節固定法）（two-joint rule）

　腫瘍が存在する部分のみを固定するだけでよいと考えるかもしれないが，隣接する身体部分は通常固定される部分に影響を及ぼすため，隣接部分も固定する必要がある．たとえば，前立腺がんの治療では，上腿（upper leg）と下腿（lower leg）の位置と回転は，患者の位置再現性のためには重要である．（Verhey による）有用な法則として，標的体積が存在する部位から離れたすくなくとも 2 つの「関節」を固定する必要がある（**図 7-2**）．

患者固定技術

　放射線腫瘍学における患者固定方法のレビューは，Verhey and Bentel（1999）により紹介されている．頭部を固定するためのバイトブロックとヘッドレストの組み合わせ，胸部または骨盤部を固定するための局所用ボディキャストおよび全身用キャストなど多くの固定具が利用可能である．患者固定具の主な作成法には，従来の型取り技術により石膏か

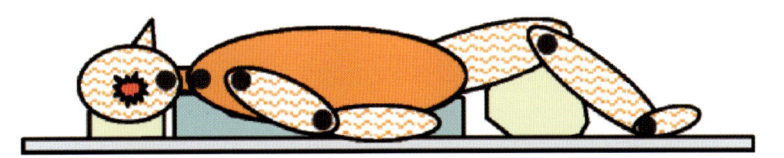

図7-2　2ジョイントルールの模式図
　　標的体積は頭部にあるが，頭部と同様に首と胴の両方を固定する必要
がある（図中の青い支持部）.

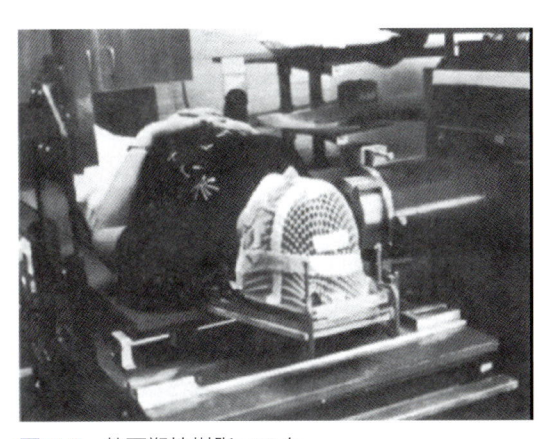

図7-3　熱可塑性樹脂マスク
　　最初，陽子線治療で使用された. その後，より
洗練された商用品が利用可能となった. Verhey *et
al.*（1982）から引用.

ら作成する，冷ますと固まる熱可塑性樹脂シートを温かい間に患者にかぶせて作成する，また，真空にすることで固くなる発泡スチロールペレットが入ったバッグに患者を乗せて患者体型に合わせて作成する方法がある.

　一般的な患者固定方法を数例，紹介する.

熱可塑性樹脂マスク（thermoplastic mask）

　熱可塑性樹脂シートを温かいうちに患者の頭部形状に合わせ,冷やすことで硬化させる. メッシュ状にすることで頭部を冷たく保ち，閉所恐怖症を和らげ，そして，ある程度の皮膚温存をはかることができる. この固定具は，**図7-3** に示すように，テニスラケット形状のフレームに固定され，インデックスピンを用いて治療寝台または治療イスに取り付けられる（Verhey *et al.* 1982）.

全身用固定具

　個人に特化した全身用固定具は，石膏模型から作ることができる. これは効果的な方法であるが，製作に時間がかかるため，そのほとんどが発泡スチロールペレットの入ったプラスチックバックに置き換わり，その上に患者を寝かせるようになった. これは，患者を

117

所定の位置に横たわらせ，バッグを真空吸引することで硬化させ，患者を固定することができる．ただし，このバッグは破裂する危険性があり，その場合は真空状態が失われ，固定具作成，CT撮影と治療計画の一連のプロセスを再度行う必要がある．しかし，このようなことはまれである．これらのバッグはかさばるため多くの保管場所を必要とするが，とても使いやすい．そして，この全身用固定具はおのずと2ジョイントルールを満たしていることが重要である．

バイトブロック

治療機器に設置されたバイトブロック（bite-block）を使用することで，患者頭部をしっかりと固定することができる（治療寝台への設置を**図7-4**に示す）．通常はうまく患者固定ができるのだが，歯がない患者に対しては利用価値が疑わしく，多少患者への負担をもたらす．口蓋に合うように作成したバイトブロックを吸引吸着することで，これら問題の大部分を克服することができる．

頭部定位治療用固定具（stereotactic head holder）

定位治療用フレームは，頭部を囲む立方体形状であり，頭蓋骨に埋め込まれたピンに差し込むことで固定するものである．これは頭部の固定（フレームにしっかり固定されている場合）と画像取得時，および治療時に標的体積位置に対する基準目印（fiducial landmark）として役立つ．陽子線治療では，この固定具は下垂体などの頭蓋内標的への照射に対して，はじめて利用された（Kjellberg *et al*.1962）．これと類似するが，バイトブロックと圧迫によりフレームを固定する非侵襲的な固定具が現在使用されている．

固定具を使用する場合，投与線量に対する患者の反応に影響することに注意する必要がある．たとえば，マスクの使用により放射線に対する皮膚温存が多少損なわれ，また，バイトブロックの使用は，放射線に対する粘膜反応を悪化させる可能性がある．

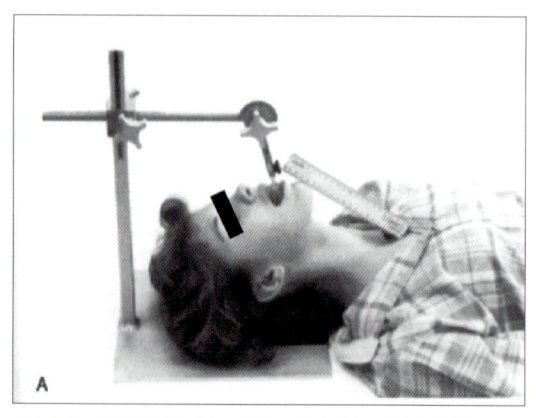

図7-4 歯科用バイトブロックを用いた固定法

位置決め

　患者を十分に固定したら，次のステップは治療機器に対して標的体積を正しく配置することである．これには次が必要となる．a) 患者が治療機器に対して再現性良く配置されていること．b) 標的体積は患者に対して空間的に既知であること．後者については，第3章で説明したように，一般的には医療画像が用いられる．以下で説明するように，位置決め（localization）には一般的に4つの方法がある．

皮膚マークによる位置決め

　あまり一般的でないが，皮膚や唇の癌では標的体積が比較的浅い位置に存在するため，その上にある皮膚の位置を合わせることで標的体積の位置を最もよく合わせることができる．通常の位置決め方法は，放射線ビームと一致する光照射野が皮膚上のタトゥーまたは半永久的なマークと一致するまで患者位置を調整する．これらのマークは，CT画像，シミュレーション時に撮影したX線画像，または目視ならびに触診により決められる．

　患者の固定が適切であり，腫瘍と皮膚との関係が一定であると期待するのが合理的な場合，皮膚マークは，より深部の腫瘍に対しても使用される．通常，3方向に直交するレーザーが用いられ，シミュレーションで患者の皮膚に付けられたマークとレーザーが一致するまで患者位置の調整が行われる．

　最近，ステレオ写真測量法に大きな進歩があり，2つ以上のデジタルカメラからなる光学的方法を用いて，治療寝台上の患者の皮膚表面をミリメートル精度で三次元測定できる装置が市販されている．（たとえば治療直前に）一度測定した体表面の空間位置を前回の測定された基準データと定量的に比較し，コンピュータが計算した補正値に従って患者を移動回転させて位置補正を行う．この方法は早くて実用的であり，この装置と取得された体表面画像を**図 7-5** に示す．

骨構造による位置決め

　高精度に位置決めを行うには，標的体積の位置を皮膚マークよりも骨の目印（bony landmarks）に対して関連付けることが一般的となっている．この場合，レーザーと皮膚マークの照合は位置決めの準備ステップとして使用される．

　治療装置に対する標的体積の位置決めは，骨構造に基づき次の2つのステップで実施される．第一に，骨構造に対する標的体積の相対的な位置関係が決められる．第二に，骨構造の治療機器に対する位置が決められる．最初のステップは，治療計画CT および他の画像検査に基づいて治療計画で行われる．治療計画でPTV の輪郭入力が行われると，治療ビーム中心軸が標的体積の幾何学的中心近くに配置されるように治療ビームが決定される．次いで，治療計画は骨構造の特徴に対する照準点の位置を確定する．

　治療寝台に対して骨構造目印の位置を合わせる最も一般的な方法は，治療室で撮影され

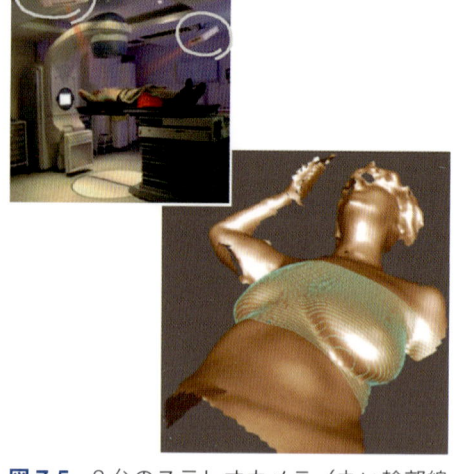

図 7-5　2 台のステレオカメラ（丸い輪郭線で示す）を設置した治療室の外観（左上）と表面輪郭線を重畳表示した三次元皮膚表面投影図（右下）

Vision RT, Ltd より提供.

たX線画像と，それと同じ撮影方向に対して計算されたデジタル再構成放射線画像（digitally-reconstructed radiograph：DRR）を比較することである．一般に位置決めプロセスにおいては，直交X線画像と治療計画で用意された対応する DRR 画像に写る解剖学的構造が，治療装置に対して同じ空間的位置となるまで患者を移動させる．とくに，X線画像の座標系を示す十字線に対する骨構造の位置は，DRR のそれと同じにする必要がある（**図 7-6**）．この対応づけのプロセスは手動で行うこともできるが，コンピュータを用いることで，より高速にかつより客観的に実施できる．

　最近の開発では，X線管をフラットパネル検出器と組み合わせて治療ガントリーに搭載し，または自立型のコーンビーム CT 装置（cone-beam CT：CBCT）により CBCT 画像が取得できるようになった（Jaffrey，2003）．これらの画像と治療計画で使用した CT 画像を第 3 章で説明した画像位置合わせ技術により比較することで，骨（または他の）解剖学的構造の幾何学的差異を位置補正計算に用いることができる．

固定具に対する位置決め

　固定具に埋め込まれた基準マーカは，骨構造による位置決めと同じ方法で使用することができる．基準マーカは非常に正確に配置できるため，たとえば定位用頭部ホルダーのように患者が固定具内に位置再現可能に固定されるなら，骨構造を用いた位置決めよりも正確である．この条件を満たすことが重要であり，そうでなければ，患者ではなく固定具を治療する危険性がある．

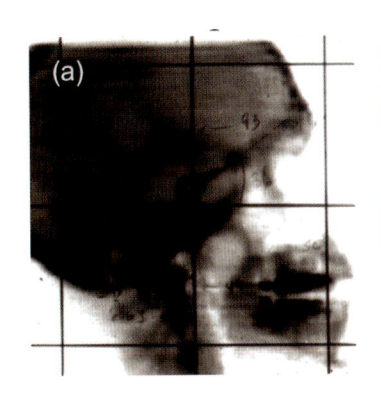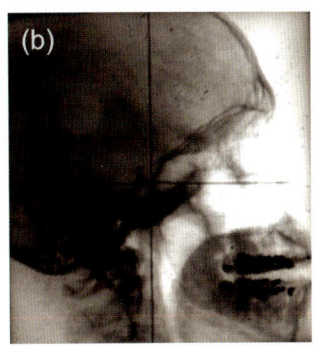

図 7-6 治療計画システムで作成した側面 DRR 画像（a）と治療位置における側面 X 線画像（b）
両画像の十字線と解剖学的構造が同じになるように，患者位置を調整する．

標的マーカまたは腫瘍を用いた位置決め

　ある状況では，金マーカや外科用クリップなどの X 線画像に写る物体を，腫瘍の中またはその周辺に埋め込むことがある．これらのマーカは計画的に埋め込む場合とたまたま存在する場合がある．これらは X 線撮影することで位置特定が可能となり，また，治療ビーム照射中にも追跡もできる．たとえば，金マーカは前立腺の位置決め目的として導入され（Shipley *et al.*, 1979），そして，第 11 章で説明するようにタンタルクリップを目の強膜に縫合し，ぶどう膜黒色腫の治療に使用することが行われる．場合によっては，治療直前に超音波装置により前立腺の位置特定を行うなど，GTV を視覚化することもできる．このような技術により，標的体積の正確な位置を知ることができる．放射線不透過性マーカを用いた位置決めの手順は，骨構造による位置決めと同様である．

検証

　治療のために患者位置を決定すると，標的体積に対する治療ビームの位置関係を確認する必要がある．治療中に患者がどの程度動いたかを，治療後に決定することも必要かもしれない．「治療前」と「治療後」の測定値を比較することで，患者固定技術の有用性に関する重要な情報が得られる（Verhey *et al.*, 1982；Verhey and Bentel, 1999）．

ポータル X 線画像（portal radiographs）を用いた検証

　光子線治療における最も直接的な検証（照合ともいう）（verification）方法は，治療ビームを用いて撮影した X 線画像により解剖学的構造を視覚化する方法である．短時間露光では，透過した治療ビームはフィルムまたはデジタルイメージングプレート上にビーム内の解剖学的構造を写し出す．この X 線画像を治療計画で作成したビームズアイビュー（BEV）の DRR 画像と比較し，治療前の患者位置調整を行うことができる．ときには，

治療照射野で1回目の撮影を行い，そして，マルチリーフコリメータジョー（multi-leaf collimator jaws）を開けた状態で2回目の撮影をする二重露光を行うことがある．二重露光フィルムにより，照射野外近傍の解剖学的目印（anatomic landmarks）を視覚化するが，標的体積の外側の組織にも不要な放射線が照射される欠点がある．残念なことに，治療エネルギー光子線を用いて撮影したX線画像の画質は，第4章で説明した診断用X線の画質よりもたいへん劣っている．

X線撮影（X-radiography）を用いた検証

　治療機器に対して既知の位置関係で治療室に据え付けられ，アイソセンタに向けられた1対のX線管を用いて，検証することができる．これらのX線管はかならずしも互いに直交する必要はない（Schweikard *et al.*, 2004）．この方法で取得されたX線画像は，治療計画システムで作成された同じ視点からのDRR画像と比較することができる．透視画像を用いて，治療中にビームに対して患者位置をリアルタイムに調整することも可能である．

臓器の動き

　治療中（intra-fraction）と治療期間中（inter-fraction）において，臓器と組織は体内で動き，大きさと形状が変化する．臓器の動き（organ motion）は，さまざまな問題を生じるが，主に，(1) 画像検査または治療計画に使用する検査は，一瞬の時間に得られるもの，あるいは時間平均として得られるもののどちらも不正確となり，誤った解剖学的構造を描写する場合がある．(2) CTVの大きさよりも大きい照射野が必要となり，動きがない場合に比べて正常組織が，より多く照射されることとなる．(3) 動きの範囲を十分把握してなければ，照射野が小さく設定され，腫瘍の一部が過少線量となる危険性がある．

　治療期間中の動きは，腫瘍と臓器の大きさと形状の変化を含み，日々の変化として，あるいは日数の経過とともに起こる．たとえば，腸または膀胱内容量の変化，腫瘍の退縮，体重変化などが該当する．

　治療中の動きは，ある範囲の時間スケールで起こるものであり，心拍動による動きは準周期的であり，周期は約1秒である．呼吸による動きも準周期的であり，周期は約4秒である．蠕動運動による動きは非周期的であり，1分以内程度のスケールで起こる．これらの動きのなかで，おそらく呼吸が最も重要である．臓器が横隔膜からある程度離れているときでさえ，呼吸は数センチメートルの移動を生じさることがある（たとえば腎臓）．

イメージングに対する臓器の動きの影響

　臓器の動きにより引き起こされる問題は，イメージング，治療計画，シミュレーション，および治療中にみられる．X線画像を用いたシミュレーションでは，画像は鮮明であるが，呼吸周期のある瞬間に撮影されるため，正しい腫瘍位置を示していない可能性がある．

CTシミュレーションを含む多くのイメージングでは，画像がぼけたり，また画像のサンプリング速度と呼吸速度とが同期することが原因で，CT画像が歪むことがある（Chen et.al., 2004）．シングルスライスまたはマルチスライスCTと呼吸モニタ装置を用いることで，呼吸周期と相関させた複数セットのCT画像を作成する技術が開発された．これは，いわゆる4DCT撮影といわれているものであり，呼吸性移動量が最小となる呼吸位相を選択するために使用される．そして，その呼吸位相で治療ビームを照射することで，マージンをより小さくすることができ，その結果，正常組織への照射を少なくすることができる．

特別な対策を行わない場合の臓器の動き

もちろん，患者全体の動きは体内構造の動きにも影響するが，この動きは，すでに述べたように，適切に患者固定することで最小化できるので，ここではこれ以上述べない．

Langen and Jone（2001）は，患者臓器の動きに関して，いくつかの臓器の動きの範囲についての研究をレビューした．典型的には，横隔膜の近くの組織ではその動きに影響を受け，無視できる程度から数センチメートル程度の変動まで生じることがある．動きに対して特別の対策を行わない場合，臓器の大きな動きへの対処方法は，PTVとPRVの両方に大きなマージンを付加することである．動きの程度や，それにより発生するアーチファクトの程度が過小評価されている場合，局所制御が損なわれる可能性がある（Ling et.al.2004）．

呼吸同期（respiration gating）における臓器の動き

呼吸運動を扱うための最も簡単な方法は，呼吸周期を観察し，通常は，呼気または呼吸間の動きが最も少ない安定した位相を特定し，それ以外での位相での治療ビームをオフにすることである（同期治療）．

呼吸同期（Ohara et.al, 1989）は，外部呼吸モニターを用いて，ある特定の呼吸位相で治療ビームのオンおよびオフの制御を行う方法である．外部呼吸モニターは，呼吸している患者の腹部に置かれた発光ダイオード，または他の光学ターゲットの位置をビデオカメラによってモニターするものなどが用いられる．ダイオードの位置情報は，CTまたはX線透視データを呼吸同期収集するために使用される．そして，治療中には，治療ビームを同期照射するために使用され，患者の呼吸周期に線量投与を同期させることで，呼吸性移動による影響を低減させる．腹部または胸部に取り付けられた歪みゲージなどの線形位置変換器，そして，鼻孔に挿入する温度監視装置など，さまざまな呼吸モニターが用いられてきた．上述したステレオ写真測量用カメラも呼吸を監視するために使用することができる．

患者に能動的に空気を送り，腫瘍の呼吸性移動を制御する方法もある．これらには，自発的な深吸気での息止め，スパイロメータの信号表示，能動的呼吸制御（active breathing control：ABC）などがある．ここで，ABCとは呼吸周期のあらかじめ選択された位相で閉じられる弁と流量計をマウスピースに接続し，それにより呼吸を制御する方法である．

腫瘍追跡（tumor tracking）による臓器の動き

　上記技術の問題点は，患者の呼吸周期のある一部にしか放射線を照射できない，あるいは息止めと息止めの間の時間に照射を中断しなければならないため，照射効率が低下することである．さらに，これらは治療のかなり前に測定された腫瘍と正常臓器の位置関係の測定結果に依存している．これらの測定結果は，治療時に適用できると想定されるが，常に当てはまるわけではない．より洗練された解決策は，治療中に標的体積の動きを追跡し（すなわち，刺入マーカまたは外科用クリップを撮像することで），患者に対する治療ビームの位置を適切に調整しながら，加速器を連続的に動作させることである．患者寝台を動かす，または治療ビームを動かすことで，その照射位置の調整が可能となる．ここで，後者にはたとえば，腫瘍の移動に合わせてマルチリーフコリメータの設定を調整することなどがある（これは，形状の変化がわかれば，それを補正することができる利点もある）．

腫瘍位置と呼吸位相の相関

　呼吸同期または呼吸制御の方法は，呼吸による腫瘍及び臓器の動きの程度を大幅に低減できるという利点がある．体表面情報による呼吸モニターの問題点は，腫瘍位置が呼吸モニターとどの程度相関するかということである．これは執筆時点で，とても関心のある研究課題であり，相関の正確さが問題視されてきた．しかし，ほとんどの場合，呼吸同期は臓器の移動量を大幅に減らすことができ，たとえそれらが腫瘍追跡のようなより複雑な方法ほどにはマージンを小さくできなくても，従来よりも狭いマージンの使用が可能になったと著者は信じている．

患者と臓器の動きに対する補償（compensation）

　患者の固定技術と患者・臓器位置の位置決め技術を用いたとしても，ある程度の動き，ならびに患者，標的体積，および OAR の治療台に対する位置の不確かさは，常に残るものである．治療計画する際には，これらの不確かさを考慮に入れる必要がある．

治療ビームへの側方マージンの追加

　標的体積全体に均一なビームを照射する場合，ビームサイズに影響を与える2つの要因がある．すなわち，

　1. 広義には，CTV の動きには2つの要素があり，それは，ITV を決定する治療中の臓器の動きと，装置のセットアップエラーである．後者は ITV に加えて PTV とするのに用いられる（第3章を参照）．

　2. ビーム固有の半影（ペナンブラ）（penumbra）のため，コリメータまたはアパーチャの幾何学的陰影として定義されるビームサイズを PTV の投影サイズよりも大きくする必要がある．

　実際には，これら2つの要因を考慮して照射野全体にマージンを付加する必要がある．

マージンは決して均一である必要はなく，むしろ，照射野周辺の各点で起こりうる不確かさを反映するべきである．一般的な方法として，合成ビームの95％等線量曲線がPTV端と一致するように，治療計画でそれぞれのビームを広げることが行われる．

その他の「動き」は，治療期間中に起こる解剖学的構造の変化（いわゆるinter-fractional変化）である．患者の解剖学的構造および腫瘍を定期的に再評価することで，マージンサイズを小さくすることはできるが，そのようなinter-fractional変化に対する許容度を照射野マージンに組み込む必要がある．

隣接する正常組織への影響

すでに述べたが，正常組織の損傷が問題にならなければ，治療ビームを単純に大きくすることで，CTVを照射範囲に含めることを十分保障できる．もちろん，正常組織の照射は重要な問題である．局所腫瘍制御と有害反応との間，つまり，TCPとNTCPの間でバランスがとれるように照射野マージンの選択をしなければならない．したがって，原則として，これには腫瘍と重要な正常組織それぞれの生物学の理解が必要である．このバランスをどのように保つかを理解しやすいように簡単なモデルを示す．

安全マージン選択の基礎—単純モデル

この計算では，対向2門照射する臨床標的体積に対して，腫瘍の動きに沿った方向の線量プロファイルを解析する．単純化のため，このモデルは二次元で考えることにする．それぞれの照射野周辺部のペナンブラは，標準偏差pの誤差関数の形状であると仮定する．線量分布の50％–50％幅wは，動きがない場合には標的体積の周辺領域が中心線量の95％が投与されるように決められる．標的体積に対して，標準偏差mのガウス分布の動きでビームが移動すると仮定する．この動きを補正するために，ビームは安全マージンsだけ広げられる．これらのパラメータは，**図7-7a**に示す．

問題は，マージンsをどのように決定すべきかである．高度な計算では，正常組織それぞれの部分の耐容線量を考慮しているが，ここに示されているモデルでは，すべての正常組織がひとまとめにされており，照射体積が増加するにつれて有害反応を同じに保つために，第5章で述べた体積依存性により中心軸線量を減少させる必要があると仮定している．

中心軸線量 ＝ 処方線量・$[\,(w + 2s)\,/\,w]^f$

ここでfは体積依存係数（volume dependence factor）であり，ここでは－0.1とした．係数$(w + 2s)$は動きに対してビーム幅を拡大する係数である．これにより，直径10 cmの腫瘍では，**図7-7b**に示すような結果が得られる．この図は，推定されたEUDを安全マージンsの関数としてプロットしてあり，単位は$\sqrt{(p^2+m^2)}$である．

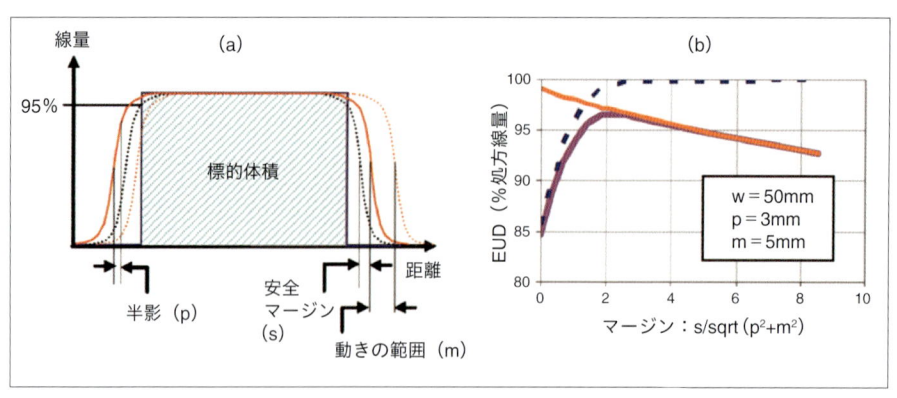

図 7-7 ビームマージンの関数としての EUD モデル

（a）関連するパラメータの模式図. **黒色の点線**は，動きがない場合のビームプロファイルである. **赤色の実線**は，安全マージン s を付加したビームプロファイルである. **赤色の点線**は，動きにより中心から移動したビームプロファイルの例である. 図の左側が，動きによる線量低下が現れている.（b）EUD（EUD パラメータを－ 10 とした）と安全マージン s のプロットであり，単位は p と m の根二乗和である（本文参照）.

図 7-7b の解説：

　青色の点線は，正常組織の反応を同じに保つために必要である線量の減少を行わずに（安全マージン s を増やすことで）ビーム幅を広げた場合の EUD を示している. 動きに対するマージンが小さすぎると，標的の端周辺が過小線量となり EUD が減少するため，照射野を大きくすることで処方線量の 100％まで上昇させ，腫瘍全体に処方線量を与える.

　マージンの増加とともに減少する**オレンジ色の線**は，動きがない場合の EUD を示す. 有害作用を同じにするために，照射野を広げることに対して線量の減少を行った結果を示している. 照射野が大きくなり線量が減少するにつれ，EUD は徐々に減少する.

　マージンの増加とともに急速に大きくなり，その後，緩やかに減少する**紫色の線**は，両方の効果が起こっている場合に，EUD がどのようになるかを示している. 本質的には，他の 2 曲線の積で示される. マージンが小さすぎると，標的端が線量不足となり EUD が低くなる. そして，マージンが増加するにつれて EUD が上昇し，それによりターゲットカバレッジ（target coverage）が改善されていく. 最後に，マージンが大きすぎると，正常組織の障害を一定に保つために線量を減少させる必要があるため，EUD が低下する.

モデルからの結論

　このモデルは非常に単純化されており，定量的には正確ではないと解釈するべきである. しかしそれは，正常組織への障害に対して最も高い EUD（つまり TCP）を与える最適なマージンサイズがあるという非常に重要な点を説明している. マージンが大きすぎたり小さすぎたりすると EUD が低下する. また，このモデルは，**最適なマージンがランダムな動きの標準偏差のおおよそ 2 倍である**ことを予測している（半影サイズに対してわずかに補正される）. **図 7-7b** は，最適な安全マージンの選択方法についての基本を示している.

ランダムな動きとシステマティックな動き

　動きには，ランダム（random）なものとシステマティック（systematic）なものとがある．ランダムな動きの場合，治療中，つまり，治療フラクション間に，または1回の治療中にガウス分布の範囲で位置変動が起こる．一方，システマティックな動きの場合，治療において一貫した誤差として現れ，それは患者によって異なる場合もあればそうでない場合もある．解剖学的構造の位置におけるこれら2種類の不確かさの間の違いは，シミュレータ写真と治療時のポートフィルムの解析をもとに，Rabinowitz *et al.*（1985）により示された．照射野境界に対する解剖学的ランドマークまたは金属クリップ位置の日ごとの変化をレトロスペクティブに解析したところ，ほぼガウス分布形状であり，ランダムな変動として解釈された．一方，ポートフィルムと最初のシミュレーション時のフィルム（これは計画されたビーム位置を確認するために取得された）の間には，一貫した偏差があり，これはシステマティックな変動として解釈された．ほとんどの解剖学的部位において，システマティックな変動がランダムな変動よりも大きいという結果は興味深い．このような検討は，その後の多くの研究で繰り返し行われてきた．

　放射線治療の結果に対してランダムな変動とシステマティックな変動が異なる意味を持つことを，簡単な例として**図7-8**に示す．この図では，照射野が正しい位置であれば，腫瘍をカバーするのにちょうどの大きさの対向2門照射野により，腫瘍が照射される．しかし，照射野が正しく位置合わせされていなくて，たとえば，腫瘍直径の20%の距離だけ1方向に半分の時間だけシフトし，その反対方向に同じ距離だけ半分の時間シフトする

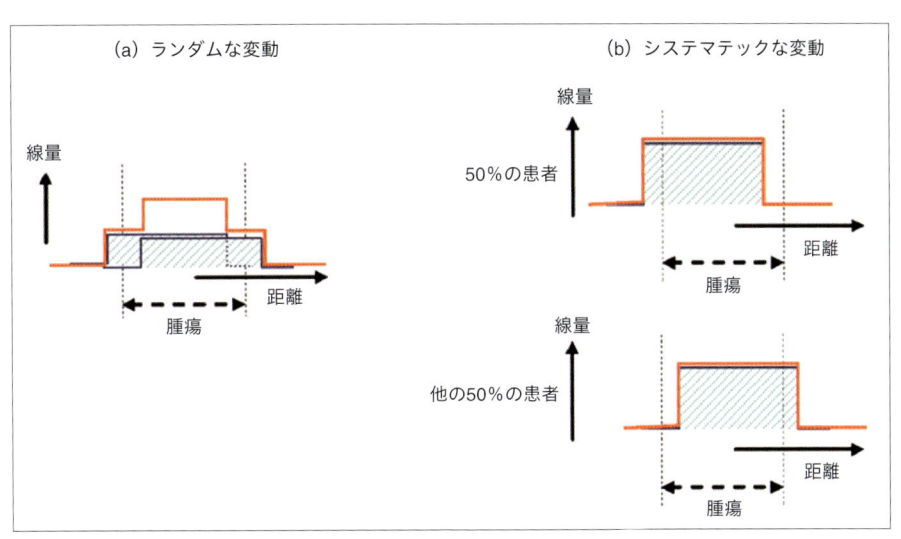

図7-8　2種類の動きの比較を示した模式図

　(a)ランダムな動き．照射中の半分の時間でビームは右側に，残りの半分の時間でビームは左側となる．合成線量は，赤色で表示している（わかりやすくするために，線量プロファイルをわずかに垂直方向にずらして表示した）．

　(b)システマティックな動き．患者の半分が左側で線量を受けず，残りの半分の患者は，右側に線量を受けない場合．

とする.

ランダムな動きの場合，**図 7-8a** に示すように，すべての患者は処方線量が腫瘍の中心 60％に，そして処方線量の 50％が腫瘍の両側に付与される．この線量は決して理想的ではないが，腫瘍制御を行うことができる．一方，システマティックな動きの場合，**図 7-8b** に示すように，20％の腫瘍体積の線量がゼロになり，腫瘍制御ができなくなる.

この例は非常に単純化されているが，ランダムな位置誤差はそれぞれの患者の線量分布をぼかしてなだらかにする（smear out）が，システマティックな位置誤差は，それぞれの患者に対して，より重大な線量不足を引き起こす可能性があることを示している．したがって，システマティックな位置誤差は TCP に大きな影響を与えるため，同じ大きさのランダム誤差よりも大きなマージンを必要とすることがいえる.

必要とされる安全マージンの詳細モデル

ここで述べたよりもはるかに洗練された，動きを補償するマージンの選択方法が開発されており，これらの多くに関するレビューが van Herk（2004）により出版されている．マージン設定の 1 例を以下に示す（van Herk *et.al.* 2000）.

1. すべての発生源からのランダムな不確かさの推定値の 2 乗を加算し平方根を求めることで，全体のランダムな不確かさ σ を推定する.

2. すべての発生源からのシステマティックな不確かさの推定値の 2 乗を加算し平方根を求めることで，全体のシステマティックな不確かさ Σ を推定する.

3. 必要とされるマージンは，$2.5\,\Sigma + 0.7\,\sigma$ であると推定できる.

この方法により，90％以上の患者で CTV の最低線量として処方線量の 95％が達成できる．この方法の弱点は，正常組織の障害を考慮に入れず，マージンの決定が単純に標的体積に基づいていることである.

まとめ

放射線治療ビームに対する標的体積の動き，および位置合わせの誤差は，ある程度のレベルでは避けられない．標的体積を適切に照射し，隣接する OAR の線量を下げようとするならば，次の事柄が不可欠である.

1. （自分の施設の）動きと位置合わせ誤差の原因とその程度を理解していること.

2. それらにより起こりえる結果を理解していること.

3. 臨床的に可能な範囲で，動きと位置合わせ誤差を最小限に抑えるための措置を講じること.

4. 上記の措置を講じても残っている動きと位置決め誤差を許容できるような（主に慎重に選択した照射野マージンを用いるなど）措置をとること.

8 手動治療計画

はじめに

　ついに，実際の治療計画について説明するところまできた．今までに準備を十分に行ってきた．つまり，画像検査と必要な関心体積の輪郭入力を行い，そして，単門の光子線ビームがどのように構成されるのかを知り，治療方針を目の前に提示されている．それでは，私たちが作成した治療計画を評価する方法，そしてそれを他の計画と比較する方法を学ぶこととする．では，楽しく始めよう！

　治療計画を行うには，2つの基本的な方法がある．一番目は，著者が**手動治療計画**(manual treatment planning)とよんでいるものである．コンピュータやグラフィックディスプレイを大量に使用するので，完全な手動ではない．「手動」とは，計画が反復的に改善されるときに計画を評価する方法である．評価としては，第6章で，「専門家による評価」とよんだものを用いる．これは，非常に多くの計算量の評価に基づいた主観的なプロセスである．手動計画は，常にではないが通常，均一強度ビームを用いる放射線治療計画の作成を目的としている．

　二番目の方法は，著者がコンピュータ主導の治療計画（computer-driven treatment planning）とよんでいるものである．これは，計画の価値がコンピュータによって決められることを意味している．コンピュータ主導の計画では膨大な数の治療計画が検討されるため，計画の価値をコンピュータで決めることは，必要に迫られたものである．第9章で説明するように，かならずというわけではないが，通常コンピュータ主導計画は，強度変調放射線治療計画の作成を目的としており，最適化手法を使用している．

人による治療計画

　多数のノブがあるコンソールの前に座り，許容可能な治療計画に到達するためにそれぞれのノブの設定を決定したい治療計画作成者を**図 8-1** に示す．このかわいそうな人が，最適であればもちろんよいのだが，そうではなくとも良好な治療計画に到達するには，すべてのノブをどのように調整すればよいのか？

　もちろん，ノブとは調整可能な変数のことである．これらの変数のリストの一部を以下にまとめた．

　■治療の種類（外部照射，腔内照射または組織内刺入，術中照射またはこれらの組みあ

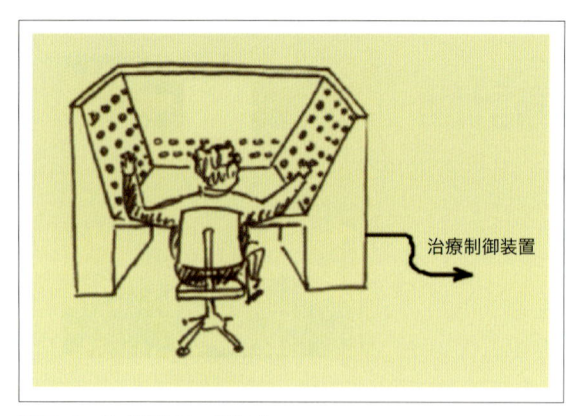

図 8-1 治療計画の問題点
　　微調整するための非常に多くの「ノブ」(治療変数)！
最適な治療はもちろんのこと,まずまずの治療を提供
するために,治療計画作成者は,それらの設定をどの
ように決めればよいのか？

わせ).もし外部照射の場合,

■外部照射ビーム(たとえば,X線,電子線,陽子線など)の種類,および,選択され
たビームの特性(たとえば,エネルギー)

■治療ビームに対する臓器および患者の位置の不確かさを制御する,つまり,不確かさ
を許容するマージンを含む空間と時間の両方における患者,および患者内の腫瘍と関
心臓器の位置

■外部照射のビーム数

■各ビームの角度と照準点

■各ビームの形状

■各ビームの重み付けと強度プロファイル

これらすべての変数を選択することは,そのほとんどが純粋に臨床的な議論により決定
されるが,治療計画プロセスの中核となるものである.

手動計画は,100年以上前に放射線治療が始まって以来,使用されてきた手法である.
次の項目を利用する.

■開始地点として,前回,納得した(すなわち,同様の場合に以前に使用した計画の)
ノブ設定の記憶

■ノブの組みあわせの設定方法に関する経験則,たとえば,「所定のマージンで標的体
積*1 をビームがカバーするようにアパーチャを設計する」など

■特定のノブ設定で計算された線量分布を,理想的にはインタラクティブに計算するた
めの高速計算エンジン

■線量分布を表示するディスプレイ

■治療計画作成者による多くの線量評価指標の確認,たとえば,線量 - 体積ヒストグラ
ムや最小,最大および平均腫瘍線量などの計算など

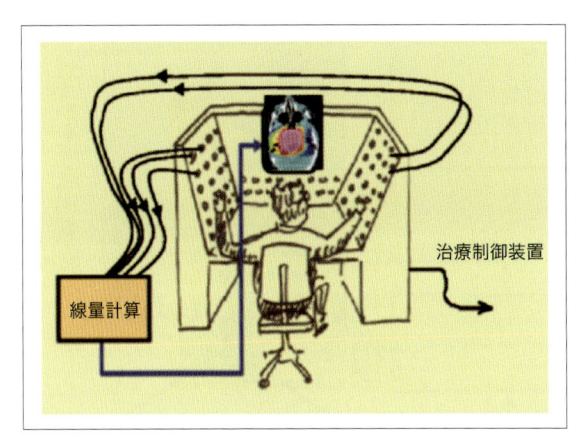

線量計算

治療制御装置

図 8-2　手動による治療計画

■計画の全体的な受け入れの可能性について判断する一連の経験
■計画作成者が思いつくことができる最良の計画にたどり着くためのプロセスの繰返し（数回）

* 1：冗長な説明を避けるため，この章では，GTV，CTV，または PTV（第3章を参照）を指定せず，「標的体積」という一般用語を用いた．しかし，一般的には PTV のことを意味している．

　手動計画に携わっている計画作成者の様子を**図 8-2**に示す．この図が，**図 8-1**を単純に拡張したものであることに，きっと気づくであろう．明らかに，私たちがしなければいけないことは，ノブを計算エンジンに接続し，結果として得られる線量分布，そして，それから導き出された他の量を，画面に表示するだけである．彼の背中が向けられているので読者には見えないが，計画者の顔は，強く集中しながらも，おそらくは，やけにさえなっている表情を浮かべていることだろう．これは，手動による詳細化プロセスの中心的な要件が，計画者が「計画の全体的な受け入れ可能性について判断をしなければいけない」からである．これは，第6章ですでに説明した計画評価の難しい問題である．

　計画作成者が行っていることを説明するフローチャートを**図 8-3**に示す．これは，計画者がなんらかの方法（すなわち，一連のノブ設定）で計画作成を開始し，結果を評価するという単純な反復ループである．そして，経験に基づいて，彼はノブ設定の調整を行い満足するまで試す．

手動計画の作成

　計画作成者は，彼の矢筒にいくつかの矢がまったくないわけではない．これらには，以下のようなものがある．

放射線の種類とビームエネルギーの選択

　選択するためのモダリティー（放射線の種類）がいくつかある．外部照射については，

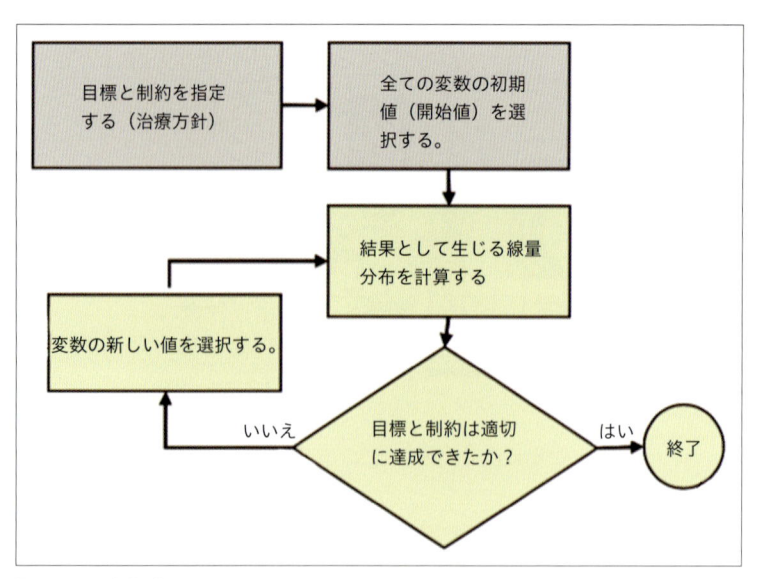

図 8-3　手動計画のフローチャート

光子線，電子線，陽子線などがある．もちろん，それらは，まったく異なる特徴を持っており，そして，複数の種類の放射線が利用可能であるとき，計画者はこれらの違いを利用することができる．単一ビームの種類の違いにおける臨床的相違点を**表 8-1** にまとめた．

　さらに，これらの放射線のそれぞれについて，望ましいビームエネルギーを選択（または荷電粒子線の場合は計算）することができる．

照射野形状の設計

　特定のビームの仮の方向が選択されたら，照射野形状（field shape）の設計を行う必要がある．すなわち，コリメータの設定を決め，そうでなければ，矩形照射野の一部を遮るためのアパーチャおよび / またはブロックまたはマルチリーフコリメータの設定を決めなければいけない．ここでの目標はほぼ明らかであり，それらは，（1）CTV 全体をカバーする，（2）第 7 章で説明したように，患者と臓器の動き，セットアップ誤差，そしてビームの半影に関するさまざまな要因に対応するために，十分なマージンを設定する，（3）とくに懸念される OAR を回避する，または完全に回避できない場合は，照射される OAR の体積を最小にすることである．

　とくに有用な方法として，ビームズアイビュー（beam's-eye view：BEV）を用いた照射野形状の設計がある．BEV は，患者の解剖学的構造から抽出した輪郭を特定のビーム線源から見た投影図である．計画者がビーム方向を変えると表示が変わり，標的体積と解剖学的構造の輪郭間の新しい空間的関係が表示される．これにより，計画者は，治療ビームから特定の OAR を回避，または最小限に抑えることができるビーム方向を選択することができる．

　古くて歴史的ともいえる画像を**図 8-4** に示す（Goitein *et al.*, 1983）．最近のグラフィッ

表8-1 外部照射に用いられるさまざまなビームの主な長所と短所の比較

	長所	短所
光子線	広く利用可能. 皮膚の温存.	腫瘍線量より入射線量が高い. 患者表面から出射面までの線量が高い.
電子線	有限の透過，つまり，標的体積の下流側線量の低減. 非常にわずかな皮膚温存.	散乱による大きい半影. より高いエネルギーにおける下流側線量の急激な減少のため，非常に浅い標的体積にのみ対応可能.
陽子線	標的体積の下流側には，線量がほぼない. 標的体積の上流側でやや減少した入射線量.	不均一性の管理が重要. 半影は，深くなるほど大きくなる（例，20 cm 以上）. 皮膚温存なし. 非常に限定された利用可能性.

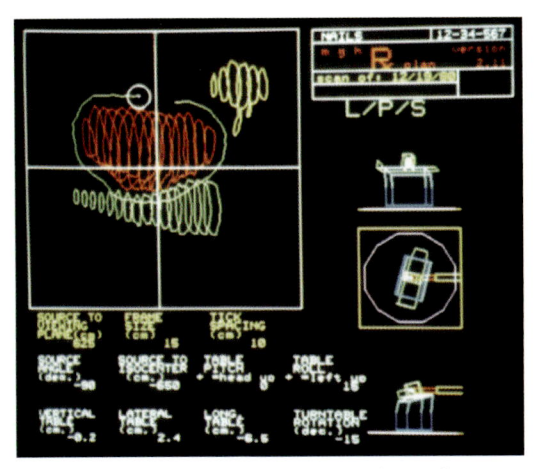

図8-4 患者解剖学的構造のビームズアイビュー
所望のマージンに等しい半径のカーソルを用いて，ビームアパーチャが入力される．Goitein *et al.*（1983）から引用.

クエンジンは，はるかに魅力的なサーフェースレンダリングを提供するが，実際には，これ以上プロセスを正確にまたは簡単にすることはできない．また，機器設定パラメータがBEV の下に白色で表示され，そして，この場合は，6 軸治療台を含む陽子線治療装置の3 面図が表示されている．このシステムでは，後の治療計画システムと同様に，計画者は，この画像以後，「仮想シミュレーション」（virtual simulation）と言われるようになった方法により，治療台の高さ，ガントリー角度などの装置に固有の変数を用いてビーム設定を調整することができる.

　所望のマージン（PTV の回りで同じである必要はない）が与えられると，自動でアパーチャを設計するコンピュータツールがある.

使用するビーム数の決定

　一般に、ビーム数の選択は患者形状に大きく依存する。さらに後述するが、重要な決定事項は、360度までの範囲の回転照射を使用するか、または少数の固定ビームを使用するかの選択についてである。すでに述べたが、表面にある腫瘍を除いて、単一ビームがよい選択であることはめったにない。一般に、光子線対向ビームは、標的体積の外側の線量が高くなるため有用ではない。一般的には、複数のビーム（たとえば、3から7の間）が選択される。より簡単で、おそらく、安全に照射することができるため、より少ないビーム数を用いた計画が好まれる場合がある。

ビーム方向の決定

　一般に、2本の光子線ビームが15度以下の小さい角度で同一の標的体積をカバーすることは、あまり意味がない。それは、この線量分布が、単一ビームを用いた場合とあまり変わらないからである。

　非常に頻繁に、標的体積やOARの形状により、特定のビーム方向が提案される。これは、たとえば、第6章の**図 6-9** に示すように、ビームのエッジが標的体積の内側表面にほぼ平行になるような斜めのビーム方向が選択される。

　単純に、すべてのビームがすべてのOARを回避するべきであると考えるかもしれない[*2]。しかし、これはけっして可能なものではなく、限定した体積を除いて、ゼロまたは非常に低い線量にすることはできない。そのため、照射線量が治療方針で設定された制約を下回るという要件のみを条件として、特定のOARが1門以上のビームに含まれるように意識的に決定する。次に、該当のOARへの線量を可能なかぎり回避するよう、他のビーム方向を選択する。

　現代のリニアックは、回転ガントリー機構を有し、回転軸に垂直な任意の方向から中心点（アイソセンタ）にむけてに向けて照射することができる（第1章の**図 1-1** 参照）。患者寝台は、患者を横、縦、そして上下方向に動かすことができ、それに加えて、アイソセンタを中心に水平面内で回転することができる。これにより、横断面外へのビームの使用が可能となる。しかし、この最後に述べた自由度はほとんど使用されず[*3]、実際に使用されるほとんどの治療計画では、平面内の回転によるコプラナービーム（coplanar beam）が使用されている。ノンコプラナー（non-coplanar）照射にはしばしば利点があるため、これは非常に残念である。ハーバードサイクロトロン研究所の陽子線治療における著者らの経験では、治療のおおよそ2/3でノンコプラナービームが使用されていることがわかった。

ビーム重み付けの決定

　すべてのビームに均等に重み付けする必要はなく、これは、すべてのビームが標的体積にほぼ同じ線量を照射する必要はないことを意味している。多くの場合、あるビームを他のビームよりも大きい重み付けにする場合がある。重み付けは、経験と試行錯誤により決定され、専門家の判断を含み、そして、時には各施設で作成された経験則により支持され

る．第9章で説明するIMRTの最適化技術は，均一強度放射線治療におけるビーム重み付けの選択にも同様に応用することができる（Niemierko, 1992）．

治療計画プロセスの繰返し

経験豊富な計画者により作成された場合でも，最初の試行により満足できる計画が作成されることはめったにない．これに対する例外は，標準的な計画方法（クラスソリューション）がプロトコールにより必要とされる場合である．通常，計画者は複数の計画を作成し，そのなかから2つ3つを選び，どちらにするかを臨床医と相談する．

 ＊2：放射線感受性と放射線非感受性のOARが存在するという概念，および，感受性のあるOARのみを考慮するという概念は，やや危険である．すべての組織は放射線により影響を受け，どのOARの線量も無視してはいけない．

 ＊3：以前，著者が他の放射線治療部門を訪問したとき，しばしば，治療台をまっすぐな位置から回転するようにお願いした．ほとんどの場合，治療台があった位置に埃の山があり，それは長い間，治療台を回転していないことを示唆していた．そうでなければ，清掃員が埃をみて清掃しただろう．直ちに得られる結論は，おそらくノンコプラナービームは，その施設では，せいぜいのところ，まれにしか使用されないということであった．

環境に優しい線量の処分（dose disposal）

このセクションの冒頭から，著者が治療計画の中心的な原則と考えていることについて説明する．すなわち，**計画作成者の仕事は，標的体積の外側へ必然的に照射される線量を可能なかぎり最善の方法で，どのように処分するか（すなわち分布させるか）を決定することである．**「線量ダンピング（dose dumping）」および「線量廃棄（dose littering）」という用語も，この現象のために作られた．計画作成者は，最後の分析段階では，廃棄エンジニアである．

積分線量

標的体積外側に付与された線量は，有毒物質であり処分しなくてはいけない．積分線量は，有毒物質がどれだけ含まれているかの指標である．

積分線量（integral dose：ID）は，標的体積の周辺にある組織を，そのなかでは線量が近似的に均一な小さい領域に分割し，各部分体積の線量にその質量[*4]を掛け，これを合計することで推定する．線量の単位が単位質量あたりのエネルギーであるので，部分体積内の線量と質量との積がその部分体積内に付与されたエネルギーであると容易に理解することができる．**積分線量は，標的体積の外側で患者に付与されたエネルギーの総量である．**

積分線量それ自体は，組織の障害に直接関係していない．しかし，障害を考慮に入れる目的で使用するのは非常に便利な量である．いま定義した計画作成者の仕事は，患者に対

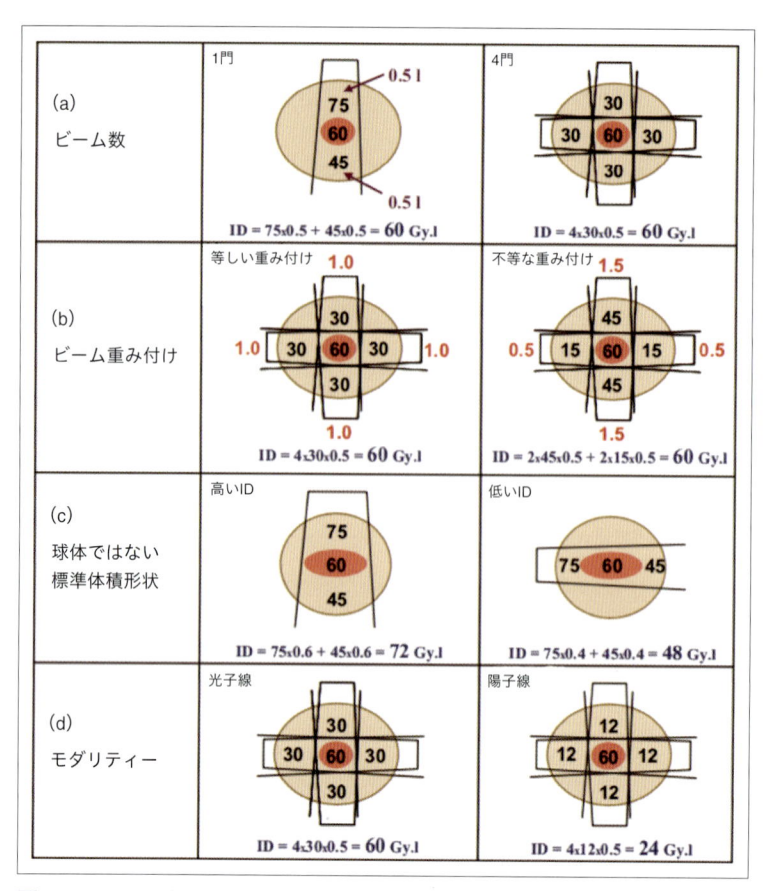

図 8-5　いくつかの異なる照射法と積分線量に与える影響を示した概略図
積分線量（ID）のおおよその推定値をそれぞれの画像の下に示す.

する悪影響を最小限にするよう，このエネルギーを分布させることである.

> ＊4：実際には，使用されるのは，各部分体積の質量ではなく体積であるが，これはほとんどすべての軟組織がほぼ単位密度を有するという理由からである.

治療アプローチの積分線量に対する影響

　治療法の種類がどのように積分線量に影響するかを知ることは，興味深いことである. おそらく，積分線量がより小さく，そして，他の点でも許容可能である治療は，患者にとってよりよい治療であると思われる. いくつかの治療法の概略図を **図 8-5** に示す. 各パネルについて，同じ線量分布が患者の他の断面にも与えられると仮定して，積分線量の非常に粗い推定値が与えられている.

　図 8-5 が示唆するように，多くの場合, 治療技術は積分線量にほとんど影響しない. ビーム数（パネル a）や相対的な重み（パネル b）は，積分線量に大きな影響を与えない. 非常に大きな患者断面を除いて，光子線のエネルギーも影響を与えない. ここには示していないが，ビーム重み付けが積分線量にほとんど影響しないということは，ビーム全体の相

対的な重み付けではなく，ペンシルビームごとの重み付けであるIMRTについても言える．

加えて，体輪郭が非球形である場合，積分線量のある程度の差が生じ，その場合，体の厚い部分を通過するビームは，より大きな体積の組織に線量を付与する．同様に，標的体積が非球形である場合には積分線量にある程度の差が生じ，その場合，標的体積の投影形状が小さい方向のビームは，図（パネルc）のようにビームが，より小さい断面となるので付与する線量が少ない．

次の場合に積分線量の大幅な変化が生じる．

■標的体積の投影形状は不規則であるので，ビームごとに作成されたアパーチャにより矩形照射野の不要な部分を遮断することで，照射野の面積を縮小することができる．

■標的が患者表面に近接している場合，標的体積近くで患者に入射する照射野を使用することができる．そして，

■異なる放射線が使用されるとき－電子線または陽子線のような特定の粒子線など．図 8-5 パネル（d）はこの効果を示しており，陽子線による積分線量の利得（gain）は，光子線ビームの場合と同様に，使用されるビーム数とほぼ無関係であるという点を強調しておく．

どこで線量を処分するか？

どこに線量を処分するかの選択が計画作成者にあるとすると，それはどこになるのか？この質問に対する第一の，そしてほぼ自明の答えは，治療方針が可能なかぎり達成されるように線量を分布させるべきであるということである．しかし，治療方針は，特定の臓器について表されるので，すでに示唆したように，総照射体積の一部に限って線量を制限する可能性がある．そして，いったん治療方針が満たされた場合，残りの患者体積のどこに残ったビームエネルギーを付与するべきか，という問題が残る．もちろん，自由に選択することはできず，物理法則は，どのように線量を分布させるかを制限する．これらの判断を行う時，次の問題はきわめて重要である．

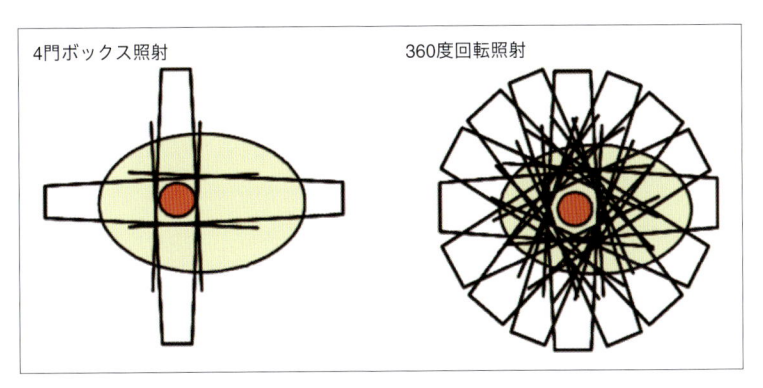

図 8-6　古典的な選択
　4 門ボックス照射（大線量を小体積に），または 360 度回転照射（小線量を大体積に）のいずれを使用するべきか？

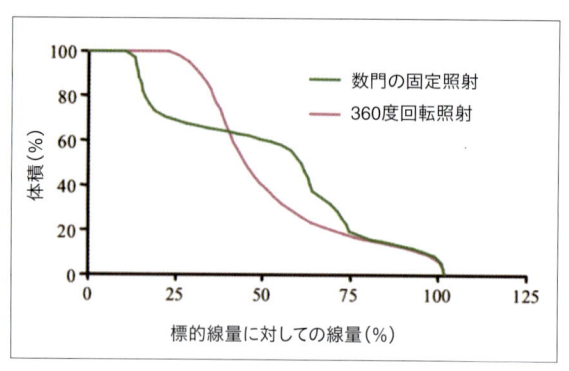

図 8-7 2つの治療計画による標的ではない組織の
DVH

大線量を小さい体積へ，または小線量を大きい体積に？

　一般に，大線量をある程度の体積の正常組織に照射するか，小線量を大きな体積に照射するかの選択がある．上記で学んだように，どちらの場合も，積分線量はおおよそ同じとなる．「4門ボックス照射と360度回転照射のどちらがよいか？」という問題を考えたいと思う．両者の選択を**図 8-6** に示したが，回転照射の線量計算は，通常，多数の固定照射で近似される．

　この2つの場合に対して，標的ではない組織の線量分布を DVH として重畳表示したものを**図 8-7** に示す．この図は，DVH が交差するという厄介な問題を含んでいる．ある治療計画に対する正常組織の DVH が，他の DVH に対してどこでも下にある場合，それは，よりよい（たとえば，患者にとって有害反応が少なくなるなど）治療計画であると容易に推測でき，同様に，上にある DVH は悪い計画といえる．しかし，それらが交差する場合に考えられることは何か？　**図 8-7** では，赤色の DVH（360 度回転照射）は，小線量を受ける大きな体積を示し，青色の DVH（4門ボックス照射）は，小線量を受ける体積はより小さいが大線量を受ける体積がより大きい．どちらがよいのか？

　もし著者が，この問題に対する決定的な答えを知っていたら，喜んでそれを明らかにするだろう．しかし，事実は，ここでは私たちの知識の限界，またはすくなくとも定量的に計画を評価する能力に到達したというだけであり，臨床経験だけで私たちは治療を続けなければいけない．そして，もし，私たちがこの質問に答えることができなければ，私たちのモデルの役目は何であるのか？そして，計算されたスコアをどのように信頼したらよいのか？

　この悲観的な状況を考慮し，少し前に戻りモデル化について少し追加しよう．

組織構造の影響

　Andrzej Niemierko と著者は，以前に，簡単なコンピュータ実験を行ったことがある．**図 8-5** に示したのと同様に，直径 20 cm の円柱状をした患者のなかに直径 8 cm の円柱状の腫瘍を作成し，1つは3門照射，もうひとつは360度回転照射の治療計画を作成した．

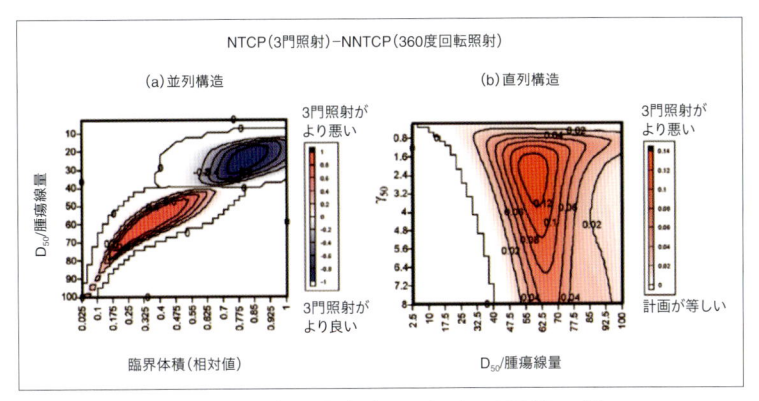

図 8-8 ３門照射と回転照射の治療計画における NTCP の違い

　　（a）正常組織が並列構造，（b）正常組織が直列構造．青い濃淡は，差が負の値，すなわち３門照射の NTCP が小さいことを意味する．赤い濃淡は，差が正の値，すなわち回転照射の NTCP が小さいことを意味する．

両治療計画において，基本的には腫瘍に同じ線量を与えることが要求されている．腫瘍の外側の正常組織は，もちろん，両計画においてまったく異なる線量分布であった．実際，**図 8-7** の DVH は，この実験の正常組織の DVH である．２種類の正常組織，すなわち直列構造と並列構造が検討された．２つの NTCP モデルを用いて，２つの計画の NTCP の違いを組織の種類ごとに別々に計算した．モデルにはいくつかの変数があり，すべてを変更した．**図 8-8** は，２つの組織構造と，それぞれの場合の解析における２つの重要な変数について，２つの計画間の NTCP の違いをグラフに示した．

　直列構造の場合，示されている２つの変数すべての組み合わせに対して，回転照射計画が優れているようだ．しかし，並列構造の場合，回転照射が優れている２つの変数の組み合わせが存在する一方で，３門照射のほうがよい領域もある．これらの領域は，腫瘍線量と比較し組織の D_{50} が小さい領域，すなわち並列構造組織の放射線感受性が非常に高い領域，および / または臨界体積（critical volume）が大きい領域である．

　第 5 章で説明した a という一つだけのパラメータを持つ EUD モデルを用いて同様の解析を行うことができる．この場合，回転照射計画は $a > 1$ となる組織が好ましく，３門照射計画では $a < 1$ となるより少ない数の組織が好ましいことがわかる．興味深いことに，$a = 1$ の場合は，２つの計画の評価は同じになり，その値では，平均正常組織線量により NTCP が決まり，平均正常組織線量と積分線量は２つの計画で同じであった．

　もちろん，この演習は非常に単純化されている．１つには，腫瘍の外側のすべての組織をひとまとめにし，それらが同じ構造と放射線感受性を持つと仮定している．もうひとつは，これらのモデル自体がほとんど証明されていないことである．そのため，この演習から定量的な結論を導き出すことは絶対にできない．しかし，以下の重要な定性的結論が得られる．すなわち，交差する２つの DVH のどちらがよいかという質問に対する普遍的な答えはおそらくない．したがって，固定照射と回転照射のどちらがよいのかという問題に対する答えは，正常組織の構造によるというものである．つまり，生物学の問題である．

著者自身の意向は，より高い線量ではあるが，より少ない正常組織をカバーするより少ないビームの使用である．これは，主に，次の3つの考えによる．

　1. 著者の経験では，腫瘍と正常組織の特定の幾何学的関係によりビーム方向を選択することで，しばしば投与線量を制限する特定の臓器を温存することができる．そして，このことは患者の横断面全体にわたり線量を拡散するよりよいと考えられる．

　2. 第5章で述べたように，OAR周辺に与えられた線量の浴槽（dose bath）は，OARへの放射線影響に悪い効果を与える可能性がある．したがって，線量の浴槽を小さい体積に制限するのが賢明である．

　3. 最近までの数十年にわたる一般的な実践では，数門の固定照射がアーク照射（arc therapy）より好まれてきた．そして，著者は確立した経験にかなりの重点を置く必要があると考えている．IMRTは患者断面の大部分をカバーする治療計画に重きを置くため，その出現により，固定多門の優位性は挑戦を受けている．しかし，IMRTの線量分布は生物学的考察により動機づけられるのではなく，アルゴリズムの必要性から生じるものであり，純粋な技術の限界から生じる変化を著者は信用しない．

線量分布における不確かさ

　このセクションには，著者が「～すべきなのに」と思うことが含まれていることを読者の皆様への公平性のため，あらかじめ警告させていただく．臨床の現場においては，残念なことに，線量の不確かさについて詳細に解析したり，その解析結果を表示したりする手段に事欠いている状態である．この状況が変わることを願ってこのセクションを書き留めることとする．

不確かさの算出

　患者に投与する線量の推定には多くの不確かさの要因となるものが存在し，その多くについてこれまでの章のなかで触れられてきた．第2章で，読者は，きっと，不確かさを評価，表示，そして記録することの必要性と不確かさを推定する信頼水準の必要性について納得したであろう．もし，まだ納得がいかない場合，不確かさの解析をしないことで問題になる例をあげる．放射線腫瘍医が，脊髄中心が48 Gyを超えないような線量制約を設け，かつ計画作成者が脊髄中心の線量が正確に48 Gyである治療計画を立てたとする．不用心な放射線腫瘍医は，おそらくこれを見て満足し，ほかの制約も満たされているということでその計画にサインをするであろう．ここで，計画作成者が不確かさについてやや精通していて，脊髄線量の最も確からしい推定値は48 Gyであるが，脊髄の線量がそれよりも高くなる可能性が50％あると（これはまさにそのとおりなのだが）放射線腫瘍医に警告するとなると，治療計画に対する放射線腫瘍医の態度はほぼ確実に変わるであろう．放射線腫瘍医は，計画に同意する前に，（ある程度の信頼水準で）[5]線量が48 Gyをどれくらい超えるのかを知りたいことであろう．つまり，線量推定値の上限を知りたいというこ

とを意味する.

第7章で説明したように，患者や臓器の動きなど，特定の不確かさのが発生する要因についてはかなりの注意が払われているが，患者に投与される線量について全体としての不確かさを定量化することはほとんど行われていない．かつて，著者はこの問題解決への簡単なアプローチを提案した（Goitein, 1985）．それは，名目，上限，下限の3つの線量分布について計算を行うものである．この，「名目」とよばれる線量分布は，線量計算に関わるすべての要因の最も確からしい推定値を使用したものとなる．「上限」線量分布では，計算に含まれるすべての要因について（特定の信頼水準における―著者は通常，第2章で論じたとおり85％を用いる）極端な値を使用する．「上限」の線量分布に関しては，患者と臓器の動きおよび位置合わせ誤差を合成し，その分に応じてアパーチャのサイズを大きめに設定する，CTから算出した密度はCT値の不確かさに起因する量だけ減少させる，そして線量モニターや校正における変動を特徴付ける量だけ線量を大きくする，などなどがあげられる．「下限」線量計算は，これらの反対の極値を使用する．

これらの3つの線量計算により，患者内のあらゆる点において不確かさという範囲を有した線量を引用することが可能になる．異なる点での不確かさは非常に相関しているので，この線量分布表示は慎重に解釈されるべきである．この相関の結果として，上限線量分布も下限線量分布も物理的に可能ではなく，それらの表示は，なんらかの問題があるかもしれない組織について，通常は過大評価する．それにもかかわらず，この表示方法は，不確かさの概算推定値を提供し，起こり得る問題について警告するためには有用である．また，治療計画の不確かさの幅が，より小さくなるような，すなわちより「ロバストな（robust）」解決策を見出すことにつながりうる．

＊5：著者は，かつて米国大統領の科学顧問に会う機会があり，その人物は，訪問した理由とは無関係なのだが，当時考えられていた宇宙ミッションの安全性についての分析を議会のメンバーに提示することの難しさを嘆いていた．「彼らは，ある問題の起こる可能性が1,000万件で1つしかないということに聞く耳を持たず，安全なのかそうでないのか？ということを知りたがっている．」我々が存在する放射線腫瘍学の世界では，そのような確信を持つことはできないのである．確率に慣れることを学ばなければならない．

不確かさの表示

3次元線量分布に不確かさを表示させることは，扱うデータ量が大量のために難しい問題となる．1つの解決方法は，Urie *et al.* (1985) と Goitein (1985) に示されているものであり，**図 8-9** に示すとおりである．この症例では，標的体積が大きく，照射野サイズが制限されているために，パッチ照射を使う必要があった．**図 8-9** では，3つの線量分布が並べられており，表記されている信頼水準での各ポイントにおける線量について，(a) 名目線量（可能性が最も高いもの），(b) 線量の上限，そして (c) 線量下限となる．この図は，治療における不確かさが原因となりビーム接合部でおきる可能性がある問題の表示と，**図 8-9** (d) では，ビームフェザリング（feathering）によって，これらの不確かさ

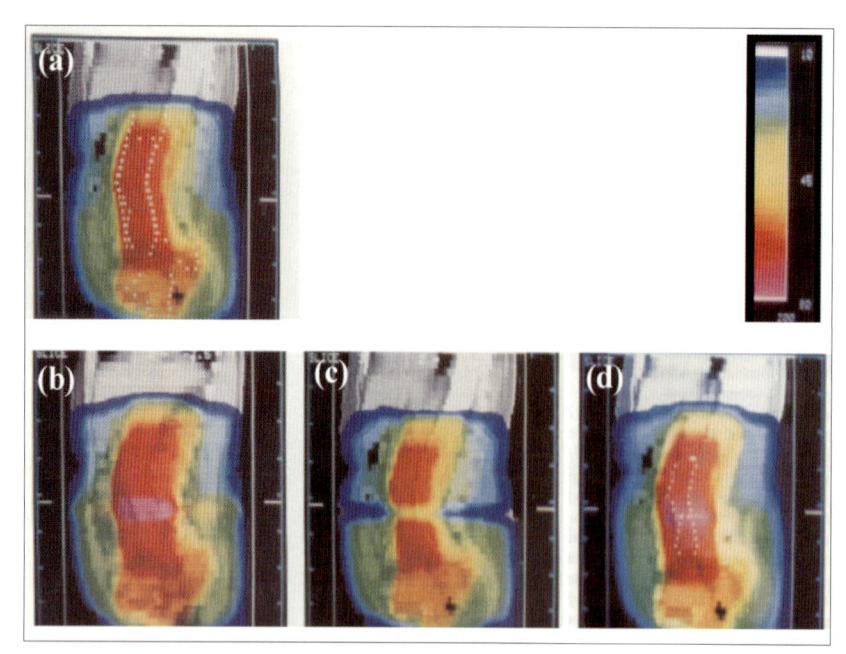

図 8-9 治療計画の矢状断面．照射野サイズが大きなため，照射野を上下に分け
　　　てパッチ照射を行ったもの
　　（a）名目線量分布，（b）上限線量分布，（c）下限線量分布，および（d）フィー
　ルド間の接合部にフェザリングを行った場合の上限線量分布（85％信頼限界）．
　Urie *et al*．（1991）より許可を得て複製．

がどのように低減できるかを示している．

　また，別の方法が Lomax によって考案された（ICRU78，2007）．この方法では，多数
の併進または回転された CT データを使い，また，密度の不確かさを模擬するため，CT
値を変更した CT データを使用することも可能であり，それにより線量分布の計算を行う．
そして，任意の点でのワーストケースの線量を示すようなハイブリッド線量分布を計算す
る．手順として，PTV 内の点については，線量はすべての計画のなかでその点の最低線
量に設定する．PTV の外側，すなわち正常組織内の点では，線量はすべての計画のなか
で最高線量に設定する．このようにして表示されるものは，腫瘍内の潜在的なコールドス
ポットと正常組織内の潜在的なホットスポットとなる．この方法による解析の結果を**図
8-10** に示した．標的内で，10 ～ 20％の線量減少に対応する青色で着色されたところが潜
在的なコールド領域で，3 つのバッチ照射の接合部で発生する可能性がある．このような
表示の仕方は，Shalev らによって示唆された「後悔のイメージ（image of regret）」の表
示が元となっている（Shalev *et al*．，1988）．

線量指標などの不確かさは線量分布に依存する

　3D 線量分布から導き出される線量指標などの不確かさについても，もちろん，関心が
あるだろう．これには，すべての VOI に対する D_{min}，$D_{near\text{-}min}$，D_{mean}，$D_{near\text{-}max}$，D_{max} など

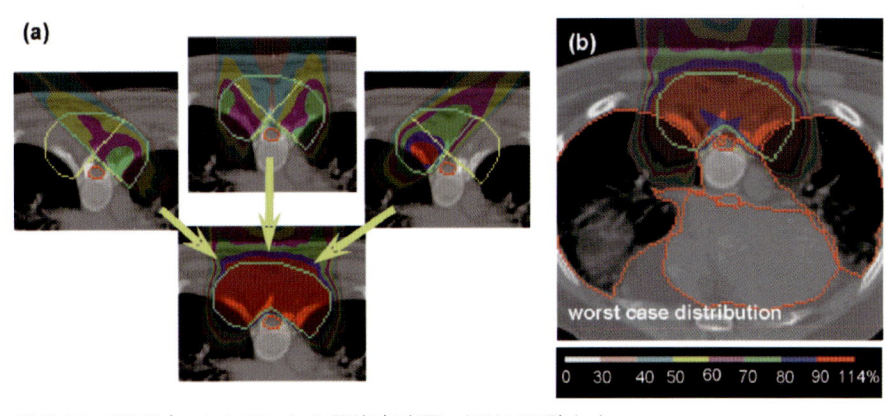

図 8-10　陽子ビームを用いた３門治療計画における不確かさ
　（a）横断面における３つの個々のビームの線量分布と複合（名目）線量分布．（b）
同断面における「ワーストケース」の線量分布．ICRU78（2007）の許可を得て複製．

のスカラー量，そして TCP，NTCP，EUD などの生物物理学的量の推定値が含まれる．
これらの量の不確かさの範囲は，下限線量と上限線量の分布からその値を計算することに
よって見積もることができる（実際には，おそらく前述の理由で過大評価している）．
DVH の不確かさの範囲を推定するためのアプローチが Niemierk and Goitein（1994）に
よって示されている．

患者の視点から

　放射線治療の計画と実施のプロセスは，もっぱら治療計画作成者や担当医師の領域であ
るかのように議論をしてきた．しかし，患者こそが，このプロセスの重要な役わりを果た
すのであって，単に受動的に治療を受けているわけではない．患者はこの治療のプロセス
のなかで多くの見地から関与しなくてはならない．

診断と治療モダリティーの選択

　患者の自己申告（病歴）が診断の重要な要素であることは自明といえる．患者はまた，
治療法の選択において中心的な役割を果たしえる．たとえば臓器温存についてかなり個人
的な見解を持っているかもしれず，それはたとえば手術と放射線治療の間の選択を左右す
る可能性もある．決定した治療に対して患者がインフォームドコンセント（informed
consent）を提出することが不可欠である．このためには，患者に**必要にして十分な情報**
が与えられなければならない．著者が放射線治療部門で働いていた時代，治療計画がその
患者の担当医師によって患者に提示されている際の会話をいくつか聞いたことがある．こ
のような会話にこそ，通常のやりとりで行われている会話なんかよりも，学ぶべき多くの
ことが含まれているのである．

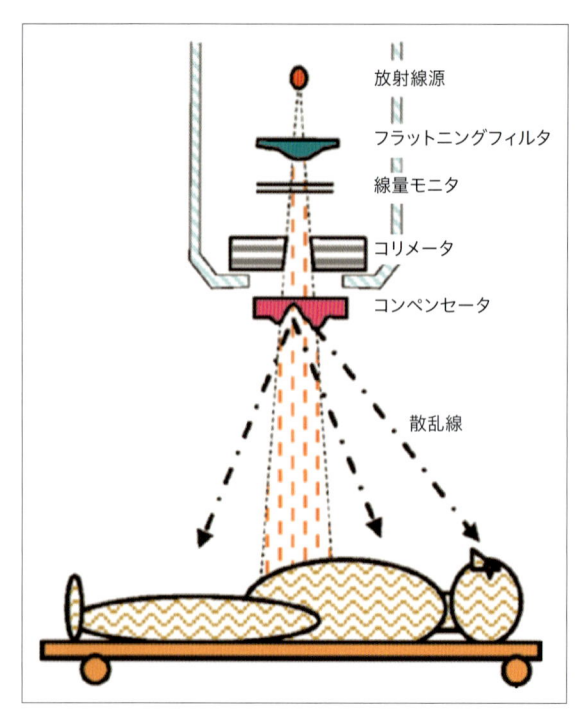

図 8-11 治療機器の下にいる患者の概略図
患者からはコンペンセータ視認可能である. コンペンセータからの散乱線が患者の目に届く可能性を推察することができる.

リスク管理における患者の役割

多くのリスクのバランスをとることが治療計画を決定する中心といえる. とくに局所制御と正常組織の障害の確率のバランス, さらにはある組織を代償として別の組織を温存することができるために, さまざまな正常組織同士の副作用の確率のバランスをとることになる. 患者は進んでリスクを背負ったり, きつい治療を選択したり, または保守的な治療法を好んだりとさまざまである. 患者は特定の副作用を避けることにとくに関心を持っているかもしれない. 計画の目標を立てる際には, このような考えが放射線腫瘍医の頭のなかにあるのは確かであるが, 著者は, これまでの慣習となっている状況よりも, 患者が, より頻繁にそしてより明確に意思決定プロセスのなかに存在すべきであると信じている.

治療観察者としての患者

経験豊富な放射線治療技師はしばしば, 患者から治療中の異常な出来事を聞かされることを経験する. 一見, 些細とも思われるその話 (例として, 異常な騒音, 異常な照射時間, 身体反応など) は危険の前兆なのかもしれない.

著者の放射線治療のキャリアのごく初期のことだが, いまでも, この間のことのように脳裏に焼きついていることがある. それは, とある患者に対して, 治療計画を担当し, 自分でコンペンセータ (第4章を参照) を設計し, 手作業で苦労して製作したことである.

患者は傾斜した胴体下部に骨盤腫瘍を有し，コンペンセータは腫瘍に均一な線量を付与できるように設計した．治療装置は，天井に設置された 2 MeV のヴァン・デ・グラフ（van der Graaf）加速器で，そのビームは治療台に横たわる患者にむけ下を向いている．最初の治療の後，患者が治療について，技術的な詳細についての担当者と話をしたいと言ってきた．きっとすばらしい仕事についてお礼を述べたいのだと思い，その患者に急いで会いに行ってみると，「私が治療台に横になっていると…　」と患者が言い，続けて「あなたが私のために作ってくれた小道具が機械の下にぶら下がっているのが見える．あれから散乱した放射線が私の目にくるということではないか？　私の水晶体への線量はどれくらいなのだ？」（**図 8-11** を参照）と言った．その患者の鋭い観察力と知識に非常に感銘を受けたことがある．そのときは，質問に対して答えることができず，その夜は，散乱線を測定することに没頭した．その結果，その線量はけっして無視はできないが，許容できるほど低いものということが判明した．

　その日以来，著者の仕事において，患者を技術的なパートナーとしてみるようになった．

IMRT と最適化

はじめに

　強度変調放射線治療（IMRT）については，何度か言及してきた．第1章で簡単に説明したが，本章では，より深いところまで説明することにする．

　IMRT の基本概念は，PTV 全体にわたって所望の（均一である必要はない）線量分布を付与するために，任意のビーム内のフルエンスが PTV に対して均一である必要はないということである．各ビームの不均一性は患者の解剖学的特徴により引き起こされ，均一照射の放射線治療で可能であるよりも，周辺の正常組織の線量を低下させることができる．IMRT は Cormack（1987）と Brahme（1988）[*1] によりそれぞれ独立に開発され，患者治療で価値ある治療方法として広く受け入れられるまでになった．Palta *et al.*（2003）と Bortfeld *et al.*（2006）は，IMRT の多くの計算法を提案し，また，Bortfeld（2006）は，多くの重要な論文を参考文献に含めた概説を発表している．

　IMRT は，選択された正常構造の全部または一部に低線量の照射を可能とする．とくに IMRT では，凹状の照射体積を作ることができ，均一強度の放射線治療では実施できない標的に嵌入した OAR の線量低減が実施できる．これらの違いを**図 9-1** に示す．

　＊1：Pedroni（1981）は，さらに早くから π 中間子治療において強度変調を使用していた．

　均一照射の放射線治療を左側パネルに示す．均一な放射線フラックスで，標的体積をカ

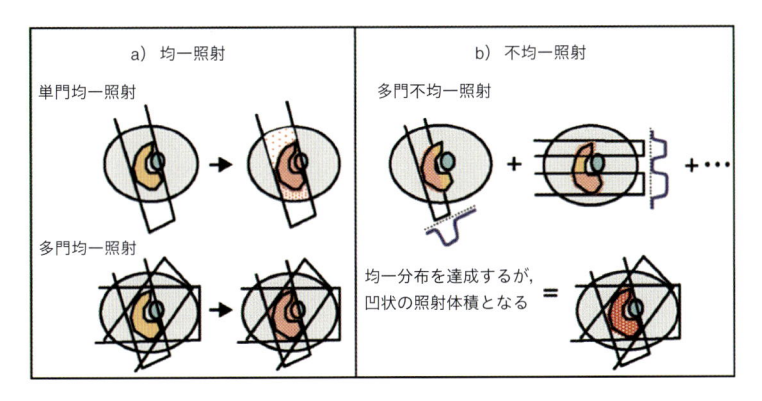

図 9-1　均一強度照射の放射線治療ではなく，IMRT が凹状の線量分布を生成できる理由

バーする場合，それに嵌入している OAR への照射を避けることができない．これは，それぞれのビームについて当てはまる．照射体積は，各ビームにより高線量が照射された組織の共通領域となる．各ビームにより高線量が照射される体積は凸状となるため，共通領域も凸状となり，そのなかにある OAR の一部は必然的に全線量が照射されることとなる．

右側パネルに示すように，IMRT は単純である．ここでは，嵌入している OAR への照射を避けるために，各ビームを遮断することができる．この遮断が行われると，OAR 下流側の標的体積は線量を受けないため，そのビームにより不均一な線量分布となる．しかし，他方向からのビームにより，最初のビームが照射しなかった線量を「埋める」ことができる．その結果，複数の不均一ビームを用いることで，OAR 線量を大幅に低減させつつ，かなり均一な標的線量を達成することができる．したがって，この方法により凹状の線量分布を作成することができる．選択された正常組織への線量低減する方法は，伝統的な標的体積のコンフォーマルカバレッジ（conformal coverage）に類似した**コンフォーマルアヴォイダンス（conformal avoidance）**という名称が付けられている．

放射線照射を低減できるのは，嵌入している OAR だけではなく，隣接していたり離れていたりする他の OAR のうち，選択されたものに対する照射も低減または部分的に低減することができる．一方，すべての OAR に対する照射を低減することは不可能であり，積分線量（integral dose）はどこかに照射されなければならず，いくつかの選択された OAR に対する照射を低減することしかできない．一般に，OAR が小さいほど，容易に線量を低減できる．

IMRT はまた，不均一な線量分布を標的体積に投与することも簡単にできる．一般に，不均一な線量分布が望まれる状況は 2 つある．第一は，2 つの標的体積があり，一方が他方の内側に入れ子になっており，外側の標的体積よりも内側の標的体積に高線量を同じフラクションで与えたい場合（「フィールドインフィールド照射法」と言われる）である．内側の体積が GTV のみを含み，外側の体積が非顕在病変を含む場合が相当するだろう．二番目の状況は，いわゆる線量ペインティング（dose-painting）の場合である（Ling *et al.*, 2000）．線量ペインティングは，機能イメージング検査に基づいて，おそらくより放射線抵抗性の細胞を含むと考えられる標的体積の部分領域に追加の線量を付与すること，または，重要臓器が通り抜けるかそれに近接している標的体積部分領域の線量低減のために行われる．

図 9-2 に IMRT 治療計画（IMRT plan）の例を示す．上咽頭がんのアキシャル断面が示されており，等間隔に 9 方向から光子線ビームが照射されている．各ビームの線量分布は周辺の画像に示し，これらを組み合わせた全ビームの線量を中央の画像に示した．設計プロセスにより中心部にある脳幹を避けるように各ビーム強度を大幅に低下させているが，それでも標的体積への線量は非常に均一になっていることがわかる．

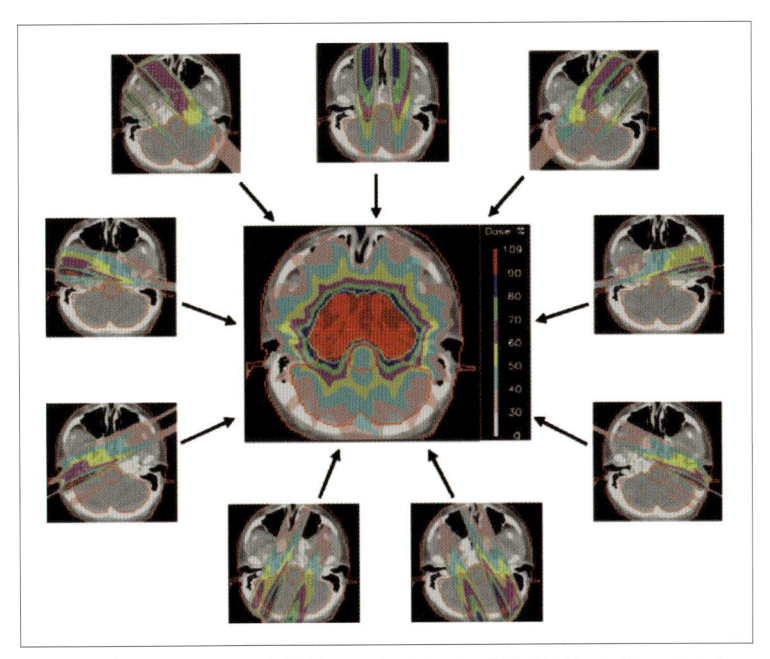

図 9-2 等間隔に 9 本の光子線ビームを用いた上咽頭がんの IMRT の例
各ビームの線量分布は周囲のパネルに示し，全体の分布は中央の図に
示した．図は A. Lomax，PSI，CH から提供．

IMRT 治療計画の作成：IMRT プランをどのように設計するか？

IMRT のインバースプランニング（inverse planning）

　もともとのアイデアは，所望の線量分布を与えれば，解析手法によりそれを達成するのに必要な治療変数を決定できるということである．この方法に必要な数学は，CT 再構成手法との類似性を用いて開発された．この手法のフローチャートを**図 9-3** に示す．

　これは非常にわかりやすいスキームだが，この手法にはいくつかの深い問題がある．

　(1) まず，所望の線量分布は，標的体積内で所望の腫瘍線量であり，その外側の線量はゼロとして指定される．つまり，理想的な分布である．しかし，物理法則からすると，そのような線量分布は実現不可能である．インバースプランニングの数学を，このような理想的な線量分布に適用すると，治療変数のいくつかに対して物理的に達成不可能な値が返されることとなる．すなわち，負のビーム強度を使用する必要がある．負のビーム強度は，患者から線量を吸収するものである．もし，これが可能となれば，なんとすばらしいことか．

　(2) この問題の解決策として，負の強度をゼロにリセットし，その後に生じた線量分布を残す．これは，確かに強度変調の大きな可能性を実証する，とても興味深い凹状の線量分布を可能とした．しかし，腫瘍制御と有害反応などの相反する目標のバランスをとる

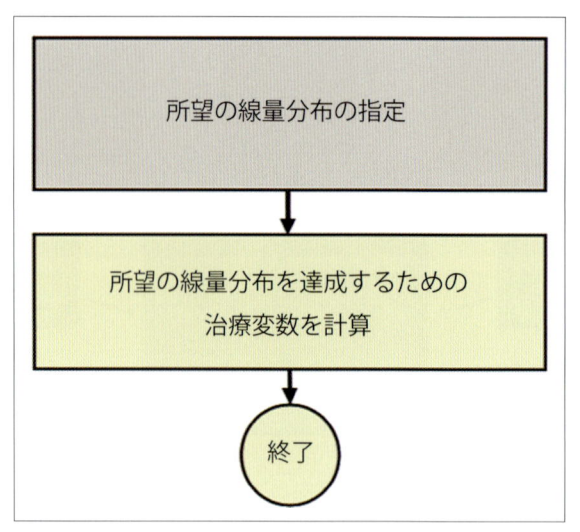

図 9-3 インバースプランニングプロセスのフローチャート

余地がない．このバランスは放射線治療と放射線治療計画の中心であるが，そのバランスに影響を与える方法がなかったことにより，このアプローチの魅力がなくなった．

　（3）すべての目標と制約を満たし，かつ物理的に実現可能な望ましい線量分布を定義できれば，インバースプランニングが治療変数を求めるための完璧な方法になるであろう．しかし，これは循環論である．そのような線量分布がどのようなものかわからないため，治療計画を行う前に，事前に決定することは不可能である．もし疑うならば，まずやってみるとよい．

　上記のすべての理由から，インバースプランニングは実地臨床にうまく適用されていない．非常にうまくできるのは，IMRT の「フォワードプランニング（forward planning）」であり，以下に説明する．

IMRT のフォワードプランニング

　フォワードプランニングのプロセスを**図 9-4** に示す．注意深い読者は，このフローチャートが前章の**図 8-3** に示される手動の治療計画と実質的に同一であることがわかるであろう．唯一の違いは以下のとおりである．

　（1）シアン色で囲まれている治療変数は，各ビームのフルエンスマップが含まれているため，均一ビーム強度の場合よりも多くの変数がある．

　（2）治療変数は非常に多くあるため，全部ではないがその多くの開始値が，コンピュータによって選ばれる．

　（3）赤色で囲まれる評価プロセスは，治療計画作成者が人ではなくコンピュータにより実行される．

　（4）青色で囲まれた反復ループは，コンピュータにより実行される．次の反復のための変数を決定し，手動計画の場合のように数回でなく，最大で数百回，あるいは数千回も

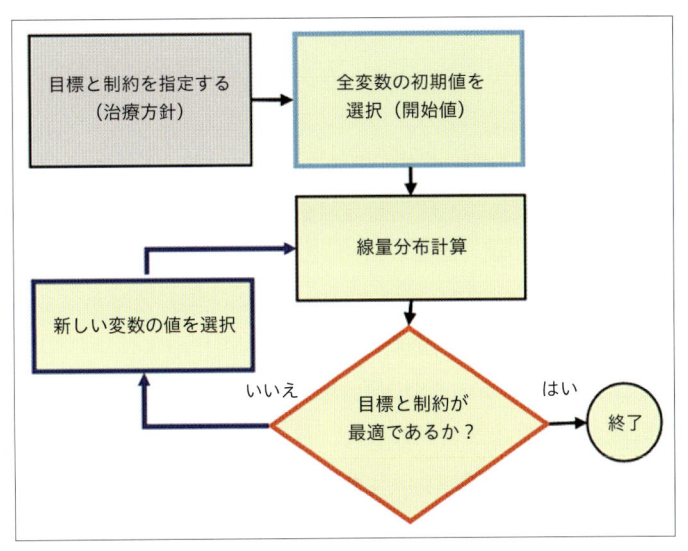

図 9-4 IMRT フォワードプランのフローチャート

反復計算が行われる.

　もともとの IMRT はインバースプランニングに基づいていたため，インバースプランニングという用語は IMRT 治療計画を設計するプロセスを記述するために広く使用されるようになった．しかし，これは誤称である．IMRT の治療計画を行うとき，フォワードプランニングを使用するからである.

IMRT の計画作成

　IMRT の計画作成には，主に 2 つの側面がある.

1. 目標がどの程度達成されたかを表す**スコア**（score）の計算方法を確立する.

2. 最良のスコアを与える変数値を見つけるため，治療変数の**探索**（search）を行う.

　スコアとは，関数が依存する変数値の特定の組み合わせに対して，**スコア関数**が出力する値である[*2]．いま行おうとしていることは，スコアを最大にする変数値の組み合わせを選択することである.

　IMRT の計画作成では，スコア関数の確立と最適なスコアの探索プロセスは，より広範囲の作業のなかで設定される．つまり，

1. 関連するすべての診断ツールを用いて患者を評価し，治療方法のすくなくとも一部として放射線治療を行うかの判断をする.

2. 適切な画像検査を行い登録する．通常は治療で用いる固定具を付けた状態で治療と同じ体位で撮影する治療計画 CT 検査は，常にこれらの検査のひとつである.

3. 治療計画 CT 上で，標的体積（GTV，CTV そして PTV）そして標的体積に近接し，または感受性が問題となるすべての OAR（そして，おそらく PRV）の輪郭を入力する.

4. 治療方針を確立する.

5. 治療変数値を設定，または変更する．これは治療計画を定義することであり，一般的にはビームウェイトとともに，不均一なフルエンスマップを持つ一連のビームを定義することである．

6. 治療計画を評価し（すなわち，そのスコアを計算し）治療に使用するためにその治療変数を選択するか，または治療変数の値を調整し，ステップ5に戻り探索を続ける．

7. 処方を確定する．

8. 採用した治療計画のシミュレーションを行い，実行可能か，またすべてのパラメータが正しく設定されているかを確認する．

9. 何週間にもわたり多くの照射回数の治療を行い，その照射が正しいことを検証する．

10. 治療計画が引き続き適切である（たとえば，体重減少または腫瘍縮小が治療の幾何学的形状に過度に影響を及ぼしていない）ことを確認するために，治療コース中に患者を再評価する，そして，治療計画が適切でなくなった場合，ステップ5またはステップ2に戻り，残りの治療を再計画する．

11. 最終的な治療計画を文書化して保管する．

12. 患者の予後追跡または再発の可能性があるときに，治療計画を見直す．

> ＊2：この関数のより正式な名称は，**目的関数**（objective function）という．しかし，以下ではより分かりやすい同義語の**スコア関数**（score function）を使用する．

　単純だが重要な点として，**これらのステップは，ステップ5と6を除いて第6章で説明した治療計画ステップと同じであること**を強調するため，多くの紙面を使ってしまった．つまり，手動の治療計画とコンピュータ主導の治療計画に共通する多くの作業がある．この章の残りで，後者に特有な内容について説明する．

　ある関数の値を最大にする，つまり，スコアを最大にする変数値の組合せを広範囲にわたり探索する実証済みの数学的手法が数多くある．IMRT治療計画の探索では，このようないわゆる最適化手法が用いられるため，**最適化**プロセスとよばれる．この章の最後で説明するが，著者はこの用語が好ましいとは考えていない．だが，一般的な使い方に従いここでは使用する．

　上記リストのステップ5と6の詳細を以下に示す．太字の項目は操作者の入力が必要であることを示す．

　a) 最適化を行わない治療計画の部分を設計する．たとえば，ビーム方向である．

　b)（治療方針から推定される）最適化プロセスの目標を確立する．たとえば，最適化したいスコア関数，制約，そして，それらの重要度係数（importance factor）などである．

　c) もしあれば，探索アルゴリズムに必要なパラメータを設定する．

　d) 探索プロセスで設定されるすべての変数の開始値を指定する．多くの探索アルゴリズムでは，自動的に行われる．

　e) 最適解を見つけるために反復探索を実行する．

　f) 見つかった「最適解」を評価し，満足できない場合は，制約，重要度係数などを修

正し，満足するまで探索プロセスを繰り返す．

　臨床的に意味のあるスコアの開発と最適化の探索プロセスは，のちほど説明する．まず，最適化問題の規模を指摘したいと思う．

最適化問題の規模

　最適な治療を選択するために検討する必要がある治療変数の値の数を推定することは，有益なことである．**表 9-1** は，最適化問題の規模を示している．この表の数値は，それぞれの変数について，結果に重要な変化が生じる値の数の推定値に基づいている．たとえば，ガントリー角度について約50の設定があると仮定する．つまり，ビーム角度の約7度の違いは結果に大きな影響を与えるということである．

　各ビームで強度変調を行わなくても，$3×10^9$ 個の組み合わせが可能となる．もし，それぞれの評価に1ミリ秒しかかからなかったとしても，計算機がすべての可能性を評価して最善のパラメータを選択するのに，1カ月以上かかる．IMRTの場合，各ビームの不均一ビーム強度を特徴づける変数は，すくなくとも 30×30 の強度値の配列であるビームの**フルエンスマップ**により構成される．したがって，IMRT では区別できる治療計画ははるかに多く，全体で 10^{13} 個あり，すべてを評価して最適解を選ぶには約1000年かかる．これらの数字に照らして，すべての区別可能な治療計画の評価は**実行不可能**でといえる．そのため，すべての考えうる治療計画のごく少数のサブセットのみを評価するインテリジェントな探索アルゴリズムに頼る必要がある．

　IMRT と同様に均一強度放射線治療において，最適化が有用であることは注目に値する

表 9-1　放射線治療が依存する可能性のある変数の一部と，結果が大きく異なる変数の値の数の概算

	典型的な変数の数	大きな違いのある変数の数	大きく異なる選択肢の総数
与えられる変数			
総線量	1		
線量制約	10		
照射野			
門数（2- > 20）	6	1	6
各門			
腫瘍に対する各照射野の方向	5	50	250
照射野サイズ（+x, -x, +y, -y）	4	50	200
照射野形状（~20 点）	40	50	2,000
総ビームウェイト	1	5	5
照射野内のペンシルビームウェイト（IMRT）	1,000	5	5,000
全体（6 門照射）			
3D-CRT（IMRT なし）	～ 300		3E+09
3D-CRT（IMRT あり）	～ 6'300		1.50E+13

(Niemierko, 1992). 両者の違いは 2 つだけである. 均一強度放射線治療の最適化には, IMRT よりもはるかに少ない変数の設定でよいことと, その理由により最適化は IMRT では不可欠であるが均一強度放射線治療には必須ではないことである.

スコアと探索

過去には, 最適化を試みる人びとの関心は, 探索プロセスに集中していた. これは, いくつかの理由による. 一方では, 最適化問題の規模は数学的な挑戦であり, それゆえ, 技術的に興味深いものであった. 他方では, 最適解を見つけるために必要な可能な解が構成する高次元空間での探索問題は, 数学者から大きな注目を集めているものであり, 試すことができる数学的アプローチがいくつも存在するからである. ただし, 効率的で信頼性の高い探索プロセスを開発することが難しくても, 現実的で信頼性の高い治療計画の優劣の評価指標である計画のスコアを開発する方がはるかに難しい. したがって, 後者の問題が最大の注目を集めるべきである.

図 9-4 に示す最適化スキームを使用して, IMRT 治療計画を作成している様子を覗いてみよう. 図 9-5 は, 計画作成者をこっそり見た図である. 彼は腕を組んでおり, 治療計画が反復的に改善されるにつれて現在のスコアが着実に進んでいくメータを見つめる以外に, 何もすることがないようである. もちろん, これは誇張した言い方である. まもなく議論するように, 計画作成者にはまだやることが沢山ある.

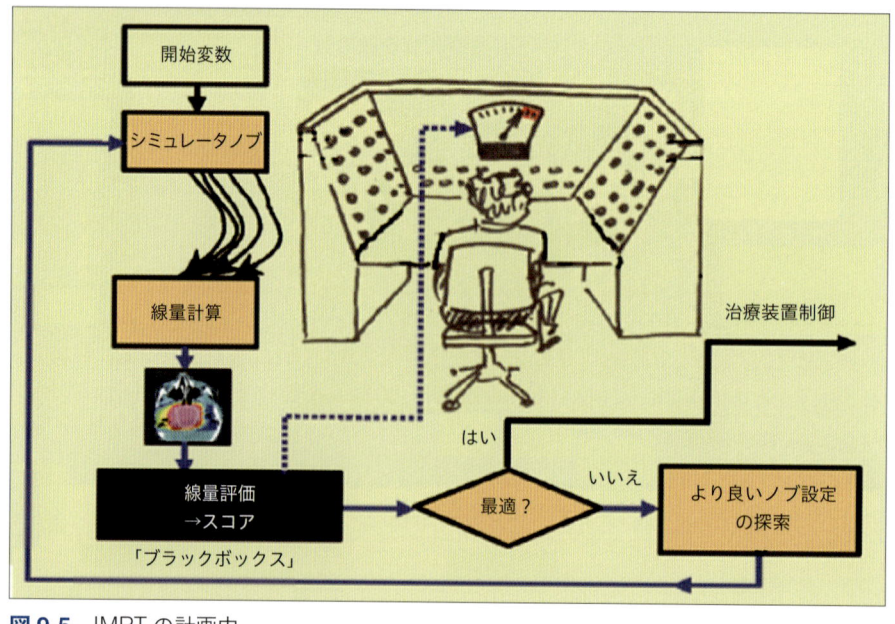

図 9-5 IMRT の計画中

なぜスコアを用いるのか？

治療計画を評価するために必要な複雑な考慮をすべて行い，治療計画の評価を単一の値である数値スコアにまとめることは，たいへんなことである．最初になぜこれをしなくてはならないのかについて述べ，そして次にそれをどうやって行うかについて述べる．

治療計画の比較

手動計画では，**図8-2**の計画作成者は多少の治療計画を行うことができるが，コンピュータは，彼を凌駕する桁違いの計画を行うことができる．しかし，結局のところ，計画作成者かコンピュータのどちらかが，治療計画をひとつだけ選択しなければならない．間違いなく，考えたうちで最良の治療計画を選択したいと思うだろう．つまり，2つの治療計画のどちらがよいかの判断を迫られることになる．正式な言い方をすれば，2つの治療計画を「ランク付け」する必要がある．では，2つではなく，いくつかの治療計画を作成した場合はどうなるか？　きっと最良の治療計画を使いたいと考えるであろう．2つの治療計画をランク付けする方法を知っている場合は，検討中の計画のすべての組みあわせに対してランク付けし，それにより最良の計画を探すことができる．

残念ながら，この議論には欠陥がある．計画作成者が少し混乱していて，すべての治療計画を比較し，計画Bは計画Aより優れており，計画Cは計画Bより優れており，そして，計画Aは計画Cより優れていると決定した．さて，計画者は突然，理論的な問題を抱えることとなる．3つの状態は矛盾している．この矛盾は，ランク付けの方針が定まっていない場合，単に計画をランク付けするだけでは，最適な治療計画の選択には十分ではない可能性があることを示している．では，どうすればよいか？

治療計画の定量化

上記の問題に対する答えは，ランク付けの別の側面のなかにある．ある治療計画が他よりもよいと言う場合，多くのことを検討し，それらをまとめて全体として「よい」ということにする．そのような作業の後ではじめて，その計画は他の計画よりも優れていると言うことができる．ランク付けする明確な方法は，それぞれに数値を割り当てることである．つまり，すべての観点をひとつの判断にまとめ，その判断を数値「スコア」の形式で表現することである．最も高いスコアになった治療計画は，スコアによる判断では最良の治療計画となる．また，スコアには別の利点もある．ランク付けだけでは陥りかねない理論的な行き詰まりを回避することに加え，2つの計画は「あまり異ならない」という考えを表現することができる．これらのスコアが非常に類似している場合，おそらく計画の良さも非常に類似しているということになる．矛盾したランク付けの理論的問題は，スコアの不確かさのために起こっているということである．

手動の治療計画では，スコアの定量化はそれほど必要ではなく，試みられたとしてもめっ

たに行われない．というより，計画作成者は2つの計画の比較を行い，結果として生じる理論的な難しさと折り合いを付けいく．2つの計画の良さが非常に近い場合，どちらが上位にランクされるかは重要ではない．コンピュータだけが，それぞれにスコアを付け，それによりスコアの高い計画を選択することでランク付けすることができる．

スコアに含まれないこと

今日まで用いられてきた最適化スキームは，定義されたビームごとのウェイトとフルエンスマップを計算することに制限されている．現在の技術レベルでは，ビーム自体に対しても，モダリティ，方向，および門数に関して計画作成者により事前に設計されている必要がある．ただし，いくつかの最適化スキームは，多くの事前設定されたビームのなかから，使用するビームの総数を制限し，選択することもできる．したがって，放射線治療のいわゆる最適化は，治療変数の一部を最適化するだけであり，他は計画作成者により決定されなければならない．一般に最適化プロセスに含まれていない，または，より正確な表現では，スコア関数の変数として含まれていないビーム特性のいくつかのについて，以下で説明する．

モダリティ

モダリティ（光子線，電子線，陽子線など）の選択は，通常，計画作成者の経験に基づいており，ビームごとに変えることもありうる．しかし，原理的には，モダリティとエネルギーを最適化プロセスの変数として含めることは可能である．ビームごとにモダリティを変えることは，たとえば，最適化するビームセットに異なるモダリティを含めてから，「最良」のビームだけを保持することにより行うことができる．

ビーム数とビーム方向

ビーム数とビーム方向の選択は非常に重要である．実際，手動計画では，これらは計画作成者の決定のうち最も重要なもののひとつであり，標的体積の外側の正常組織のカバーの程度に大きな影響を与える．現在の最適化スキームが一般にこれらの変数を調整しないということは，実は深刻な弱点である．

方向に関しては，自動化された最適化では，患者の全周囲において，コプラナーで角度が等間隔になるようにビームを選ぶことが一般的である．これは，強度変調放射線治療が等方性のビーム配置を好む傾向を表している．それは，あるビームが他のビームによる標的体積の線量不足を補償するためには，互いのビームが十分離れた角度である必要があるからである．コプラナービームという制限はまったく不要であり，最適化の数学の欠陥というよりは，治療計画システムの性能に基づく計画者の想像力の限界によるものである．

ビーム方向を，より賢明な方法で選択するための基準の開発が進められている．たとえば，これらは，手動計画で行われているように，いくつかの好ましいビーム方向を決定す

るために，患者の解剖学的構造の幾何学的な特徴を利用する．しかし，これらの努力はまだ日常的なやり方にはなっていない．

　使用するビーム数の選択は論争点になっている．多くのビーム数，最大では360度のビームを用いることに価値があるという人びとがいる．このような機能はトモセラピーという名称で開発されている（Mackie *et al.*, 1993）．実際，断層像再構成の数学は，360度全域をカバーするビームの使用により，所望の処方に対して線量分布の最も高い一致が得られることを示唆している．しかし，はるかに限定されたビーム数を強く主張する人びともいる．現在では，等間隔に配置された7本程度のビームの使用が一般的である．対向する偶数個のビームは，コンフォーマルアヴォイダンス（conformal avoidance）の観点から単一ビームを超えることができないという点で「むだ」であるため，通常，奇数個のビームを選ぶ．陽子線のような重荷電粒子線が使用されるとき，より少ないビーム数でよいという提案がある．

ビーム横方向の広がり

　一見すると，標的体積ではなく正常組織に照射するようにしか見えないため，標的体積に向けられていないペンシルビームに強度をもたせる理由がほとんどない．この理由から，そのようなペンシルビームは通常，強度ゼロに設定され，さらなる最適化から除外される．しかし，そうすることは，標的体積の端への線量に関する問題を引き起こす可能性がある．その理由は，標的体積に向けられるペンシルビームは，その端に近いところでは，標的周辺の組織への電子輸送およびビームの角度分散により，線量を失うからである．マージンにより標的体積をカバーするように設計された均一強度ビームでは，この線量損失は標的体積のすぐ外側を照射するペンシルビームにより正確に補償され，その内側にある標的体積に線量が付与される．標的体積外側へのペンシルビームが欠けていると，標的体積端の線量が減少する．

　そのような線量減少を防ぐために，多くのアルゴリズムではある種の技法を使用している．たとえば，標的体積の外側周辺の少しの距離だけ離れた方向へのペンシルビームの強度を最適化に含めることができ，その距離がアルゴリズムのパラメータになる．ユーザーは，そのような隠されたアルゴリズムの特徴に注意する必要がある．

スコア

　正常組織への放射線の影響に関する知識は，非常に不十分であるので，治療計画にスコアを割り当てる現在の技術が現実に即したものであるかについては，かなりの疑念がある．第8章で説明したように，我々はまだ非常に基本的な質問「ある与えられた状況において4門ボックス照射は360度回転照射よりもよいか悪いか？」の答えを知らない．この質問に答えることさえできなければ，治療計画を最適化するうえでの他の多くの質問に答えることができるとは期待できない．

それにもかかわらず，どのようなタイプの最適化を実行するにしても，最高のスコアを計算しなければならない－まさに，患者を治療するために，自分の最善の判断に基づいて治療計画を行うしかないのと同じである．このスコアは，直接的または間接的な要素を組み合わせて，次のような指標を提供する．

■局所腫瘍制御の可能性

■有害反応の可能性

■複雑さや実現可能性などの治療計画の他の側面（これらは，治療計画を手動で行う時，計画作成者が潜在的に考慮する治療計画の重要な側面であるが，一般に IMRT の治療計画では考慮されない）

　これらの問題は，手動で治療計画を実施している間に，計画作成者が直面する問題と同じであると気づくであろう．違いは，計画者が頭のなかで分析を行うのに対して，コンピュータは計算によってそれを行わなければならないことである．

　残念ながら，スコア関数の多くは，臨床的妥当性よりも計算上の都合のために設計されている．欠陥は2つに分類される．(1) 最適化されるべきパラメータが粗すぎる－正常組織の体積と相関する線量の指標が含まれていないかもしれないが，すでに強調したように，線量－体積効果は非常に重要である．または (2) それらは，探索プロセスを単純化または高速化するが，医学的根拠を含まない形式（たとえば，変数が線形または二次）である．著者の意見では，1960 年代と 1970 年代に行われた初期の最適化の試みの大部分が失敗したのは，それらのスコア関数が臨床的根拠をほとんど持たず，線量－体積効果を考慮に入れていなかったためである．

計画の影響を示す指標

　以下の量を単独またはいくつか組み合わせて，患者に対する治療計画の影響を評価する．（注意：もちろん，スコアはビームごとの線量ではなく，総線量に基づいている．）

腫瘍反応

■標的体積の最小（または平均，または…）線量と処方線量との差．

■標的体積の95％がそれ以上を投与される線量（$D_{95\%}$），コールドスポットの深さを示す．

■標的体積の5％がそれ以上を投与される線量（$D_{5\%}$），ホットスポットの高さを示す．

■腫瘍内の各ボクセルにおける線量と平均腫瘍線量との差の二乗平均平方根として表される標的体積内の線量均一性の程度．

■腫瘍制御率（TCP）の推定値．

■等価均一線量（EUD）の推定値．

有害反応（それぞれの重要臓器について）

■ OAR の最大（または平均，または…）線量とその制限線量の差．

■ D Gy 以上の線量を受ける（相対的または絶対的）OAR 体積（V_D）と，それに対応する線量－体積の制約との差．単一の OAR には，そのような要件がいくつかある．

■エンドポイントについての正常組織障害発生率（NTCP）の推定値．

■等価均一線量（EUD）の推定値．

■ CTV の外側に付与された積分線量．

複雑さと実現性

■ビーム数

■通常とは異なるビーム方向の使用（たとえば，ノンコプラナー照射）

■通常とは異なる患者ポジショニングまたは固定法

　スコアは適切に重み付けられ，上記の測定値のひとつまたは複数の組みあわせから計算される単一の数字である．これらの値の計算は，治療計画の複雑さと実現性のいくつかの定量化が困難な点を除いて，簡単に計算機により実行される．標的体積の平均線量のような，ひとつの指標しか最大化されない場合，それ以上の問題は生じない．しかし，これらの指標の 2 つ以上が組み合わされスコアになると，問題はすぐに複雑になる．指標を組み合わせる方法，とくにそれぞれの指標への重要度の割り当ては，臨床的な意味から，しばしば主観的に決定する必要がある．

生物物理学モデル（biophysical model）の使用

　TCP，NTCP，EUD などの生物モデルを最適化に用いることへの関心が高まっているのは，部分的には，上記で特定された線量に基づく指標の性質，およびそれらのほとんど客観的な根拠のない相対的な重み付け要素によるためである[3]．これらの量を推定する信頼性は低いかもしれないが，これはそれらの**直感的に明白な臨床的意味**によって補われる．たとえば，それらのうちのひとつである TCP，およびもうひとつである肺炎の評価のための NTCP の増加の相対的な重要性は，人間の観点からは容易に理解することができる．確かに，患者も理解できる指標であり，また患者の意見を考慮することが必要な相対的な重み付けである．

　*3：たとえば，標的体積の平均線量と標的体積内の線量の標準偏差（線量不均一性の指標）との相対的な重要性を数値で推定するのはとても難しい．また，標的体積の $D_{95\%}$ と OAR の V_{20Gy} の相対的な重要性をどうやって知ることができるのか？

最適化におけるスコアの使用

　最適化プロセスでスコアを使用する方法は 2 つある．

　スコア最適化（score optimization）　このアプローチでは，決定されるべきすべての変数がスコア関数にまとめられ，オプティマイザーはスコアを最大化する変数値を選択する．たとえば，障害のない腫瘍制御の確率がスコア関数として（誤って）使用されている場合に，スコアの最適化が行われる（後述を参照）．

　制約付き最適化（constrained optimization）　2 番目のアプローチは，オプティマイザーが，上述のリストに示すような，**ひとつ以上の指標に対する制約**を受けながらスコアの最大化を行うことである．これらの制約は，所定の指標の上限，あるいは下限を決め

る閾値である[*4]. 制約付き最適化の例として，関心のある重要臓器（OAR）への最大線量が，事前に定義された最大許容線量よりも少なくなる条件に従って，標的体積への平均線量を最大化しようとすることがある．ここで説明したように，制約付き最適化では制約はいわゆる「ハード」制約であり，制約のいかなる違反も許されない．「ソフト」制約を定義することも可能であり，これは，より現実的である－ソフト制約では，徐々に増加するペナルティーが科されるため，制約値から遠ざかるほどペナルティーは増加する．ソフト制約は，技術的な問題を回避し，臨床上の意図にはるかに近いので，多くの探索プロセスで役立つ－制約を厳密に満たす必要はなく，通常，小さい違反は許容することができる．軽微な制約違反を許すには，違反が大きすぎることを防ぐために制約に対するペナルティーを計算できなければいけない．「大きすぎる」ということは，最適化されているものの価値に関連している必要がある．そのため，スコア最適化の説明ですでにでてきた，制約違反レベルをスコアの改善と関係づけるという難しい問題を回避することができない．

　これら2つの最適化アプローチのうち，2番目のアプローチ，つまり制約付き最適化は，手動計画のプロセスで計画作成者が治療計画を評価する方法に非常に近く，著者はそれを使用したいと考えている．

　　＊4：これは，Niemierko（1992）が報告した方法であるが，ユーザーは，スコア関数として使用する評価指標と制約として使用する評価指標の両方を選択することができるようになった．

腫瘍反応の推定

　現在実施されている治療計画では，腫瘍反応は，腫瘍に付与された線量分布全体により決められ，分割法など他の要素はスコアに含まれない．きわめて均一な線量をPTVに付与したい場合，たとえば，平均腫瘍線量または$D_{50\%}$，または$D_{98\%}$を，TCPに対する治療計画の間接的な指標として使用することができる[*5].

　腫瘍反応の他の指標として，定量的な方法で標的体積内の線量不均一性を考慮に入れたEUD，そして，生物物理モデルにより計算したTCPがある．

　腫瘍反応の直接的な指標に加え，さらに2つの要因に制約を課す．第一に，標的体積内の正常組織が受ける線量である．腫瘍は正常組織内に散在したり正常組織に支持されているかもしれず，またPTVはCTVの外側の正常組織を含む．これらの正常組織への障害を避けるため，PTV内の線量に上限を設けることが多い．第二に，線量の不均一性があげられる．TCPまたはEUDを推定するために用いられるモデルが十分信頼できるものであっても，標的体積内の高度に不均一な線量分布に十分に対応していない．したがって，線量不均一性に対して制約を課すのが一般的である．この制約は，標的体積内の線量に上限と下限を設定する，またはEUDとたとえば，D_{mean}の間の制約を設けることで達成できる．

＊5：標的体積内の線量不均一性が小さい場合，たとえば，標的体積内の線量分布の標準偏差が平均線量のある割合よりも小さい場合などを仮定している．

正常組織反応の推定

第6章で述べたように，手動治療計画の評価では，それぞれの関心体積に付与された線量分布を評価するために，それぞれの重要臓器（OAR）と残存リスク体積（RVR）を別々に評価する傾向がある．同じアプローチは，コンピュータ主導の治療計画でも適切であり，広く使用されている．各OARについて，V_{20Gy}，EUD，D_{max}，またはNTCPなどの数値を計算し，計算された値をもとに，OARにサブスコアを割り当てる．サブスコアは，スコア関数の値を計算するために用いられるか，線量制約や線量−体積制約に関連して使用される．

実際には，正常組織の制約があっても，最適化プロセスが許容可能な結果に向けて，適切に進行しないことがしばしばある．たとえば，正常組織の制約が十分に強くない，または標的体積の外側にあるすべての組織に対しては定義されていないため，標的体積の外側で思ったほど急激に線量が低下しないことがある．De Neve *et al.*（2006）は，満足いく結果を達成するための多くの技法について，すばらしい説明をした．これには，標的体積の周囲に追加の制約を適用できるひとつまたは複数のシェルを定義すること，および，最適化プロセスが実行されたときにホットスポットが発生する領域の線量を低下させる「仮想」正常組織を定義することが含まれる．

腫瘍と正常組織の反応の組合せ

ハード制約を伴う制約付き最適化では，異なる要素を組み合わせる必要はなく，ひとつの要素を最適化し，他のすべての要素に制約を加える．スコア最適化は異なり，複数の要素を組み合わせてひとつの値にすることを試みる．サブスコアが線量または体積の指標などの物理的パラメータである場合，それぞれに対して適切な重要度係数を割りあてるのは困難である．すでに指摘したように，TCPやNTCPなどの生物物理的な量が関係している場合，そのようにすることは，はるかに簡単となる．全体的な副作用は，照射されたすべての臓器および組織のNTCPへの影響を組み合わせたものにより示すことができる．確率論の観点からは，「障害の起こらない確率（1から障害確率を引いたものに等しい）」は，乗法的である．したがって，次式のようにNTCP全体を計算することができる．

$$NTCP_{overall} = 1-[（1-NTCP_1）・（1-NTCP_2）・...]$$

しかし，このアプローチは非常に単純すぎる．エンドポイントが与えられたNTCPは，一般にさまざまな要因の関数である．年齢，糖尿病，またはタバコおよびアルコール乱用の履歴は，よく知られた要因の例である．残念ながら，あまり知られていないことは，これらの条件がさまざまなNTCPに与える影響である．それから，与えられたNTCPは，特定のエンドポイントに対して定義される．同じ臓器が照射に対して複数の反応をするこ

とができ（早期反応ならびに晩発反応），複数のエンドポイントをもつ．これらのエンドポイントの重要性はさまざまである．

　上述の全体として障害のない確率を得るために，障害のない確率を乗じるというプロセスは，すべての**障害を等しく重み付けする**ことである．しかし，ある組織（たとえば，皮膚）における特定の障害は，この例では確かに，他の組織（たとえば脊髄）における障害とは重要性がかなり異なるであろう．したがって，障害の発生率は，**完全に非現実的な有害反応の指標**となる．より現実的な指標を得るには，**それぞれの障害はすくなくとも重要度係数によって重み付けされる必要がある**．この重み係数を見つけることは，けっして容易ではない．

　そして，腫瘍サブスコア（たとえば TCP）を正常組織サブスコア（たとえば $NTCP_{overall}$）と組み合わせるという問題が残っている．しばしば使用されるアプローチは，以下の計算のように「障害のない腫瘍制御」（uncomplicated control）といわれる量を最大化することである．

$$TCP_{uncomplicated} = TCP \cdot \left(1 - NTCP_{overall}\right)$$

　この式の考え方は，放射線治療の目的は，障害がない条件で腫瘍の局所制御率を最大にすることである．このアプローチは，腫瘍制御と正常組織の障害を同等の重みで治療することである．つまり，特定の障害のある割合の増加は，同じ割合の TCP の増加により，完全に相殺される可能性があることを意味する．しかし，わずか5%を超える腫瘍制御率の増加のために，数学者だけが5%の麻痺の可能性を受け入れることができるだろうが，医者や患者は，誰も同意しないだろう．

　著者の見解では，最適化プロセスにおける障害のない腫瘍制御の確率の使用は，臨床的にはまったく間違っている．

患者の視点

　患者の希望に関するかぎり，腫瘍制御に関連して起こりえる障害の可能性とその性質に対する患者の考えは，均一ビームの治療計画同様に IMRT の治療計画でも考慮に入れられるべきである．これは，一般的なリスク回避に対する患者の考えに合わせて治療を行うために，線量照射を調整するだけの問題ではない．第8章で議論したように，患者は，たとえば妊娠機能の温存など非常に特別な関心事を持っていて，それは，ビーム方向などの重要度係数の選択，そして，実際には治療モダリティの選択に強く影響する．

探索

　どの変数を考慮するべきか，そして，使用するスコアのスキームを決定したら，可能なかぎり最高のスコアとなる変数値を見つける探索を行わねばならない．いま，この問題に目を向けたいと思う．探索プロセスの技術的詳細により目が閉じてきた場合，第9章を飛

ばしたり，さらに悪いのは本を閉じたりするのではなく，この章の最後のセクションである「最適化とは何か？」にすすむことを勧める．

探索風景

IMRT では，膨大な量の変数を最適化する．問題の規模を上述の**表 9-1** に示した．それぞれのビームのフルエンスマップを考慮するだけでも，各ビームの強度プロファイルはすくなくとも 30×30 のペンシルビームに分割され，そのそれぞれが重みを持つ．そして，5 本以上のビームを用いることになる．これは，IMRT には，均一ビーム放射線治療をはるかに超える数千もの変数を追加する必要があることを意味している．これらの治療変数は，全部が一緒になって広大な超空間を形成し，スコアと制約の両方は，これらすべての変数の関数である．

変数をひとつだけ最適化する場合，**図 9-6** に示す 2 次元グラフの横座標に変数，縦座標にスコアをプロットし最下点を探索する．2 つの変数が最適化される場合，スコアは，**図 9-7** に示す 3 次元空間の曲面として表すことができる．スコアは，丘と谷を含む一種の「風景」として表現され，最も深い谷の最下点を見つける．しかし，数千もの変数の関数をグラフィカルに表示することは難しい．それにもかかわらず，探索風景を超次元の世界として概念的に説明することができる．

探索しなければいけない超空間の広さを考えると，どうすれば成功する可能性があるのか？　しかし，希望が持てるのは，いくつかの理由があるからである．第一に，ビームのモダリティ，数，方向，そして，形状を固定し，実際，最適化変数のサブセットのみを常に選択することにより，探索する超空間の次元数を減らすことができる．第二に，TCP や NTCP などの生物物理学的な量がスコア関数で使用される，または最適化する複数パラメータに対して特定の選択が行われる場合，スコア関数は，探索空間全体で非常になめ

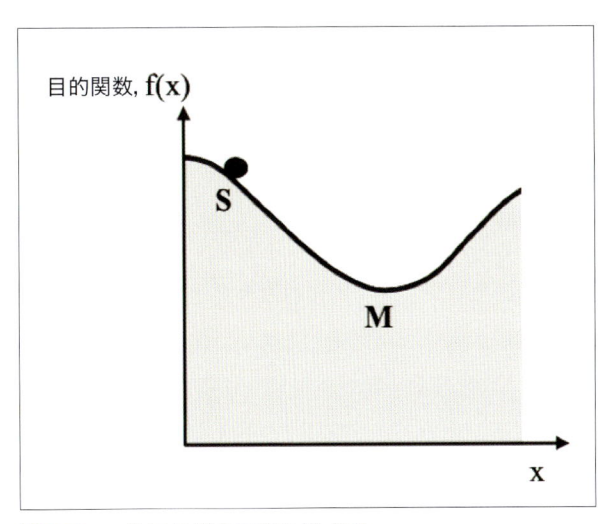

図 9-6　一次元最適化問題の模式図
　　　x は，単一変数．

らかに変化する．ほとんどの場合，その値は大きく飛ぶことはないので，狭い間隔で見る必要はないだろう．探索が成功する第三の理由は，有限の時間内に大域的極値を見つけることはほぼありえないが，よりよい解を見つけられるだろう．ある意味，成功の可能性は，失敗の許容から成り立つ．

探索の方法

最大化または最小化に関する文献が膨大にある．これまでに開発されてきた方法には，それぞれがたいへんに異なり，魅力的なものが数多く存在する．そして，ご想像のとおり，特定の方法には多くの異なるバージョンがある．ここでは，完全に数学的な扱いをすることなく，2種類の探索方法のみを扱うことにする．その2つとは，「方向集合最適化」（direction set optimization）と「シミュレーテッドアニーリング」（simulated annealing）[6]である．

> [6]：探索技術についてさらに学びたい場合，Press *et al*. (1998) の第10章を読んでもらいたい．この本は，簡潔，明瞭また分かりやすくまとめており，注目に値する．

方向集合最適化

最急降下法（method of steepest descent）および**共役勾配法**（conjugate gradient method）は，ともに方向集合最適化アルゴリズムの例である．2つの方法は概念的には似ているが，共役勾配法はより効率的であり，最もよく使用されている．しかし，もっとも説明が簡単な方法であり，この種のアルゴリズムのよい入門となるため，ここでは，最急降下法に焦点をあてることにする．

最初に，1変数のみの関数の極値を求める1次元問題を考える．極値は最大値でも最小値でもよい．関数 $f(v)$ の最大値を求めることは，$-f(v)$ の最小値を求めることと同じなので，どちらでもかまわない．反復的探索手法をこのセクションで説明するときは，探索プロセスのグラフィカルな表現が直感的であると思うので，スコアを最小化することについて話す．

この問題を，**図 9-6** のグラフに示した．ここでは，探索者がある任意の点Sから最小点を見つけようとしている風景として見てほしい．しかし，探索者は彼の周辺の短い距離しか見ることができない．彼が成功するのは直感的に明らかである．彼は，2つの短いステップを踏みはじめた．ひとつは左に，そして，もうひとつは右へいき，より低いスコア値になる方向を決める．そして，彼はその方向に沿って進みはじめる．ふたたび上向きに動きはじめるまで短いステップで進むならば，そのステップ幅の範囲内で，最小値Mを見つけるだろう．（もちろん，最小値を見つけるために，常に等間隔のステップを進むよりも，はるかに効率のよい方法がある）．重要なのは，探索者が斜面を下りはじめると，彼が正しい方向を向いており，やがて底に着くことである．

方向集合最適化法の1次元の考え方を多次元に拡張する．多次元世界における下り坂を考えると，それらは，主に下り坂の方向を選ぶ方法が異なっているだけである．**図 9-7** に，

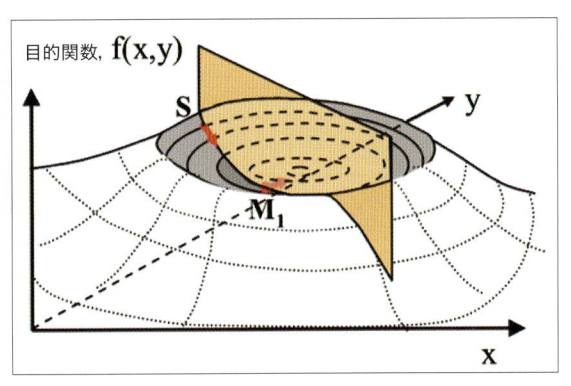

図 9-7　2次元で最急降下法を用いる場合
（火山のクレータの形をした谷の形状）

これが2次元の世界でどのように見えるかを示している．探索者はいつものようにS地点からスタートする．最急降下法では，その地点から最も急降下の方向，つまり，Sに短い矢印で示した勾配が最大となる方向を決定する．そして，探索者はその方向に出発し，**図 9-7** の色つきの平面内にとどまる．彼は，最小値 M_1 にたどり着くまで，その平面内で動き続ける．これは，ちょうど示したばかりの実現可能な1次元探索なので，探索者はこのように進むことができる．M_1 に到達すると，その点から最も急降下する方向を決定し，次にその方向に進み，最小値が見つかるまで1次元探索を繰り返す．自分自身が，より低い位置に進めなくなるまで，このプロセスを続ける．最初のステップで決定された平面内の最小値に到達した後ではなく，それぞれのステップ後に，最急降下方向を再評価することも可能である．

　最急降下法のひとつの問題は，非常に非効率的になる可能性があることである．たとえば，探索者が長く狭い谷にいる場合，底に向かって微調整しながら谷を進む間に，左右にジグザグと多くの小さいステップを踏むことになるだろう．共役勾配法はこの問題の大部分を解決するものである．共役勾配法は，主にそれぞれのステップの後の次の方向の決定方法が異なる．このアルゴリズムは，前の最小値が見つかった方向に「干渉」しない正しい方向を見つけることに基づいている．それゆえに，最急降下法が細長い谷でみられるジグザグと進む振る舞いを避けている．この方式は直感的ではないが，うまくいく大きな利点がある．そのため，放射線治療の最適化問題に広く用いられている．

大域的極値と局所的極値

　最適化問題の計算は，台なしになることがある．前の図では，ひとつの深い谷だけを示した．上で説明したアルゴリズムは，最小値を確実に見つけることができた．しかし，**図 9-8** は，困った状況を示している．2つの極小値が明らかであるが，スコア関数が複雑である場合，極小値が多数存在する可能性がある．点Lにおけるスコア関数の値は，限定された領域内では最小である．そのような低い点を，**局所的最小値（local minimum）**と

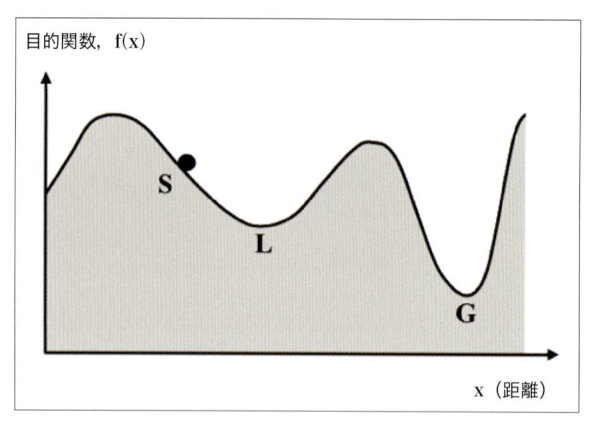

目的関数，f(x)

S

L

G

x（距離）

図 9-8 1つ上の最小値がある！大域的最小値を見つける
ことができるか？

いう．しかし，点 L の値はすべての領域における最小値ではない．この例では，その最
小値は点 G である．これは，**大域的最小値**（global minimum）といわれている．明らか
に上記の1次元探索方法は，点 L を見つけて終了する可能性が非常に高いため，大域的
最小値を見つけることができない．

スコアとして二乗平均線量偏差（mean-square dose deviation）を用いた反復最適化

最適化する線量分布が，反復最適化において所望の線量分布にどれだけ一致しているか
を評価するスコアの重要な例をあげる（Bortfeld *et al.*, 1990）．線量集中性の評価は，次
式で表される．

$$
\text{score} = \sum_{i \in \text{target}} \text{weight}_i \cdot \left(D_i - D_i^{\text{prescribed}} \right)^2 + \sum_{i \in \text{normal tissues}} \text{H}\left(D_i - D_i^{\text{limit}} \right) \cdot \text{weight}_i
$$
$$
\cdot \left(D_i - D_i^{\text{limit}} \right)^2
$$

この式では，2つの和がそれぞれ，計画標的体積と正常組織のすべてのボクセルに適用
され，下付文字「i」は，i 番目のボクセルを表す．正常組織のボクセルについては，D_i^{limit}
が臨床的に許容されるように選択され，それは乗法関数 H によって強制的に決まる線量
制約の上限値である[*7]．重み係数 weight$_i$ は，重要度係数である．この式は，降下方向を
決定するために必要なスコア関数の導関数の計算が，とくに容易かつ高速になるという点
で，計算上の利点がある．そして，スコア関数は，局所的最小値というトラップにかから
ないというたいへん魅力的な特徴がある．これは，現時点で最も広く使われているスコ
ア関数である．

一見すると，上式は，解析的最適化プロセスにおける線量分布の目標と同じでと思われ
るが，そうではなく，根本的な違いがある．解析的最適化では，アルゴリズムは定義され
た線量分布を達成しようとするが，失敗するとアルゴリズムに埋め込まれている数学的修
正により妥協案に到達する．反復最適化は，すべてのボクセル内の線量の差異を目標線量

にどのくらい近いかの指標として用いられるが，その一方で，重要度係数で例示されているようにユーザーの指示によって妥協案に到達する．これらを適切に調整することで，スコアは，特定の領域における実際と所望の線量の違いに対して，より鋭敏にも，またそうでなくすることもできる．つまり，臨床的なトレードオフを導入する余地がある．

＊7：H(x) は，「ヘビサイドステップ関数（Heaviside step function）」であり，その値は x の値が正値のとき 1 で，負値のとき 0 となる．したがって，ボクセル内の線量が線量限度を超えた場合にのみ，スコア関数にペナルティーが与えられる．

シミュレーテッドアニーリング

シミュレーテッドアニーリングは，近年開発されたまったく異なる探索方法であり，他の方法では手に負えない最適化問題を解決できると期待されている．原理的に，大域的最小値を見つけることができるという魅力がある．より厳密には，無限に長い時間といくつかの他の条件が与えられると，シミュレーテッドアニーリングは，大域的最小値をみつけることが保証されている．残念ながら，がん治療に従事している私たちは，そんなに長くは待つことができないので，この保証は，はじめに見たときよりは印象的ではない．

このプロセスは，材料が冷却されるにつれてアニーリングされる過程を観察することにより，その名前の正当性を得る．しかし，この類似性は，方法の定式化や理解には必要はない．シミュレーテッドアニーリングは，最急降下法と異なり，傾斜を最速で見つけようとはしない．むしろ，それは，どこが最小値かをランダムに推測する．

このプロセスを図 9-9 に概略的に示す．他と同様，S 点から開始すると考えよう．「よりよい」点がどこにあるかをランダムに推測し，「スロー（投球）パラメータ」により特徴付けられる分布から，ステップサイズをランダムに決定する．推測により，スコア関数の値が点 S よりも小さい P_1 のような点が得られるとき（図 9-9 の投球「1」），我々はそれを受け入れ P_1 に移動し最適化プロセスを繰り返す．一方，推測により P_2 や P_3 など，スコア関数の値が点 S よりも大きい地点が得られることもある（図 9-9 の投球「2」と投

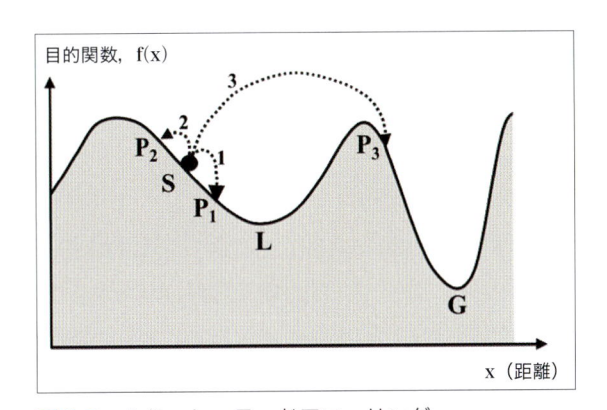

図 9-9　シミュレーテッドアニーリング
　どこに最小値があるのかをランダムに推測する．そして，たまに「上り坂」（明らかに悪い例）の推測が許容される．

球「3」）．ほとんどの最適化スキームでは，そのような点は，より悪くなるとして，すぐに却下される．逆説的ではあるが，シミュレーテッドアニーリングは，そのような地点を受け入れることがある．もちろん，最小値の候補である P_1 を捨てることはないのだが，「冷却パラメータ」により特徴付けられる分布から任意に導き出す確率により，より悪い解を選択するかもしれない．つまり，期待できない P_2 やずっと有望な P_3 に移動する可能性がある．P_3 に移動することにより，最終的に G にたどり着くチャンスが明確に高くなることは明らかである．

　収束するには，プロセスが進行するにつれ投げる平均距離を短くすることで暴投する機会を減らし，また，坂を上る方向に投げる確率を減らさなければならない．これらを制御するパラメータとしては，開始値を与えるだけではなく，それらのプロセス自体を減らすことを定義したアニーリングスケジュールを持つ必要がある．

　いわゆる高速シミュレーテッドアニーリングというシミュレーテッドアニーリングの別法がある．これは，以下の点でシミュレーテッドアニーリングと異なる．（1）ランダムなスローの分布はガウス分布ではなく，いわゆるコーシー分布である．（2）冷却スケジュールがはるかに早い．

パレート最適化（Pareto optimization）

　最近の治療計画の手法として，パレート最適化がある（Bortfeld, 2003）．パレート最適化は，ガントリー角度，ビームウェイトなどの通常の入力変数や，重要な要素の変更ではなく，むしろ，関心 VOI に対する治療計画の効果を定量化する EDU，TCP またはNTCP などの出力変数の指標の変更を含んでいる．ここで，これらの指標を出力変数とよぼう．このアプローチでは，膨大な数の計画がコンピュータにより生成される．出力変数のひとつを改善すると，すくなくとも他のひとつの出力変数が悪化する計画は，パレート前面にあると言われている．計画作成者は，現在選択されている計画のすべての出力変数の値を対話式ディスプレイで確認する．計画作成者は，任意のひとつの出力変数を増加または減少させることができる．これにより，パレート前面にある隣り合う計画に移動し，対話的に他のすべての出力変数の変化を確認できる．たとえば，脊髄の NTCP を減少させると，TCP や他の重要な構造の NTCP にどのような影響があるかを確認することができる．このようにして，ユーザーはパレート前面にある許容可能な計画から，最良と判断される計画を選択することができる．

　この方法は，治療計画の比較における主観性の問題を回避はしない．しかし，2 つの魅力的な特徴を持っており，ユーザーは可能な計画のなかから生産的なサブセットのみを見る．そして，それはユーザーが臨床的に意味のある変数の空間で調整することを可能にする．これらの調整は，最適化プロセスの中核をなすものであり，第 6 章以降で簡単に説明したトレードオフである．パレート最適化の最大の貢献は，トレードオフプロセスを明示的にし，計画作成者に対してよりわかりやすくなっていることである．

数学的最適化におけるいくつかの問題

　最適化の説明で生じたいくつかの問題に注目したいと思う．最適化は，自動プロセスのように見えるが，実際には，アプリケーションを適切に機能させるために，それぞれに対してかなりの手動調整が必要になることがある．

開始値

　原理的に，開始値を変えて探索を再開したときのアルゴリズムの振る舞い方を観察することで，探索手順に対する重要な洞察を行うことができる[*8]．理想的な探索プロセスでは，どの開始値からはじめても，同じ結果，または臨床的に同等の結果が得られる．この様になったら，比較的満足することができる．再探索により，それより前の最良の結果を超えた場合，中間の丘を「飛び越えて」より深い谷へ落ちたことになる．この新しい谷は大域的最小値を含む可能性がある．探索アルゴリズムを使用するとき，それぞれ異なる開始値を用いて何回か探索を試し，それらの結果を比較する必要がある．しかし，時間的制約と最初の開始値を使用して見つかった解が最適ではないとしても，結果に満足できることが多いため，このようなことは実際にはまれにしか行われない．

　＊8：ユーザーは，使用している最適化プログラムで，どのような開始値が使用されているか知らないことが多い．最初のころの反復最適化では，解析的なインバース最適化の結果が開始値として使用された．

スケール

　「スケール」の問題がある．距離，角度，強度などの治療変数の多くは，単位や範囲が非常に異なる．たとえば，コリメータの設定は $0 \sim 20\,cm$，ガントリー角度は $0 \sim 360$ 度，そして，ペンシルビーム重み係数は $0 \sim 2\,Gy$ などである．ステップのスケールは，変数ごとに独立して設定する必要がある．たとえば，コリメータの変更は $3\,mm$，ガントリー角度の設定は 5 度などのステップサイズが選択される．スケールの問題は，探索空間の範囲を確立するときにも明らかである．それぞれの変数について，どれだけの値の範囲で，出発点を選ぶのか？その範囲が小さすぎ，そして，ステップサイズが小さすぎると，合理的な時間内に極値に到達することができない可能性がある[*9]．これらの問題に対する一般的な答えはない．それらは，解決された問題の文脈で答えなければならない．放射線治療の最適化スキームを扱うとき，これらの決定が最終的なものとして行われアルゴリズムに組み込まれることができれば，それらは再検討される必要はないが，常にそうであるとは限らない．

　＊9：探索で使用されるステップサイズのスケールを理解する重要性は，次のシナリオとの類似性から理解することができる．**図 9-6** が田園風景を表しており，開始地点 S と低い地点 M の間の距離が数百メートルあるとする．ハイカーが地点 S から坂を下って歩き，通常の 1 メーターの歩幅をとった場合，ハイカーは地点 M を見つける可能性は高い．一方，同じ地点からアリが，ミリメーターのステップで歩き始めるとする．

アリは，地面の非常に小さなくぼみに到達する可能性は高く，非常に小さなステップで斜面を評価するので最小値が見つけられたとの結論を得るかもしれない．それは最小値であるが，大域的最小値ではない．そして，表面の小さなくぼみがないと仮定したとしても不運なアリは底にたどり着くのに，非常に長い時間がかかることになる．

探索パラメータ

スケールの問題に継続的に対応する必要はないとしても，特定のケースについて，うまく働くように調整される必要がある探索プロセスのパラメータがある．たとえば，シミュレーテッドアニーリングのアルゴリズムでは，冷却パラメータとスローパラメータの初期値と，探索プロセスにおけるそれらの修正スケジュールにより，探索の挙動はかなり強く影響される．探索が解に収束していないようであれば，これらを調整する必要があるだろう．

では，反復探索は，いつ終了するのか？　著者は，スコアが有意に改善されなくなったとき探索を終了させるということを何回か言及した．しかし，この文脈で有意という用語は，どういう意味なのか？　たとえば，スコア 0.1 の変化は，大きいか小さいか？もちろん，スコアが何を表しているのかを理解せずに，この質問に答えることはできない．異なるスコア関数，または異なる重要度の重み付け係数をもつ同じスコア関数に対して，まったく異なる答えとなる．この質問は，スコア関数の性質について，ユーザーが専門家として理解していることを要求し，その理解の多くは過去に類似した多数の探索を行って得られたものである．

多くの異なる開始点を試すとき，または異なるスコア関数が使用されるとき，解を構成する治療変数の集合が異なる値を持つという意味で，解が異なることは一般的な経験である．しかし，変数が異なる値を持つ一方でスコアは非常に似ており，対応する線量分布も同じように見えるだろう．この類似性は，本質的に，最小となる領域の谷が非常に平坦であることを意味する．2つの解は，探索空間において非常に似た高さをもつが，たいへんに離れている．これは心配するべきことではなく，解が臨床的にほぼ同等であることを意味している．

再最適化（re-optimization）とトレードオフ

計画作成者は，探索結果が満足できるものでないことに気づき，しばしばコンピュータによる自動最適化を数回繰り返さなければならない．これは奇妙な最適化であり，最初に行ったときは計画作成者にとって「最適化」を繰り返えさなければならない準最適化のように見える．

では，このプロセスを繰り返すとき何が変わるのか？　以前に警告したが，**図 9-5** でみられるように，というよりは，むしろ推測されるように，計画作成者が手を組んでみているだけなのは，少しばかり非現実的である．すでに強調したように，計画作成者によって提供されなければいけない最適化のパラメータがあるため，計画者は，それを修正する権限がある[*10]．これらのなかには，次のものがある．線量制約値，スコア関数の要素の

相対的な重み付け（複数ある場合），そして，目標線量，そして，重要度の重み付け係数である．これらのパラメータは，探索プロセスが事実上行うことになるさまざまな目的に対する最適化のトレードオフを決定する．第6章で簡単に説明したように，トレードオフは治療計画プロセスの中核である．IMRTにおけるトレードオフの問題は，Hunt（2002）によって紹介された．計画作成者は，許容できる治療計画，つまり，線量分布が望ましいと考えられる計画を作成するには，いくつかのパラメータの調整が必要であることにしばしば気づく．

　最初の試みで臨床的に許容できる結果が達成できない場合，誰が責任を負うのか？　悪いスコア関数，または悪い探索方法が原因なのか？　ほとんどの探索方法は，それ自体，生物学の問題，つまり，スコア関数に含まれる生物学に関してかなり中立である．したがって，著者は臨床的に許容できないという問題は，通常は，不十分なスコア関数を持つことから生じると信じている．これは，著者が以前強調したことであるが，すなわちよいスコア関数を開発することは，その極値をどのように探索するかを見つけることよりも難しい．再最適化が必要なくなったと気づくとき，スコア関数がよくなったとわかるだろう．

＊10：最適化の対象でないパラメータを計画作成者が設定する責任があることはいうまでもない．

数学に埋もれた生物学

　最適化に含まれる数学は技術的には難しくないが，それでもかなり複雑であり，多くの理由で詳細はユーザーから見えないところにある．著者が懸念していることは，

■いくつかのアルゴリズムでは，臨床的に意味をもつ処方を満たすように装っているが，

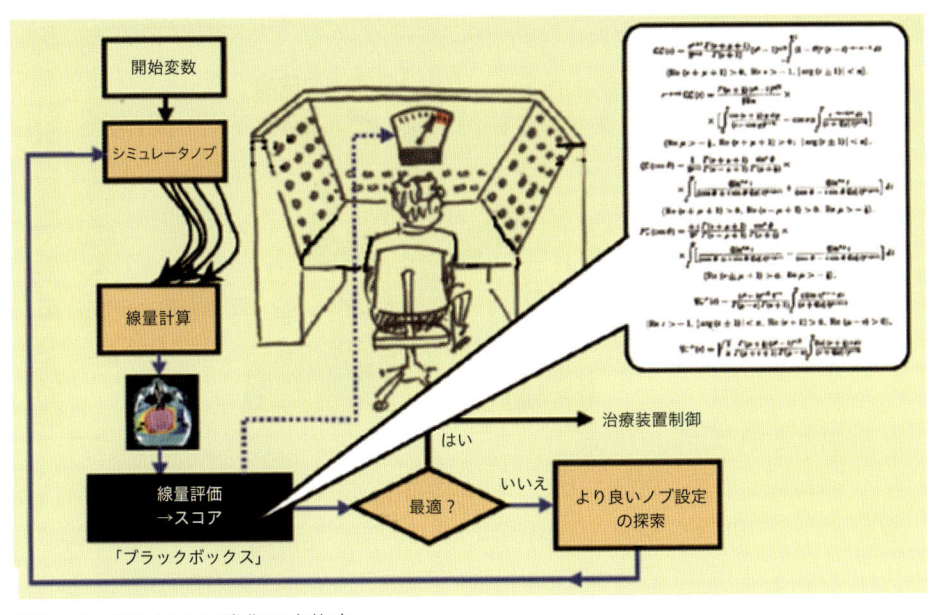

図 9-10　静かに！最適化の実施中

実際には，生物学的根拠も内容もまったくない数式である．

■いくつかのモデルの数学的な複雑さは，それらの物理的および生物学的内容の両方やそれらが欠如していることをわかりにくくするかもしれない．

■最悪なことは，不可解にも，ユーザーはアルゴリズムの結論を無条件に受け入れる以外の選択肢を持たないことである．

自動最適化を用いる場合，患者に対するユーザーの責任は，いわば，カバーの下にあることを患者に理解させ満足させることである．ユーザーは，これらに注意すべきである．

最適化とは何か？

最高の曲に投票

毎年ボストンでは－世界中の他の都市でも同じだと思うが－地元のラジオ局がリスナーに最高だと思うクラシック音楽の作品に投票するように依頼し，この質問がナンセンスであると知っている何千ものリスナーからの反応を得る．音楽には非常に多くの側面と様相があり，多くの異なる場面で異なる音楽が好まれるから，「最高の」ものを選ぶことは，せいぜいのところ，リスナーを楽しませる企画にすぎない．この状況で最適化は実行可能でも実用的でもない．

治療計画は，大きく違うのか？　実際，問題には多くの要素があり，それらの多くは他の要素が表現される方法とは無関係の用語で表される．標的体積内の線量分布の指標と正常組織の V_{20Gy} をどのように組み合わせればよいのか？　これらは治療の異なる側面であり，異なる物理単位で表現される．この難題に対しては，ある治療計画が最適であるとランク付けできるように，これらすべての側面をひとつのスコアにまとめることが必要である．これは，かなり気が進まない仕事である．しかし，大きな違いがひとつある．患者は治療を受けなければならず，そして，考えられる治療計画のうちのひとつを選択しなければならない．そのため，実際に達成することができる最もよい治療計画は，計画作成者の判断で選ばれる．音楽ディレクターは，この曲またはその曲を気まぐれで選ぶことができるが，彼が判断を誤ったとしてもその影響は小さい．一方，治療計画作成者は，そのような自由はない．これは，医療ケアの重要性により，好むと好まざるとにかかわらず，また最適化スキームが「最適」であるかどうかにかかわらず，最適化が必要であることを意味している．

最適化という用語の意味

「最適化」という用語は，すくなくとも2つの異なる意味があり，かなりの混乱をまねいている．国語的な意味（vernacular sense）で－つまり日常会話で意図される意味では－特定の問題に対する最適解を見つけるプロセスである．数学的な意味では，スコア関数の極値を導く独立変数の値を見つけるプロセスである．この区別を正しく認識する必要が

ある理由は，数学的な意味で最適化された治療計画は，国語的な意味では最適でないかもしれないからである．

まとめ

この章では，現在の最適化スキームは最適ではないことを言うために多くの議論をした．これらを次にまとめた．

- ■スコア関数は，治療のために値を定義しなければならない治療変数のサブセットのみを扱い，その他は，計画作成者が手動で選択する．
- ■探索プロセスは，スコア関数の大域的極値を見つけられないことがある．
- ■私たちは，おそらく数千ある治療計画のうちどれが最善かという問題に明確に答えるための十分な生物学を知らない．
- ■スコア体系，つまりスコア関数は，計画作成者の判断を十分に反映していない場合がある．
- ■この問題は多面的であり，さまざまな観点をひとつのスコアにまとめる方法を知るのは難しい．

これらすべての理由から，著者は国語的な意味での最適化は不可能，私たちの一生のうちには達成できないと信じている．あるひとつの特別な目的のために，この章の説明を通して読者を導き，そして，問題点に関する長いリストを提示してきた．つまり，最適化プログラムのユーザーとして，十分な注意を払う必要性を教えてきた．

治療計画では，最適化は間違った満足感をもたらす誤称である．上記で述べた技術のいくつかを用いることにより，開始値から治療変数を調整することで治療計画が改善できると著者は信じている．このため，計画の最適化よりも計画の改良という用語がよい．

結局のところ，著者の評価にもかかわらず，IMRT では，それを使わない場合に比較して，はるかによい治療の設計と照射を行うことができている．自動的な計画の改良をさらに改善するための技術が，今後数年間で大きな注目を集めるであろうことを予想でき，著者はこれらの努力により，患者に対して，現在よりもさらによい治療を提供できると確信している．

10 水中における陽子線治療

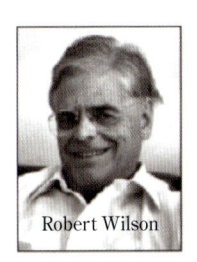
Robert Wilson

　がんを治療するのに理想的な放射線は，標的体積内に所定の線量分布（一般的には一様分布だが一様でないものもありえる）を作り，それ以外には照射しないものとされる．しかしこれは実現不可能である．次に良いとされる放射線は，線量の大部分を標的内に，そして比較的少ない量を標的外に照射するものである．**図 10-1** に示しているように，陽子線と高エネルギー光子線ブロードビームの線量分布を比較するとすぐにわかるのだが，陽子線は外部照射光子線よりもこの理想とする目標にはるかに近いものとされている．これは 1946 年にロバート・ウィルソン（Robert Wilson）によりはじめて見出され，その独創的な論文（Wilson, 1946）がきっかけとなり，陽子および他の軽イオンは優れた治療用放射線を提供するものとして，過去 40 年間にわたり世界中の多くの研究所で評価が行われてきた．

　図 10-1 に示されている陽子線と光子線の劇的な違いは，何によるものであろうか？陽子は荷電粒子であるため，第 4 章で説明した光子とは物質に対して非常に異なる相互作

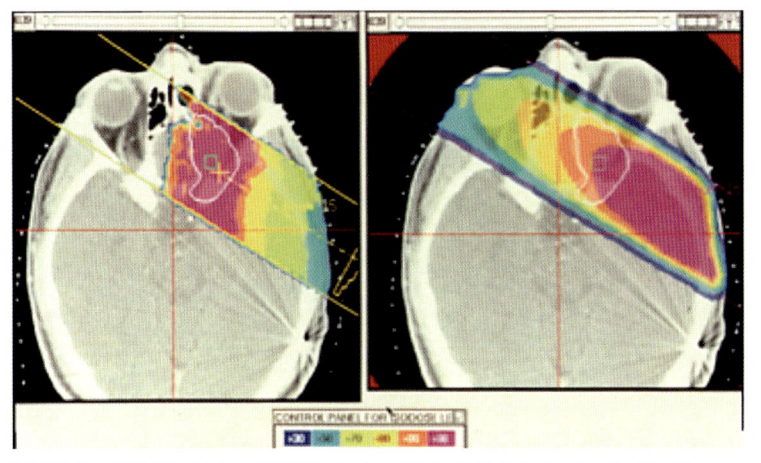

図 10-1　陽子線（左），光子線（右）の後方斜めからのビームの比較

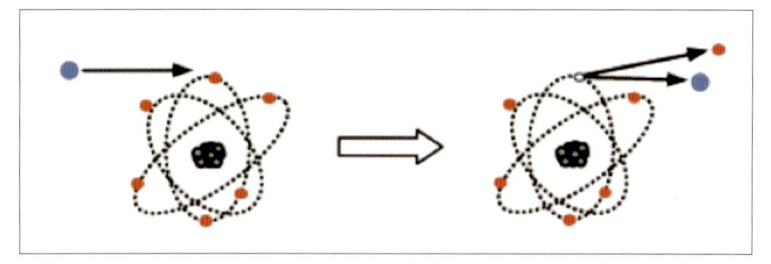

図 10-2 陽子（青）と軌道電子（赤）とのクーロン相互作用
　略式図であるため，粒子径などはまったく比例していない．実際の縮尺で描いた場合は，どの粒子も見えなくなる．

用を行う．相互作用の過程が異なると，線量分布もまったく異なる．注意深い読者はすぐに気がつくように，光子と異なることは荷電粒子である電子でも同じであり，その物質との相互作用も第4章で論じられている．たしかに，陽子が経験する相互作用のタイプは電子の相互作用と非常に似ている．しかし，陽子は電子よりも 1,836 倍重く，この事実が，陽子線量分布が電子とは実際にはかなり異なるものになるという結果をもたらす．

　　＊：本章の一部の資料は，Goitein M，Lomax AJ，and Pedroni ES による Physics Today 2002 年 9 月号（pp 45–50）に掲載された論文 "Treating Cancer with Protons" から許可を得て改作したものである．陽子線治療に関する優れた情報源には ICRU78（2007）があり，その一部は Oxford University Press の許可を得て本章で使用している．

陽子線の物理特性

　所与のエネルギーをもつ陽子が物質を通過するとき，主として次の3つの現象：原子の軌道電子とのクーロン相互作用，原子核とのクーロン相互作用，そして原子核との核反応が起きる．

陽子と軌道電子とのクーロン相互作用

　陽子は物質中を通過するにつれ，徐々にそのエネルギーを失い線量を付与する．このエネルギー損失は主に陽子と原子の軌道電子とのクーロン相互作用によるものである．陽子と電子は反対の電荷を持つため，陽子が電子を引き寄せて原子から「吸いとる」．これにより原子のイオン化を引き起こす．さらに重要なことには，第4章で説明したように，原子から放出された電子は初期イオン化の近傍でさらに原子をイオン化する．この過程を**図10-2** に示したので，第4章の**図4-6** と比較してほしい．平均して，陽子が個々のイオン化により失うエネルギーは比較的少なく，ほとんど偏向しない．最終的にエネルギーをすべて失い止まるまでに，物質1センチメートルにつき数十万回の相互作用を受ける．

　単一エネルギーの陽子線は，所与の密度の物質をビームエネルギーによって決定される深さまで透過する．透過深さが陽子エネルギーと一対一に対応しているということは，実

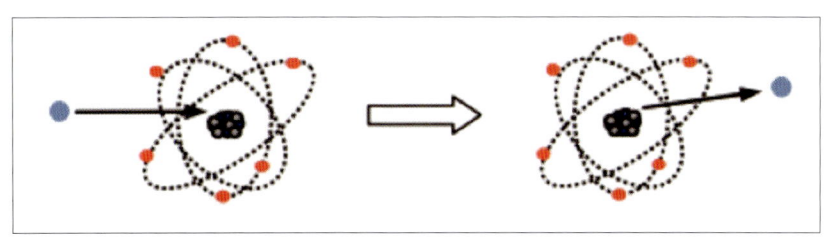

図 10-3 原子核による陽子（青）のクーロン散乱の模式図

際，放射線治療において陽子線を使用するときに重要なポイントとなる．どういうことかというと，患者の体内でのビームの透過を，患者に入射する陽子のエネルギーを制御するだけで，必要であればサブミリメートル単位で制御することが可能になるからである．

陽子と原子核とのクーロン相互作用

陽子は電子よりもはるかに重いので，軌道電子とのクーロン相互作用によって偏向されることはほとんどない．しかし，正電荷を帯びた**原子核**の近くを通過するときに反発力(斥力)が働く（**図 10-3** 参照）．**原子核**とのクーロン相互作用では（電子とは対照的に），原子核は電子よりもはるかに重いので，角度は小さいけれども，陽子を偏向させることができる．陽子は物質を通過する際に原子核との間で非常に多くの相互作用を受け，これらすべての相互作用によって引き起こされる偏向角が統計的に足し合わされ，正味の角度および半径の偏差が生じる．この重要な現象を「多重クーロン散乱（multiple Coulomb scattering）」とよぶ．

制動放射（bremsstrahlung）

陽子が原子核による場を通過するときには，電子の場合のように進行方向に対して垂直の加速を受け，陽子は電荷を持つため光子のスペクトルを放出することになる．電子の場合との違いは，制動放射の確率が粒子質量の二乗の逆数におおよそ比例することである．このため，陽子制動放射は電子制動放射よりも 100 万倍以上弱く，陽子線治療においては臨床的な意味を持たない．

陽子と原子核との相互作用（原子核反応）

原子核とのクーロン相互作用に加え，陽子はいわゆる「強い核子間力」を介して原子核と相互作用する．一般的に，次の 2 つの原子核反応が存在する．

■弾性衝突（elastic collision）：原子核はそのままだが，陽子は無視できない割合のエネルギーを失い，通常は数度偏向する．（例　p ＋ ^{16}O → p ＋ ^{16}O）．

■非弾性衝突（non-elastic collision）：原子核は崩壊し，入射陽子は無視できない割合のエネルギーを失い，通常は数度偏向する．（例　p ＋ ^{16}O → p ＋ ^{15}N ＋ p）．

非弾性衝突で原子核は崩壊するが，その崩壊方式はいくつか存在する．一般的には，比

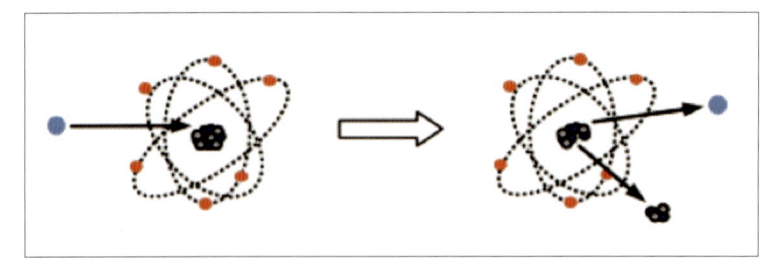

図 10-4 陽子（青）と原子核との非弾性衝突の概略図

例では，原子核が崩壊し，アルファ粒子が放出されている．

表 10-1 150 MeV の陽子が ^{16}O 原子核に衝突したときに発生する粒子により持ち去られるエネルギーの割合

粒子	相対エネルギー（%）
陽子	57
中性子	20
アルファ粒子	2.9
ジューテロン（重陽子）	1.6
トリトン（三重陽子）	0.2
ヘリウム 3 原子核	0.2
その他の反跳フラグメント	1.6

データは Selzer（1993）による．

較的軽い破砕粒子（フラグメント（fragment））がかなりの速度で放出され，重いフラグメントは核反応が発生した場所の近くにとどまり原子を強くイオン化する．その様子を**図 10-4** に示す．フラグメントにより持ち去られるエネルギーの比率について**表 10-1** にまとめてある．

陽子線ブロードビームの深部線量分布

ここでは，側方に一様な強度分布を持つ陽子線ブロードビーム（broad beam）の線量特性について扱いたい．このようなビームは散乱体によって形成される（後述を参照）．また，等価的には，所与のエネルギーのペンシルビームを同じ重みでスキャン（走査）することによって形成することも可能である（後述を参照）．

ブラッグピーク（Bragg peak）

陽子により付与される線量は，飛程終端において急に上昇し，いわゆるブラッグピークを形成する．ここでブラッグピークは，ウィリアム・ヘンリー・ブラッグ（William Henry Bragg）卿にちなんで名づけられたものである．(彼の息子である物理学者のウィリアム・ローレンス・ブラッグ（William Lawrence Bragg）卿と混同してはならない.) ほぼ単一

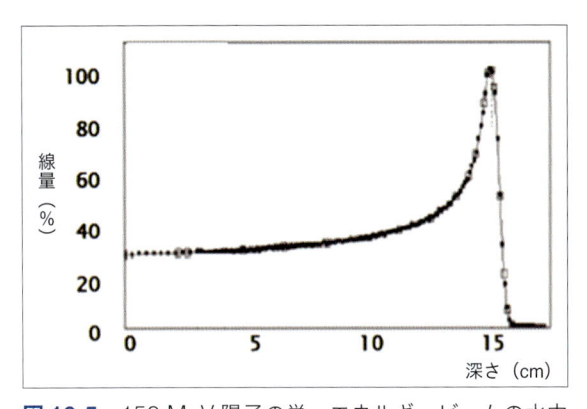

図10-5 150 MeV 陽子の単一エネルギービームの水中の深度線量分布

ブラッグピークの特徴を示す．図は B. Gottschalk,
HCL, USA より提供．

エネルギーの陽子ビームの典型的な線量分布の例を**図10-5**に示す．このような線量分布の形状は，これから説明するさまざまな現象が組み合わさって生じる．

軌道電子とのクーロン相互作用によるエネルギー損失

ブラッグピークの主な原因は，陽子が軌道電子とのクーロン相互作用により，徐々にエネルギーを軌道電子に付与し，そのエネルギーを失うことに基づく．しかし，すべての深さにおいて等しいエネルギーを付与するわけではない．物質中のどの点においても，陽子の単位長さあたりのエネルギー損失－「線エネルギー付与（linear energy transfer：LET）」，または「阻止能（stopping power）」といい，g·cm^{-2} 当たりの MeV の単位で表される－は，Bethe-Block の式により与えられる[*1]．これによると，線エネルギー付与は，陽子の平均速度 v の2乗の逆数にほぼ比例する．

$$\frac{dE}{dx} \propto \frac{1}{v^2} \left(\frac{Z}{A}\right) z^2 \qquad (10.1)$$

ここで，Z と A は，それぞれターゲット原子核の原子番号と質量数，z は入射陽子の電荷数となる．陽子が減速するにつれて局所のエネルギー付与（すなわち線量）は急激に増加する．この深さに伴い線量が増加する減速プロセスは，**図10-6**に示されている．**図10-6**の点 A での陽子の速度が v_A であるとすると，A に付与される線量は式（10.1）の v に v_A を代入して与えられる．B のような A より深い点では陽子は減速し，v_B は v_A より小さくなる．その結果，式（10.1）に従って評価された点 B での線量は点 A の線量よりも大きくなる．また，速度は飛程終端の近辺でゼロに近くなるので，飛程終端が A に近づくほど，点 B の線量と点 A の線量の差は大きくなる．飛程の終端で陽子が停止すると線量は急激にゼロまで低下し，**図10-6**に示すような非常に非対称なピークになる．

＊1：透過深さについて記述する際，**面密度**がしばしば採用され，単位は g·cm^{-2} である．

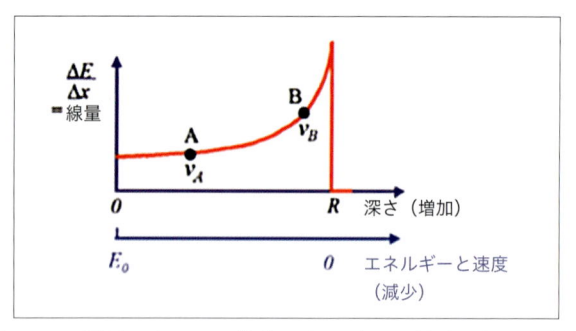

図 10-6　陽子のクーロン散乱によるブラッグピークへの寄与

　　均一媒体の面密度は，経路長と密度の積であり，不均一媒体では密度の経路について
　　の積分値である．面密度の採用により，密度の（物理的観点からは）些細な影響を取
　　り除くことができる．たとえば，ある媒質の密度を2倍にし，同時にその厚さを半分
　　にすることができれば，陽子線への影響は実質的に変わらない．ほぼ単位密度の水の
　　場合，面密度はセンチメートル単位で測定された透過深さと数値的に等しくなる．

レンジストラグリングと入射ビームのエネルギーの広がり

　図 10-6 のイオン化ピークは，次の2つの効果によりぼやける．まず，イオン化の過程
において統計的変動が存在する．これらはいわゆる「レンジストラグリング（飛程の揺動）
（range straggling）」というものであり，入射陽子の止まる深さが約1%の範囲で変動する．
次に，単一エネルギーの陽子線を取り扱うことはほとんどなく，陽子の生成の過程でエネ
ルギーは広がりをもつ．このエネルギーの広がり（energy spread）もまた典型的には1%
程度となる．これらの2つの効果が合算され，ガウス関数類似の分布関数になり，図
10-6 の鋭いイオン化ピークをなまらせることになる．その結果，図 10-5 に示すように，
より広がりがあり，より丸みをおびて，より対称的なピークが得られることになる．

原子核反応

　最後に，陽子と原子核との相互作用について考える．これは飛程終端の数ミリメートル
前まで $g\cdot cm^{-2}$ ごとに1%の割合で発生する(相互作用にはおよそ 20 MeV の閾値がある)．
原子核反応（nuclear interactions）により次のようなことが起こる．

- ■ビーム内の一次陽子の数が徐々に減る．160 MeV のビームは，このようにして飛程
終端に達するまでに陽子の約20%を失う．
- ■散乱した一次陽子のハローと少々長い距離を進行する二次陽子の発生．二次陽子は一
次陽子の飛程終端を通過はしないが，側方の線量分布のすそ野部分の線量に寄与する
ことになる．
- ■相互作用が起きた点の非常に近くに線量を付与し，近傍の生物学的効果比（relative
biological effectiveness：RBE）を高めるような非常に高い阻止能を持った強くイオ
ン化されたフラグメントを生成する（第11章を参照）．
- ■大部分はこれ以上の相互作用をせずに患者から出射する中性子のハローを生成し，こ

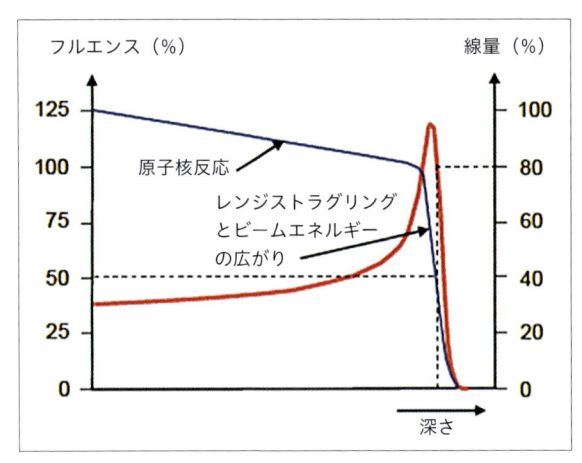

フルエンス（%）　　　　　　　　　線量（%）

図 10-7　治療エネルギーでの典型的な陽子ビームの深さ–フルエンス（青）と深さ–線量（赤）の分布の概略グラフ

表 10-2　単一エネルギー陽子線の水中での飛程

エネルギー（MeV）	水中での飛程（cm）
70	4.0
100	7.6
150	15.5
200	25.6
250	37.4

　のハローは一次放射線場の内外での線量分布へのわずかな寄与となる．

　ほぼ単一エネルギーの陽子ビームの深さ–フルエンス分布（すなわち，深さを関数とした陽子の数）と深部線量分布との関係を，**図 10-7** に概略的に示した．ブラッグピークから立ち下がったところの 80% 線量の深さと，フルエンス分布の立ち下がりが 50% フルエンスとなる深さは非常に近接したものとなることを覚えておくと便利である．

　プラトー領域における陽子線の深部線量分布が（たとえば**図 10-5** と**図 10-7** にみられるように）平坦に近いのは，**図 10-6** にみられるエネルギー付与の増加と**図 10-7** にみられる原子核反応による一次陽子の数の減少が相殺されているからである．

ブラッグピークのエネルギー依存性とビームエネルギーの広がり

　陽子線の飛程（range）の定義は，入射物質の表面からブラッグピークの遠位 80% 点までの透過深とされる（ここでブラッグピークのピーク部を 100% とする）．ブラッグピークの深さは陽子の入射エネルギーに依存し，エネルギーが大きいほど，飛程は大きくなる．陽子線のエネルギーとそれに対応する水中での飛程について**表 10-2** と**図 10-8** に示す．

　低エネルギーの陽子線は，飛程が短いことに加え，**図 10-8** にみられるようにブラッグ

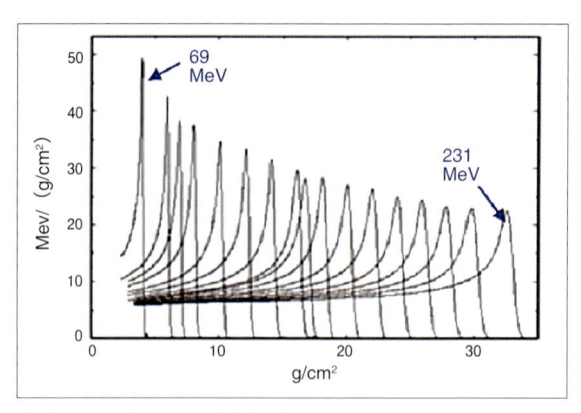

図 10-8 69- 231 MeV 間のブラッグカーブ
B. Gottschalk, HCL, USA より提供 (Gottschalk, 2004).

ピークがより狭くなる．陽子線のレンジストラグリングとエネルギーの広がりにより，上述のようにブラッグピークが，その飛程の数パーセント程度に広がることになる．そして，この値は典型的には約 1.5% であり，陽子エネルギーとはほぼ無関係である．ブラッグピークは，エネルギーが低いほど狭くなる．なぜならば，飛程に対するブラッグピークの相対的な幅がほぼ一定であるということにより，より短い飛程(すなわち，より低いエネルギー)に対してブラッグピークの**絶対的な幅**が，より小さくなるからである．

　図 10-8 にみられるように，比較的低いエネルギーのビームは，より高いピークプラトー比（peak-to-plateau dose ratio）（ブラッグピークのピークでの線量と深さゼロ付近における線量の比）を有する．この現象は，低エネルギー陽子のブラッグピーク幅が，より狭くなるという上述の現象によって引き起こされる．入射する陽子ビームのエネルギーがいくらであっても，媒質中の陽子の経路の最後の $2 \sim 3$ g·cm^{-2} に付与されるエネルギーは同じである．したがって，ピーク内の総エネルギーが一定であるためには，より狭いピークは，より高くなければならない．その結果，より低いエネルギーのビームは，より狭いブラッグピークを有するので，より高エネルギーのビームよりもより高いピークプラトー比を有することになる．

　150 MeV 付近のエネルギーでは，ピークプラトー比の値は，実際のところおよそ約 3：1 である．このエネルギーで水等価な物質においては，ピークの幅は 80% の線量レベルにおいて約 6 mm であり，そして飛程終端の 80% から 20% への線量の立下りは－ここでは飛程終端に適用するが，これは「半影」の定義の典型的なものであり－約 4 mm である．高いエネルギーではブラッグピークが広がるため，飛程終端の立下りはそれほど急ではなく，逆に，エネルギーが減少するにつれてより急になる．したがって，**表 10-2** に示すように，水中の飛程が 25.6 cm である 200 MeV のビームの「終端ペナンブラ（distal penumbra）」は比較的広い 7 mm であるのに対し，水中飛程が 4.0 cm の 70 MeV のビームのそれは 1 mm 程度である．

　陽子線の透過深が，ビームエネルギーを変えることによってではなく，患者のすぐ上流

のビームライン上に物体を置くことによって選択される場合（デグレーダ（degrader）とよばれる），今述べたブラッグピーク幅およびピークプラトー比の話は，もはや成立しない．デグレーダを通過したビームの深部線量分布は，実質，デグレーダを通過していないビームの線量分布と同じであるが，デグレーダの水等価な厚さに相当する量だけ，より浅い方向にシフトする．

拡大ブラッグピーク

図 10-5 に示すような単一エネルギー陽子線の線量分布こそが，ロバート・ウィルソンを魅了し（Wilson, 1946），彼をして陽子線がそのエネルギーのほとんどを深いところに存在する腫瘍内に与え，その下流側には何も影響することがなく，そして腫瘍の上流側にはごくわずかな線量しか与えないということを示唆させたものである．しかし，さきほど見たように，ブラッグピークは非常に狭いものであり，それほど小さい腫瘍はなかなか存在しない．ほとんどの腫瘍は，より定量的な画像診断法が登場する前までは，よくプラムサイズ，オレンジサイズなどと記載されていた．すなわち，深さ方向にすくなくとも数センチメートル，時には 10 センチメートルを超えて広がる可能性がある．そのような腫瘍を治療するためには，高線量領域の広さを，単一のブラッグピークによって作られるもの，よりもはるかに大きくする必要がある．

ウィルソンが観察したように，高線量領域の深さ方向への拡大は，わずかに異なる飛程（すなわちエネルギー）をもった多数のブラッグピークを次々と照射していくことよって達成することができる．これらの異なるエネルギーをもつブラッグピークをすべて均等に重み付けするべきではなく，最下流から上流側に向かって重みを少なくしていく．この過程を**図 10-9** に示す．ほぼ一定の高線量の下流領域は，**拡大ブラッグピーク**（spread-out Bragg peak）とよばれ，SOBP と略される．このように不均一に重み付けされたビームの重ね合わせがどのようにして得られるかについては後述する．

SOBP は，依然として高線量領域よりも下流にはまったく線量を付与しない一方，残念なことに，上流には相当量の線量を与える．入射部の線量は，SOBP の深さ方向の広がりに依存するが，最大透過深にはそれほど依存せず，通常はピークの 80% 以上となる．したがって，実際には腫瘍のみに大きな線量を付与するような夢のビームを得るということはできない．それにもかかわらず，陽子線の SOBP の線量分布は典型的な線形加速器からの光子線の線量分布よりはるかに優れている．**図 10-10** は，2 つのモダリティが異なる最も重要な点について示したものである．

言及しておくべきもうひとつの効果があり，それは光子線治療においても等しく起こる，すなわち逆二乗則（inverse-square effect）についてである．平行ビームと比較して，線源（ブロードビームのように実際のものでも，スキャンビームのように仮想のものでもよい）から距離「r」離れた点での陽子線のフラックス，したがって線量は，$1/r^2$ の割合で減少する．逆二乗効果は，より深い深度で線量を低下させる．これは上流のブラッグピークの重みを調整することによって補うのであるが，この補償により必然的に入射線量を上

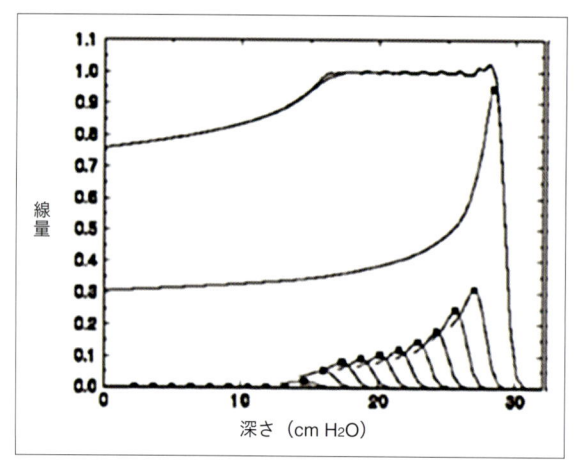

図 10-9　拡大ブラッグピークが，エネルギーと重みが
少しずつ小さくなる単一エネルギーの陽子
ビームから，どのようにして構成されている
かを示している図

B. Gottschalk, HCL, USA より提供 (Gottschalk, 2004).

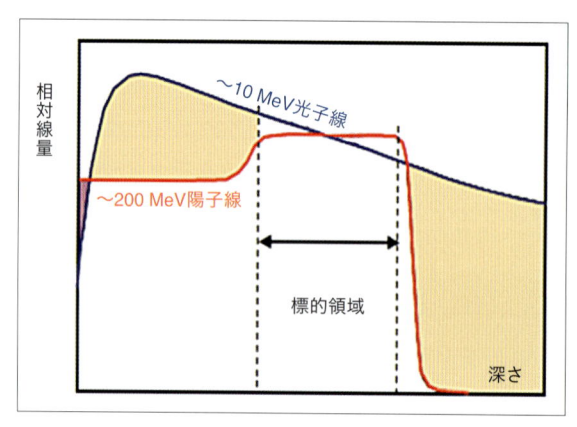

図 10-10　高エネルギー光子線と陽子線の深部線量分布
の概略比較

黄色い領域は，光子線の場合のみ投与される線量．
入射面の紫色の領域はそんなに大きくはないが，重要
な領域であり，高エネルギー光子線では皮膚温存効果
があるが，陽子線では皮膚温存効果はないことを示し
ている．

げることになる．結果は，SOBP が提供する上流側組織の線量抑制がさらに減少すること
になり，これは，陽子線源−患者間距離が短くなるほど顕著になる．たとえば，250
MeV，SOBP 幅 10 cm のビームの場合，入射線量と SOBP 内の線量の比は，30 m の線源
−アイソセンタ間距離で 64%，3 m で 77%，そして 1 m では 127% となる．このため，陽
子線治療では，仮想線源をアイソセンタからすくなくとも 2 m，できれば 3 m 以上に保つ

ようにしたほうがよい．

　スキャニング法において，スキャンがビーム軸に沿ってある距離離れた一対の二極磁石によって達成される場合，患者から距離が異なるに2つの仮想線源（virtual sources）が存在することになる．これは逆二乗効果の計算をやや複雑にするが，その主な影響は，せいぜい患者の解剖学的構造のビームズアイビュー画像を提示したり，ビームトリマー（beam trimmer）のテーパを計算したりするのが，煩雑になるくらいである．

電子線のブラッグピーク

　一般的に6～25 MeVという治療領域で使用されるエネルギーの電子線の深部線量分布は滑らかであり，飛程終端に向けて単調に減少し，ピークがないように見える．電磁気的な相互作用に関するかぎり，電子は単に陽子が軽くなったようなものであるとすると，電子がブラッグピークを示さないのはなぜだろうか？

　この問いの答えは有益なものである．事実は，電子はもちろんブラッグピークを持っているが，ぼやけて見えなくなっているのである．第4章からわかるように，陽子と同様に電子は軌道電子とのクーロン衝突により徐々にエネルギーを失い，そして陽子のように電子のエネルギーが減少するにつれてそれらのエネルギー損失割合は上昇していく．深さに伴う線量のこの増加は，ブラッグピークの出現には必要な条件である．電子も陽子と同様に，多重クーロン散乱を引き起こす．大きな違いは，電子は，そのはるかに軽い質量のために，散乱によって陽子よりもはるかに大きく経路が変えられることである．陽子は数度の角度で散乱され，その経路は若干まっすぐではなくなる一方で，電子は非常に大きな角度で散乱されることがあり，その経路は一部が自分自身の方向に戻るほどに劇的に変化する．

　もし，個々の電子についてその蛇行する軌跡に沿ってたどっていき，単位経路長さ当たりに付与する線量を記録するならば，実際にブラッグピークを観察するであろう．しかし，非常に多くの電子からなるビームの場合，経路の長さではなく，媒体内の深さに応じた線量の付与が測定可能であり，それこそが治療上重要になってくる．大きな角度の多重散乱のために，ビームに垂直な，ある深さの平面を横切る電子は，**その経路に沿ってはそれぞれ異なる点にあり**，したがって非常に広い範囲のエネルギーを持ち，当然，さまざまな阻止能を有する．その平面で測定する線量は，それぞれの電子によって与えられた線量の平均値となる．そしてその平均化の過程によりブラッグピークが見えなくなるまでぼかされるのである．

　関連事項の説明はこれくらいにして，話題を陽子に戻すこととする．

小直径陽子ビームの深部線量分布

　図 10-11 に示すように，小直径陽子ビームの深部線量分布は，直径約 15 mm より小さ

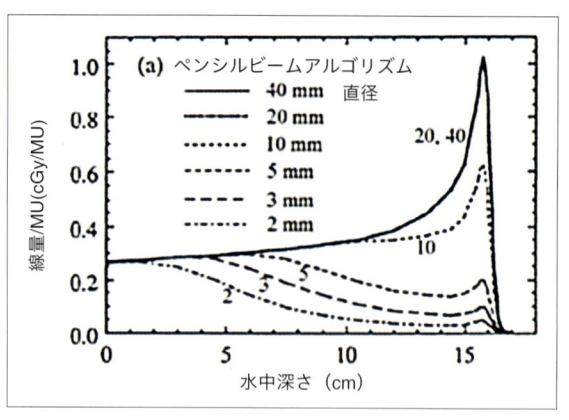

図 10-11 ビーム直径の変化による深部線量分布の変化
Hong et al.（1996）より，許可を得て画像複製.

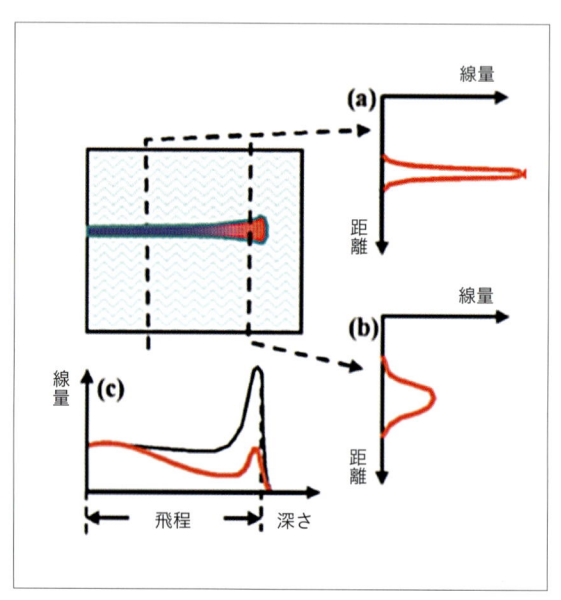

図 10-12 単一ペンシルビームが，どのように深部に
おいて側方線量が広がり，浅部よりも線量
が低くなるかを示したもので，結果として，
中心線量が低下する

いときは，ブロードビームに比べ大幅に劣化していく．ブラッグピークの減少はどのよう
にして起こるのだろうか？

　はじめに**ペンシルビーム**（pencil beam）について考える．「ペンシルビーム」はやや不
正確な用語であり，2つのタイプを考慮することが有用である：(1) ビームが患者にあた
る点でサイズ，発散角度およびエネルギーの分散が無限に小さい，**無限小ペンシルビーム**
(infinitesimal pencil beam)．そして，(2) 上記のパラメータが無限に小さくはないが，
それでもなお照射野と比較して小さい**有限のペンシルビーム**（finite pencil beam）.

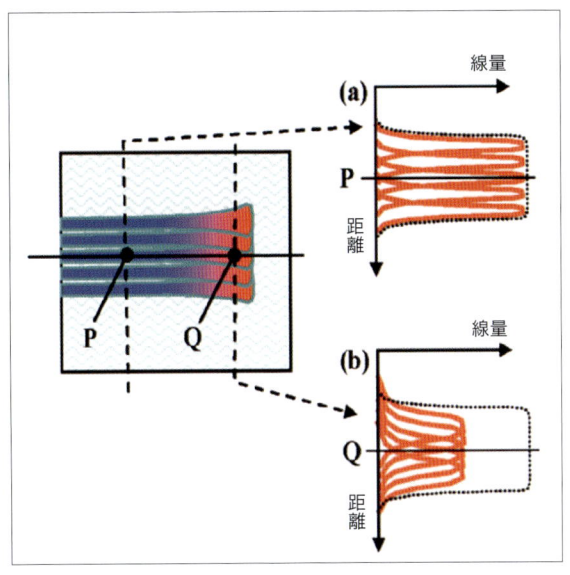

図10-13 ペンシルビームを整列させて足し合わせでき
　　　　　たブロードビーム
　　　図右側の点線は，ペンシルビームの足し合わせによ
　　りできた合成の線量分布である．（本文参照）

　小さなペンシルビームのブラッグピークの消失は，陽子の多重クーロン散乱によって引き起こされる．そのような散乱がなければ，ペンシルビームの深部線量分布はブロードビームと変わりはないであろう．しかし，多重クーロン散乱は陽子を横方向に拡散させ，陽子が，より深部に侵入するほど，より多く散乱され，それにより拡散される．結果として，ブラッグピーク深さにおいて，付与されるエネルギーは，浅い位置よりもはるかに横方向にぼやける．陽子は「失われる」のではなく広がるため，**図10-12c** に示すように，飛程の終端におけるフルエンスは，より浅い所よりもその振幅は小さくなるが，横方向への広がりは大きくなる．このため，小さい陽子ビームは，非常に小さく（たとえば，直径数mm）深い（たとえば，数cm）ところの標的容積を治療するのにはあまり適していない．

　ブロードビームは，ペンシルビームを横に並べて，重ね合わせたものと考えることができる．どのようにして，非常に小さなブラッグピークを持つペンシルビームを重ね合わせて，大きなブラッグピークを持つブロードビームを作るのであろうか？

　図10-13 は，多数のペンシルビームをそれぞれ横に並べて重ね合わせることでブロードビームが作られる様子を示している．ペンシルビームは**浅いところ**ではほとんど広がっていないので，点Pではその点を通るペンシルビームのみから多くの線量が与えられる．一方，ペンシルビームは**深部では**，かなり広がりをもつので，点Qのような飛程の終端近くではその点を通るペンシルビームのみからの線量が付与されるわけではなく，隣接するペンシルビームからの線量の寄与も存在する．これらのビームからの線量が足しあわされると，その点を通るペンシルビーム単独による線量よりもはるかに大きな値となる．そして，線量の合計は，確かにブロードビームの値になる．

次に，ペンシルビームの用途は何であるかを考える．2つ考えられ，第一に，以下に説明するように，スキャニング法に使用される陽子ビームは有限のペンシルビームである．したがって，ペンシルビームの特性を理解することは，スキャニング法を計画するために必要不可欠である．第二に，ブロードビームによって患者体内に投与される線量を計算する際，ブロードビームが多数のペンシルビームから構成されていると考えられるために，ペンシルビームは有用な理論的概念である．

陽子ビームの側方線量分布（lateral dose distribution）

これまで，主として陽子が付与した線量のビーム中心軸に沿った深さ方向の分布について説明してきた．ここでは，軸から離れた点では何が起きているのかを見てみよう．

ペンシルビーム

前のセクションでは，小直径ペンシルビームのブラッグピークの消失を論じる際に，陽子の多重クーロン散乱によって引き起こされるペンシルビームが飛程終端で広がる現象を説明した．ここで，このビームの広がりの原因についてさらに詳しく検討する．ビームの広がりが起こる領域は2つ存在する．患者の内部と患者の上流に置かれている物体である．ビームの広がりを引き起こす4つの主な効果は次のとおりである．

多重クーロン散乱：おおよそガウス分布の中心部

多重クーロン散乱（multiple Coulomb scattering）の詳細は，1947年頃にMolièreによって一対の包括的な論文で明らかにされたが，これらの論文は読むよりも引用されることが多い．Molière理論に関する議論については，Gottschalk et al.（1993）を参照してほしい．多重クーロン散乱は，無限小のペンシルビームの広がる主な原因となる．以下では多重散乱を2つの成分に分けて考える．

主成分は，偏角およびペンシルビームの横方向への広がりの両方において，ほぼガウス分布となる．飛程終端近くになると，横方向の分布の標準偏差は飛程の約2%となる[*2]．つまり，150 MeV陽子ビームの飛程終端（たとえば　$15 \, \mathrm{g \cdot cm^{-2}}$）では，$\sigma$が約3 mm，半値全幅にして約7 mmのほぼガウスプロファイルを生成する．すでに説明したように，横方向のぼけの程度はビームのどこにあるかの関数であり，ブラッグピークよりも浅い深さほど小さくなる．

*2：以下に便利な関係を示す．ガウス分布（標準偏差 σ）の半値全幅（full-width at half-maximum）は 2.35 σ である．ガウス分布の片側の 80–20% の立下りは 1.12 σ．そして誤差関数（error function）（ガウス分布を積分したときに生成される形状である）の 80–20% の立下りは 1.68 σ である．この最後の数字は，横方向の形状がガウス分布である等間隔で等しく重み付けされたペンシルビームから作成されたビームの半影を特徴づける数字である．

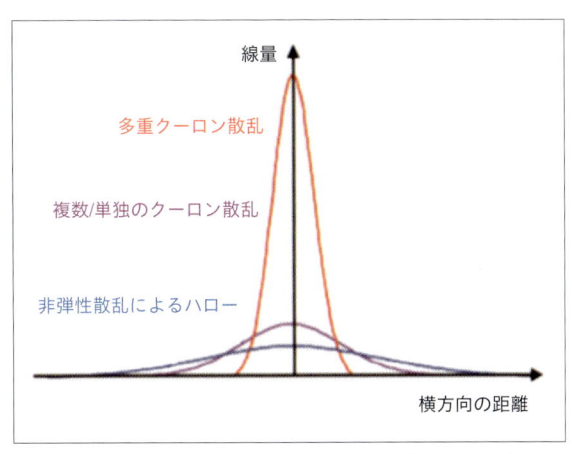

線量

多重クーロン散乱

複数/単独のクーロン散乱

非弾性散乱によるハロー

横方向の距離

図 10-14 初期状態が無限小ペンシルビームの側方分布
への３荷電粒子成分の寄与を表したもの

多重クーロン散乱：長いすそ野

　多重クーロン散乱に関しては，上述の説明では十分ではない．無限小陽子ペンシルビームの多重クーロン散乱によるプロファイルは，正確にいうとはガウス分布の形状をしていない．１回または数回の衝突による大角度散乱（large angle scattering）により形成される側方分布の長いすそ野（long tale）がある（Gottschalk *et al.* 1993）．このすそ野は比較的振幅が小さく，陽子線治療においてはほとんどの場合，２つ目の広めのガウス分布によって近似することができる（Pedroni *et al.* 2005）.

原子核反応：陽子

　弾性と非弾性の両方の核衝突が次の３種類の二次粒子を生成することを思い出そう．(1) 非常に短い距離のみ進むのでペンシルビームの側方の拡大に寄与しない重荷電核フラグメント，(2) 二次陽子，および (3) 中性子.

　上記のカテゴリーの２つ目の原子核反応により生成する比較的高エネルギーの陽子もまた，ペンシルビームの側方線量分布のすそ野部分に寄与する．これらの陽子は，衝突により入射方向に対して小さいが無視できない角度で発生し，ビームの周りに線量のハローを作り，深さが増すにつれてそのサイズが大きくなっていく．このハローもまた**図 10-14**に示すように，側方分布のすそ野にさらに寄与するものであり，ガウス分布で近似できる．このペンシルビームの長いすそ野部分の線量分布への寄与を絶対線量測定中に無視してしまうと，線量を数パーセントも過小評価することになるかもしれない（Pedroni *et al.*, 2005）.

原子核反応：中性子

　原子核との相互作用により中性子のハローを作りだす．これは，大部分はさらなる相互作用することなく患者から出射されていくが,照射野内外によらず低線量成分に寄与する.

この影響は，たとえば，とくに小児や妊娠中の胎児では二次性発癌の発生に関係する（Schneider，2002；Hall，2006）．

ビームライン上流の物体によるペンシルビームの広がり

　上述のように，患者内部でペンシルビームの広がりは避けられないことである．陽子は，患者よりも上流にある物質においても同種の相互作用をするが，その物質の量および組成はある程度，制御が可能である．上流の物質による散乱の影響は，材質と患者間のドリフト経路（ギャップなど）によっても大きくなる．**図10-15** に模式的に示すように，ドリフト経路により，散乱後のビームは拡大する．上流での散乱の度合いは，ビーム形成方法（ビームスキャンか散乱かなど），エネルギー制御方式，二重散乱体の使用の有無（後述を参照），アパーチャの位置（アパーチャがある場合），そして最終の上流物質を通過後の空気中の経路（Urie *et al.*，1986b）などに依存する．

　ビームのペナンブラ（半影）を必要以上に劣化させないように，上流の物質（低原子番号の材料は散乱が少ない）の量や組成を最小限に抑えるよう試みることが，ごく一般的となっている．さらに，どのような物質でも，その位置は重要であり，一般的な経験則として，(1) ペナンブラのサイズを小さくするためにアパーチャを患者の近くに配置する－しかしアパーチャのエッジから散乱する陽子により発生する表面のホットスポットを避けるために近すぎないようにする（後述を参照）．(2) アパーチャの上流に配置する物質はア

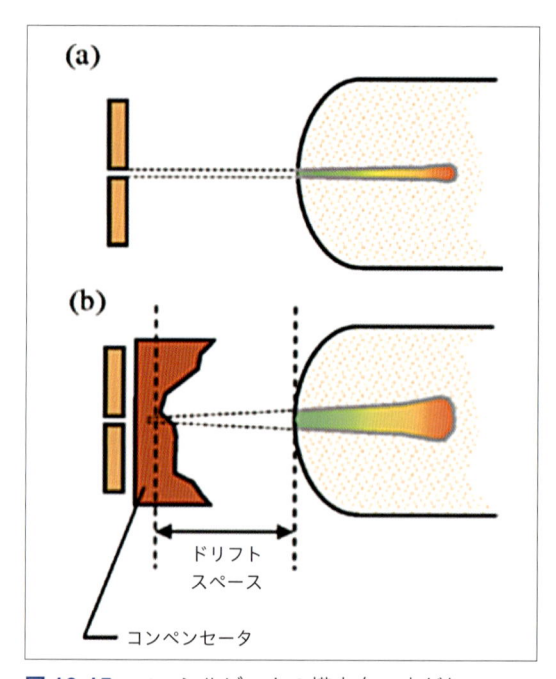

図10-15　ペンシルビームの横方向の広がり
　（ａ）ビーム上流の物質がない場合，および（ｂ）物質がある場合．

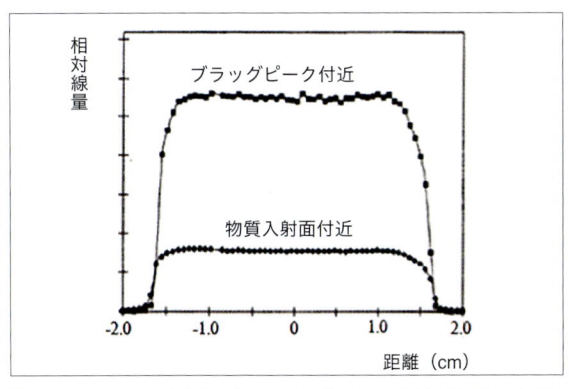

図 10-16 160 MeV ブロードビームの側方線量分布（物質入射面付近とブラッグピーク付近）

ブロードビームは二重散乱体法によるもの．図は B. Gottschalk，HCL，USA より提供．

パーチャから可能なかぎり遠くに配置する．(3) アパーチャ下流に配置する物質はアパーチャから可能なかぎり遠くに，すなわち可能なかぎり患者の近くに配置する．これらすべてを成り立たせるのは曲芸のようなものであり，適切な妥協が現実的には必要となる．

ブロードビーム

陽子線ブロードビームは，後述するビームスキャンのように一連の実際のペンシルビームから物理的に形成，または散乱によって生成される．**図 10-16** は，パッシブ照射法（passive scattering）によって生成されたブロードビームの横方向の線量分布を示している．

大きな透過深をもつ陽子線（たとえば，$\geq 20 \text{ g·cm}^{-2}$）の場合，飛程の終わり近くの半影は，ターゲットとなる物質の散乱にほぼ起因する．それとは，対照的に，小さな透過深をもつ陽子線（たとえば，$\leq 8 \text{ g·cm}^{-2}$）では半影は，患者の上流側で発生し，有限のビームサイズや上流側の物質の散乱などによるぼけに起因している．ここで，後者の 2 つのぼけは同じ程度の大きさである．

典型的には，患者内の多重クーロン散乱が優勢である場合，最も広がった半影は飛程の終端あたりにあり，飛程の 3% を少し上回る程度にほぼ等しい．したがって，透過深さが 15 cm のビームは，約 5 mm の半影（80%–20% 線量の区間）を有するであろう．実際には，上流の散乱のため，それは約 6 mm になることもある．これは，一般的にリニアックが生成する X 線ビームの半影 6〜9 mm に匹敵する（第 4 章の**図 4-18** 参照）．約 20 cm を超える深さでは，陽子線の半影は高エネルギー光子ビームよりも大きくなる．

まとめ

図 10-17 は，これまで述べてきたすべての効果をまとめたものである．陽子線ブロー

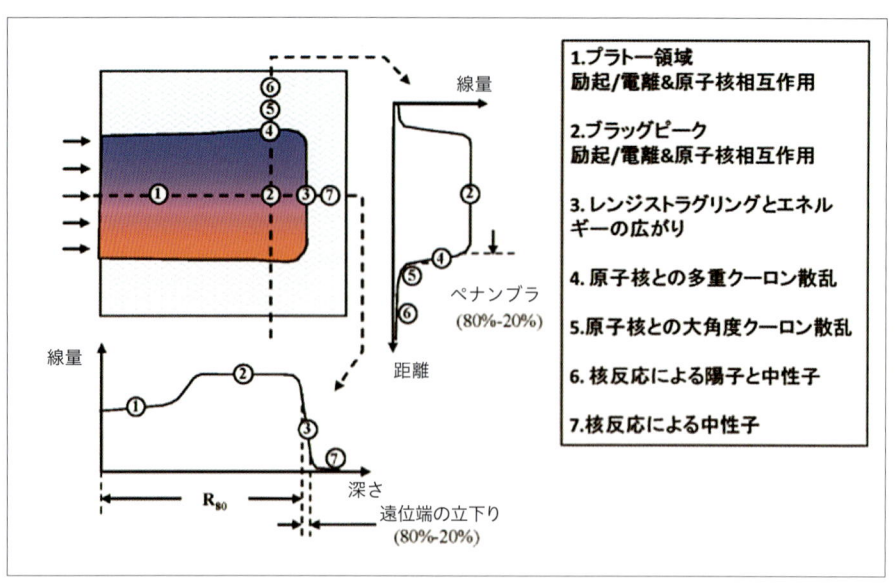

図 10-17　陽子線ブロードビーム内外のさまざまな点における線量寄与成分に関しての概要

ドビームの内部および外側にいくつかの点が示されている．それらの点における線量への主な寄与は右側のパネルに示されている．演習として，図の右側のパネルを隠して，図中の番号に起因する主な効果を読者自身が特定してみることをお勧めする．

陽子線治療：加速器とビーム照射

　10年前まで，陽子線治療はいくつかの物理学研究所でのみ可能であったが，近年，治療を専門に行う施設が病院に建設されるようになった．陽子線医学利用施設の治療フロアに関する典型的な計画案を**図 10-18** に示す．効率化のために，通常，加速器が複数の治療室にビームを提供する．

　とくに病院内での設置は，装置が大がかりなことが障害となる．サイズは主に治療に必要な陽子線の高い磁気剛性（magnetic rigidity）によるものであり，それはビームを輸送するために大きな電磁石が必要であることを意味している．しかし，大型の陽子線治療装置は，たとえば従来のリニアックよりもはるかに複雑なものを含んでいるわけではない．この2台の装置には，次に説明するように，非常によく似たサブシステムが存在する．また，操作に関しては，これらはかなり似ている．どちらも「ボタン式」の機械であり，専属のオペレータを必要としない．陽子線治療装置には，治療深さという新たな自由度があり，それに対処するために追加の制御が必要となるという点でリニアックとは異なる．（しかし，現在の装置はまだこの目標を達成していない）．

加速器

　加速器（accelerator）は治療施設の「エンジン」ではあるが，自動車の場合（または従

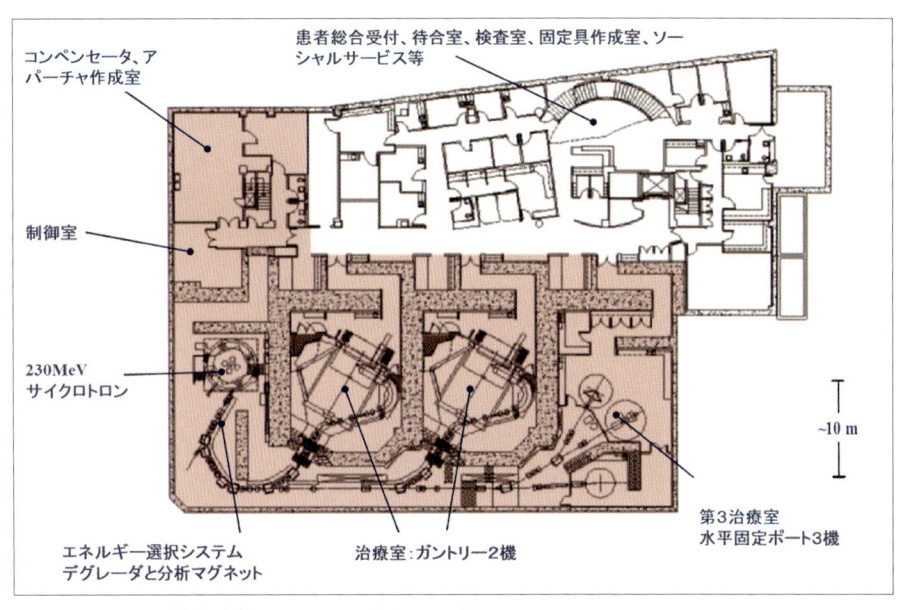

コンペンセータ、ア
パーチャ作成室

患者総合受付、待合室、検査室、固定具作成室、ソー
シャルサービス等

制御室

230MeV
サイクロトロン

エネルギー選択システム
デグレーダと分析マグネット

治療室：ガントリー2機

第3治療室
水平固定ポート3機

~10 m

図 10-18 陽子線治療施設のレイアウトの一例

　Massachusetts General Hospital（Boston，USA）の治療フロア．色付けしてある部分
が治療エリア．

　来のリニアックの場合）と同様に，スペース，コスト，および複雑さの観点から，それは
全体システムの大きいとは言えない一部分（～20％）にしかすぎない．照射野形成装置
に入射する数十ナノアンペアという比較的低い電流のビームが放射線治療に必要とされ
る．加速器として，サイクロトロン（cyclotron）およびシンクロトロン（synchrotron）
が使用されており，線形加速器も検討段階である．加速器の選択を左右する仕様は，一方
では安全性，信頼性，操作と保守の容易さなど一般的なものであり，他方ではビーム拡
大技術の要件である．

　患者を治療するのに必要な陽子のエネルギーは患者ごとに異なり，また単一照射野内で
も変化する．このため，陽子ビームのエネルギーが可変であることが強く望まれる．シン
クロトロンは，陽子が所定のエネルギーに到達したときに，陽子を取りだすことにより簡
便にエネルギー変化を行う．サイクロトロンは一般に固定のエネルギーの装置であるため，
より低いエネルギーの陽子を生成するためには，陽子のエネルギーを加速器より下流で調

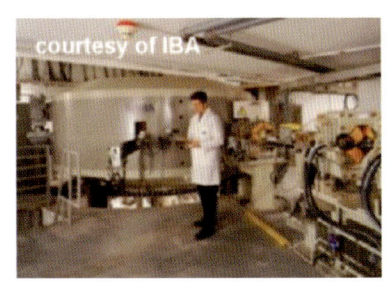

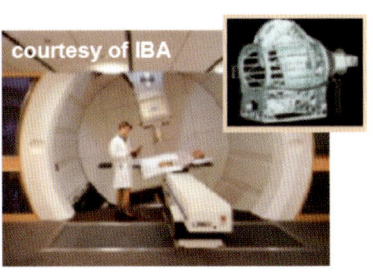

節しなければならない．これは，厚さ可変のデグレーダ（degrader）により行われ，ビームライン内にさまざまな厚さの物質を挿入することにより，陽子の残飛程を変化させる．このようにしてエネルギーを減らしていく過程において，（デグレーダ内での複数のクーロン散乱を介して）ビームは散乱し，また，レンジストラグリングによりエネルギーの広がりをもつ．この角度とエネルギーの両方の広がりは，スペクトロメーターとして働くコリメータと偏向電磁石を使って修復され，十分に小さいビームサイズと角度分散を持ち，エネルギー幅が狭い陽子ビームを取りだす．デグレーダによるエネルギー変更のプロセスはとても非効率的である．極端な場合には，陽子の99%がコリメータでさえぎられ，有用なビームから「失われる」可能性がある．結果として，(a) サイクロトロンは，シンクロトロンよりも相当に強度の大きいビームを生成できなければならない．(b) 失われた陽子によって生成される中性子を遮蔽するためにさらなる遮蔽が必要とされる．一般に，これらの中性子は患者から遠く離れたところで生成され，適切な遮蔽により，患者が受ける中性子の線量に有意には寄与しない．

この2つの加速器は，それぞれビームの時間的構造も異なる．セクター収束サイクロトロンが実質的に連続的な（直流）ビームを生成するのに対して，シンクロトロンはその陽子をパルスで，1パルスは通常数秒の持続時間でパルス間に数秒の休止時間を置いてビームを照射する．シンクロトロンのパルス構造は，リペインティング（repainting）やビームゲーティングを行うためには，問題を複雑化させる要素となっている（後述を参照）．2つのタイプの加速器について，それぞれの支持者の間ではいまだに活発な議論が続いている．しかし，どちらの加速器も治療を目的として十分な役目を果たしているので，著者はこのディベートに加わることはしない．

ビーム輸送系（beam-transport system）

加速器から取り出される陽子は，照射装置まで運ばれなければならない．これには磁石を使い陽子ビームを誘導する．この原理は，モーターが動くのと同じであり，運動中の荷電粒子が磁場を通りすぎるときに横方向の力が作用するというものである（これは，1821年にファラデー（Faraday）によって発見された）．陽子は，長い距離を輸送され，なおかつビームサイズを十分に小さく保たなくてはならないため磁気レンズを必要とする，そのため多くの磁石を使用する．ちなみに，リニアックは一般的にそのような役割の磁石は一つだけである．

照射装置：ガントリー（treatment delivery device：gantry）

陽子線治療は物理学研究所で始まったので，何十年もの間，固定の水平ビームのみが使用されてきた．これらはまだ眼の黒色腫（ocular melanomas）の治療などのような特殊な治療に使われているが，アイソセントリックに回転するガントリーが今や照射装置として選ばれている．光子線治療リニアックでは，補助電源と高周波増幅器を除いて，加速器やビーム輸送系などシステム全体がガントリーに詰め込まれている．陽子の場合，加速器

とビームの輸送は一般的に分離されており*3,ガントリーの機能として：a）ビームを回転面内の任意の方向から患者に向けることができる，b）ビーム照射系を回転させることがあげられる．なお，ビーム照射系の詳細については後述する．

2種類のガントリーが開発されている．直径が10〜12メートルの大口径ガントリーと直径4〜7メートルのコンパクトガントリーであり，後者はスイスのPaul Scherrer Institute で試作され臨床使用が行われている．どちらもローラーやベアリングで支えられており360度以上回転することができる大きな構造体から成る．この構造体が，一連の磁石－これはビーム輸送システムの延長と考えられる－とビーム照射系を支えている．ビーム照射系の詳細については後述する．

陽子線治療では，6軸の自由度をすべて持つように進化した治療台によって，ビーム方向と位置決め能力においてさらなる柔軟性がもたらされている．リニアック治療台の3方向の並進とアイソセンタを中心とする水平面内の回転に加えて，ピッチとロールの動きが可能となっている．これら自由度を追加したことにより，ガントリーや治療台を大きく動かすことなく，患者の向きを簡単に修正することが可能となった．

腫瘍はしばしば重要な正常組織に隣接または近接している．これは，ビームの位置精度に対して全体として1 mm以下という非常に厳しい要求をもたらし，それを満たすためガントリーと患者位置決め装置の両方に高い再現性があることと，患者の位置決めが高精度で制御できることが必要になる．結果として,主要な技術的課題は，百トン以上のオーダーの重量のものに対して，駆動システムにサブミリメートルの機械的精度を必要とすること，そして，ガントリーの回転中にビーム形状の不変性と0.1ミリメートルの数倍以内の位置安定性を保証すること，などがあげられる．

＊3：しかし，執筆時点において,ガントリーに搭載された加速器による「一室」(single-room)
　　　陽子線治療が考えられるようになってきている．

ビーム照射系：散乱体照射法

標的体積は,典型的なものとして数ミリリットルから数リットルの範囲の大きさとなる．結果として，加速器から取り出されガントリーを通って輸送されるペンシルビームは，そのビーム径が小さく，ブラッグピークの深さ方向の広がりが狭いため，一般に横方向と深さ方向の両方にビームを広げる必要がある．これは，ガントリーのビーム輸送系の下流側に配置され**ビーム照射系**（beam delivery system）を構成する，しばしば**ノズル**（nozzle）と称されている機器により行われる．照射野を横方向に整形するためには，散乱によるものとビームスキャンによるものの2つの方法がある（後述を参照）．

本稿執筆時点において，1つの陽子治療施設を除いたそれ以外のすべての陽子治療施設で広く使用されている方法は，歴史的な方法ではあるが，パッシブ照射法（passive scattering technique）*4によってビームを広げ，深さを広げるのは「レンジモジュレータ（range

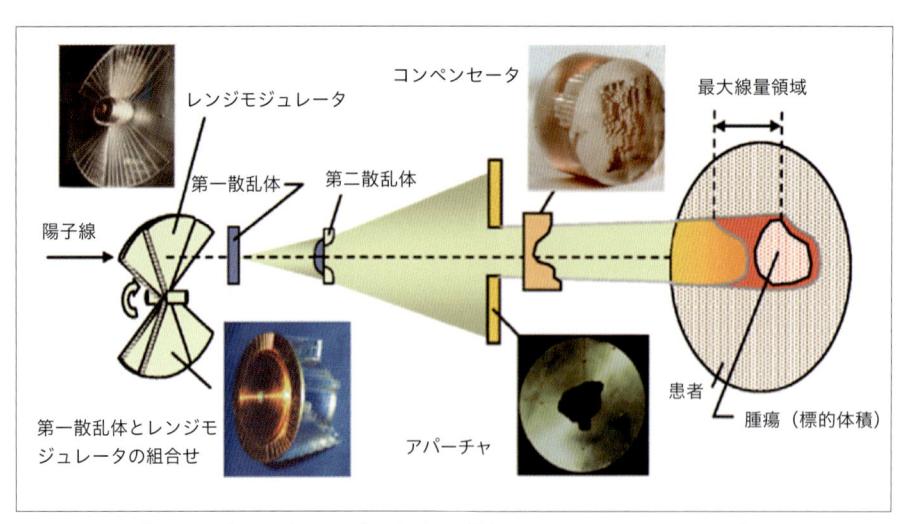

図10-19 ブロードビーム法のノズル内略図（縮尺は図のとおりではない）
モニター系の記載は省略している.

modulator）」によって行うものである．基本構成を**図10-19**に示す.

> *4：ビームの横方向への拡大は静止物体によるものなので，散乱ビームを使用する照射法
> はしばしばパッシブ照射法（passive beam delivery）と言われる．このビームの深さ
> 方向への広がりは，回転式レンジモジュレータ（rotating range modulator）によって
> 行われ，これはシステム構成としては可動式の物体を含むため，先に述べた「パッシ
> ブ照射法」という用語の使用は厳密には正しくない.

ビーム横方向の拡大

　腫瘍をカバーするように広がり，なおかつ均一なフラックスをもったブロードビームを
生成するためには，散乱体を陽子線ビームラインに挿入して陽子ペンシルビームを横方向
に広げることが行われる．この横方向の拡大は，最も簡単には，単一の散乱体（通常，所
与の量の散乱に対するエネルギー損失を最小限に抑えるために高い原子番号を有するよう
に選択される）を用いて行うことができるが，ビームの効率は低くなる．なぜならば，散
乱したビームのガウス分布の形状のため，散乱ビーム中心の平らな部分にある利用可能な
陽子は10％以下であるからである.

　二重散乱体（double-scattering）法は広く使用されている方式で，いくつかに分類する
ことができる．おそらく最も洗練された方法は，第一散乱体が，均一な厚さで一般的には
高原子番号からなる単一の材質よりできたものであり（高原子番号の材質を用いるのは所
与の散乱に対してエネルギー損失を最小にするため），第二散乱体が，第一散乱体よりも
ビーム下流に存在し，ビーム中心の散乱が外側よりも多くなるような形状とするものであ
る．このような方法では，ビームのかなりの部分（最大約45％）が透過し，治療に使用
するのに十分に均一となる（Gottschalk, 2004）．さらに高度な方法として，ビームのエ
ネルギーロスを一定におさえるために高原子番号材料と低原子番号材料（**図10-19**の左

下の挿入図を参照）の両方を使用して，レンジモジュレータ（後述を参照）と第一散乱体を組み合わせることもできる（Gottschalk，2004）．

　二重散乱体法は，克服しなければならない欠点を有する．（1）2つの別々の散乱体でビームを広げるので，単一の散乱体によって生成されるよりはるかに大きい有効線源サイズを有するビームを生成する．その結果，より大きな半影をともなう．（2）平坦な線量分布を得るためには，ビームを曲面形状の第2散乱体の中心と非常に正確に合致させなくてはならない．

　どちらの散乱法も陽子線治療の現場において活躍しているものである．とりわけ，さほど大きくない照射野でなおかつペナンブラの良いものが必要とされた場合，単一散乱ビームが好ましいとされる．一方，大きな照射野においては，ビームの有効的な利用と二次粒子が寄与する線量の低減が好ましく，二重散乱体法がしばしば使用される．

深さ方向の照射野形成：レンジモジュレータ

　レンジモジュレータ（飛程変調器）（range modulator）は，高速に回転する装置であり，その機構により，厚さが異なる物体を次々とビームラインに挿入していくのと同時にその挿入されている時間も次々と変えるものである．その結果，少しずつ異なる飛程と重みを持った一連のブラッグピークが作り出される．レンジモジュレータに要求される特性は腫瘍の大きさと深さに依存する．所与の患者そしてビームの種類に応じて，既存のレンジモジュレータのなかからその患者に最適なものを選択する必要がある．近年では，数種類のレンジモジュレータが回転架台の上に設置されているものが存在し，これが照射ノズルのなかに組み込まれており，自動で必要なレンジモジュレータを挿入することができる．

　いま説明したタイプのレンジモジュレータの代わりに，**リッジフィルタ**（ridge filter）というものも使用されてきた．これは，目標とする深部線量分布をつくるため適当な陽子エネルギースペクトルになるように形作られた多数の「リッジ」を持つ吸収体である．

　パッシブ照射法は，深さ方向における SOBP の高線量領域の範囲（SOBP 幅）が，照射野内のあらゆる場所で均一であるという制限を有する．したがって，SOBP 幅は，標的体積の深さ方向の最大幅によって設定され，**図 10-19** に示すように，標的体積の深さ方向に薄い部分に対しては，その上流に不必要に高い線量が付与されることになる．

ビーム透過深さの調節：コンペンセータ

　陽子ビームの終端部は，いくらかの安全側に考慮したマージンを加えて，標的体積の下流側における境界面と正確に一致することが望ましいが，これは患者固有のレンジ**コンペンセータ**（飛程補償器）（range compensator）を用いることで実現できる．コンペンセータは，大きなビーム透過が必要なところではその厚さは薄く，ビーム透過が小さくなるところでは厚くなるような構造となっている．コンペンセータは一般的にプラスチックなどの低原子番号材料でできていて，それらが引き起こす散乱の量を少なくするようにする．また，コンペンセータは，個々の患者に対して作成し，いくつかの不確かさに対応するよ

うな設計をする必要がある．これがどのように行われるかについては第11章にて説明する．

シャープなペナンブラ作成：アパーチャ

側方線量分布の鋭い境界は，ビームの側方に位置し，標的体積の外側に位置する正常組織を可能なかぎり守るために望ましいものとなっている．鋭い半影（ペナンブラ）は，光子線治療の場合と同様に，個々に作られた患者固有のアパーチャ（aperture）をビームライン上に挿入することにより作ることが可能である（第4章を参照）が，陽子線の場合にはいくつかの違いがある．

光子に比べ散乱陽子線が持つ最初の違いは，二重散乱体法を使ってビームを広げる場合，実効線源サイズがとても大きくなり，直径がセンチメートルのオーダーになることである．一方，リニアックの光子線や単一散乱体による陽子線の線源サイズはミリメートルオーダーである．したがって，アパーチャをできるだけ患者に近づけ，半影を小さくしなければならない（第4章の**図4-16** を参照）．

2つ目の違いは，アパーチャの端から発生する低エネルギーの陽子線が，主に表面近くの組織に多少なりとも高い線量を付与するということである．**図10-20** に示すように，散乱陽子線はミリメートル程度の幅のビームフラックスの一部が引き剥がされるように発生し，そのなかにはアパーチャの端から患者の方へ散乱されるものもある．また，当然，陽子のエネルギーはアパーチャの一部を通過したために減少している．

開口部を通過する陽子のフラックスに対するアパーチャの端で散乱する陽子の正味のフラックスの比は小さく，$2\pi r \Delta r / \pi r^2$ のオーダーである．ここで，Δr は散乱に寄与するフラックスの幅であり，r は開口部の半径である．これは，直径 8 cm の照射野において

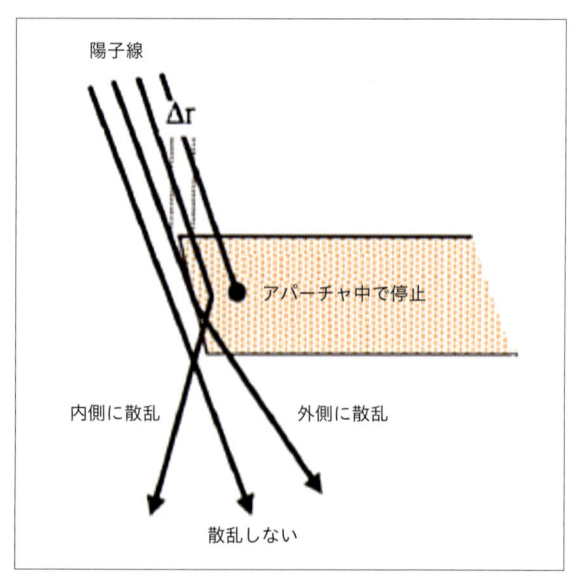

図10-20　低エネルギー陽子がアパーチャの端より散乱する様子

は約5%になり，照射野が大きくなっていくと反比例して小さくなる．小さな値ではあるが，散乱された低エネルギー陽子は照射野端の下流の線量分布において，望ましくないホットスポットを発生させる．その影響を減らすには：(1) 入射陽子に対して，散乱に影響するアパーチャの幅をできるだけ薄くするように，アパーチャの端の形をビームの広がり角の約1° 以内で角度をつけるようにする．(2) コンペンセータがある場合，アパーチャの下流にコンペンセータを配置し，それにより低エネルギー陽子をいくぶんか吸収できるようにすることは有用である．(3) アパーチャと患者との距離をあけて低エネルギー散乱成分を拡散させて，より広い範囲により低い線量を生成できるようにする．この最後のアプローチでは，ペナンブラの劣化を避けるために可能なかぎりアパーチャ患者間の距離を小さくすることが望ましいということとは相反するので，両者の間において妥協点を探すことが必要となる．

　陽子線のアパーチャは通常，真鍮などの材料で作られているため，比較的コンパクトにすることができ，鉛やタングステンなどのさらに密度の高い材料よりも中性子のバックグラウンドを低くできる．

　マルチリーフコリメータ（multi-leaf collimators）は，遠隔制御可能なため，光子線治療と同様に有用なタイプのアパーチャである（第4章を参照）．しかし，一般的にその構造が大き過ぎ，可能なかぎり鋭い半影を実現するためにアパーチャを患者に近づけたいという要求と矛盾する．そのため，本書を書いている時点においては，陽子線治療において広くは普及していない．

ビーム照射系：スキャニング照射法

　図 10-21 は，スキャニングノズルの基本構成を示す．1対の電磁石への励磁を迅速に変化させることにより側方の線量分布を形成し，上流においてエネルギーを変化させることにより，深さ方向の分布を形成する．スキャン（走査）は，あらかじめ設定されたパターンに従い，標的体積全体にペンシルビームを掃引し必要な箇所へ必要とされる線量のブラッグピーク（またはスポット）を配置していく．スキャニングは，電磁石または機械的な方法によって，あるいはその2つの組み合わせにより行われる．

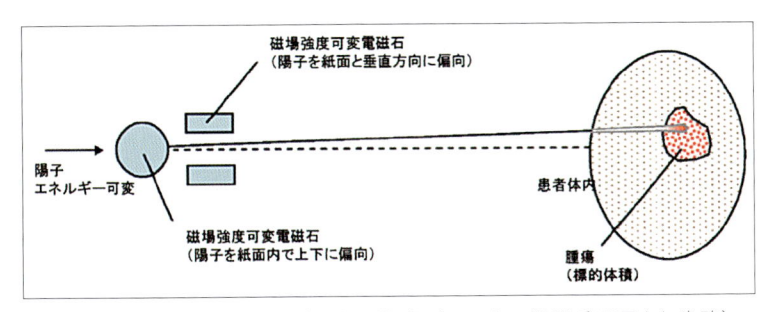

図 10-21　スキャニングノズル内の構成（モニター機器系は図より省略）

スキャンのプログラムが，静的なペンシルビームのシーケンスにより実施される場合，ペンシルビームが線量を付与すると，陽子線の照射が中断され，ペンシルビームが次のスポットに移動する，そして照射が再開される．この方法は**スポットスキャン**（spot scanning）とよばれる．これは，光子の IMRT において使用される「ステップアンドシュート」法に非常に類似しており，そして各「スポット」の照射が，制御の観点からするとブロードビームの照射に類似しているという利点を有する．別の方法として，所定のエネルギーのペンシルビームをあらかじめ決められたパターン（たとえば，ビデオモニターで使用されるようなラスタースキャン）により掃引し，陽子線のスキャン中に強度を必要に応じて変化させることも可能である．

スキャニング照射法の利点として：

1. 物理的に可能ないかなる線量分布も「描く」ことができる．

2. 50%以上の陽子をむだにしているパッシブ照射法に比べて，陽子ビームをより効率的に使う．

3. 患者特有のハードウェアを必要としない[*5]．その結果，複数の照射方向のビームからなる治療照射において，アパーチャやボーラスを取り替えるためにビームの切り替え時に放射線技師が部屋を出入りする必要がなく，すばやく次の照射を行うことができる．

4. 上記の 2,3 の結果として，中性子バックグラウンドが大幅に減少する．

5. そして，最も重要なことは，スキャニング照射法により，陽子線を用いた IMRT の実装－**強度変調陽子線治療**（intensity-modulated proton therapy：IMPT）が可能となることである．

また，同様にいくつかの欠点を有する．そのなかで最も重要なものとして；

1. 機器または制御システムの障害は，スキャンプログラムにおいて，次のスポット位置に移行せず，大強度のペンシルビームが患者にとどまったままになる等，深刻な結果を招くため，高度な安全基準が必要であるということ．

2. 患者の臓器の動きによって引き起こされるインタープレイ効果（interplay effect）を克服する必要性．

これらの事項はさらに後述する．

スキャニング照射法の多様な能力や IMPT への対応能力，患者固有のハードウェアなしで治療が可能であることから，著者は数年以内にブロードビーム法はスキャニング法に大部分が置き換えられることになると考えている．

本書を書いている時点において，臨床の場において活躍している陽子線のスキャニングシステムは，スイスの Paul Scherrer Institute にある，コンパクトサイズのガントリー式スポットスキャニングシステムだけである．そこでは，横方向のビーム拡大について，水平面は電磁石によるビームの偏向によって行い，その垂直方向へは患者寝台を動かすことによって行っている．ビーム飛程の変調は，患者の上流にある物質の厚さを典型的には約 50 ミリ秒で変えることにより遂行される．重イオン用のスキャニングシステムは，ドイツの GSI で開発されている．その装置は，ビーム横方向には，どちらの方向においても

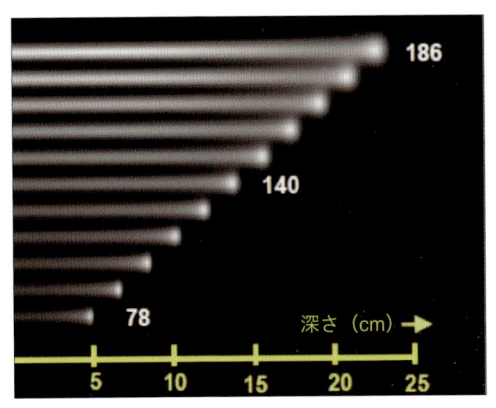

図 10-22　78-186 MeV までの陽子線ペンシル
ビームの計算（3 mm シグマ）

E. Pedroni, PSI, CH. より提供.

磁石によりスキャンし，シンクロトロンから引き出されるビームのエネルギーを動的に変更することを特徴としている.

　図 10-22 は，スキャニング法に使用するエネルギーの範囲について，ペンシルビームの線量分布を示したものである．表在性腫瘍以外の治療に望まれるペンシルビームサイズは，半値全幅で約 5 から 8 mm である．それより小さいビームは，装置内および患者体内での多重散乱を起こすため作成困難とされている．実際には，ブロードビームを作るためには，典型的には約 1,000 〜 30,000 個のブラッグピーク（または 1,000 〜 30,000「スポット」）が必要となるが，スポットの数は標的体積に依存する．常に最大強度のビームを比較的小さな体積に照射するのであるから，照射の安全性というものが大きな関心事となる．対策として，測定システムの冗長化，2 台の独立したコンピュータ，そして機器の故障に伴う高速ビーム停止システムなどが必要となる．スキャニング法は，散乱体法に比べてはるかに複雑でエラーが発生しやすいと考えられていたが，**図 10-19** と**図 10-21** を比較すると，この判断がいくぶんか緩和される（ただし，図中に省略されているモニター機器については，スキャニングの方が相当に複雑なものとなっている）.

　＊5：ただし，状況によっては，フィールドエッジトリマー（field-edge trimmer）を使用して半影を改善することが望ましい場合がある.

臓器の動きによるインタープレイ効果

　スキャニング照射に関する大きな問題は，ビーム照射中の主に呼吸による臓器や腫瘍の動きに敏感なことである．臓器の動きは，**インタープレイ効果**（相互作用効果）（interplay effect）とよばれる現象を介して線量分布に顕著な影響を及ぼす（Bortfeld *et al*., 2002）.このインタープレイ効果は，スキャン中のペンシルビームの動きとたとえば標的体積内の細胞の動き（Goitein, 2005）との間で起こりえる相互作用を表現している．所与の細胞が，ペンシルビームのなかにいるべきときに，ペンシルビームの外側に移動して，結果として

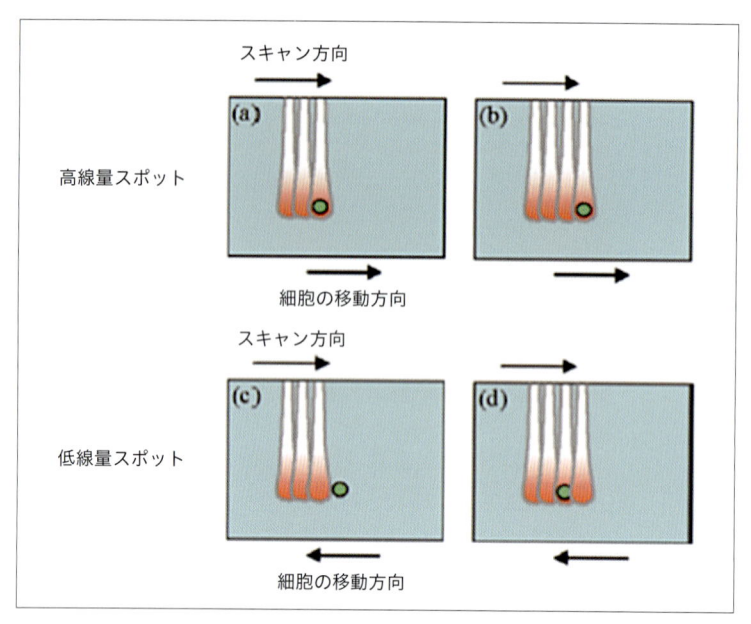

図 10-23 線量むらが発生する仕組みの概略図
（a）と（b）：3番目のペンシルビームを照射した細胞が右に移動．これは4番目のペンシルビームが照射される方向であり，結果として2倍の線量を受ける．
（c）と（d）：3番目のペンシルビームの外側にある細胞が左に移動．移動によって4番目のペンシルビーム照射が回避され，結果としてゼロに近い線量しか受けない．

所望の線量よりも低くなったり，または細胞が動くことにより移動するペンシルビーム内に留まり，結果として所望の線量よりも高くなったりすることが起こりえる．**図 10-23** は，このような線量の変動（著者は**線量むら（dose mottle）**と称している）がどのようにして発生するのかを誇張して図説したものである．これについて，ポジティブな側面としては，動きがどのようなものであっても付与する全エネルギーは同じであり，標的体積の平均線量に関しては変わらないということである[*6]．

　インタープレイ効果の対策として2つの方法が存在し，どちらも動きの振幅が数ミリを超える場合に必要とされる．第一のアプローチは，患者の呼吸周期に応じてビームをゲーティングすることであり，その手法はすでに第7章で説明されている．

　*6：ビーム照射の時間が臓器の動きの時間と同程度であるときはいつでも問題が潜んでいる可能性がある．ブロードビームを使用した場合，レンジモジュレータが一般に高速回転（数百 Hz）するように設計されているのは，このためである．その時間は，どんな重要な臓器の動きよりもはるかに短いので，インタープレイ効果は避けられる．スキャニング照射法では，3次元的な1回のスキャンが，たとえば呼吸周期と同程度の周期を有することがほとんどであり，それゆえにインタープレイ効果を生じさせることになる．

インタープレイ効果に対処するための二つ目の方法は，線量分布を1回ではなく何回も，

相当する低い線量でリペイント（重ね塗り）（repaint）することである．リペイントの実行時間が，呼吸周期（〜5秒）と同程度かそれより長ければ，線量の揺らぎは，統計的に平均化されて許容できる範囲となる．通常，10回程度のリペイントが望ましいとされている．原則として，大きい重み付けされたスポットには，小さい重み付けのスポットよりも頻繁にリペイントをする必要がある．ただし，これは，実際には，高エネルギーのレイヤーのみにだけリペイントする必要があるということを意味しているわけではない．標的体積がもつ曲面構造のために，いくつかの異なるエネルギーレイヤーで高い重みのスポットを含むことがありえる．ビーム当たりの平均照射時間を約1分程度までにしたい場合，1回のペイントをだいたいその時間の1/10すなわち6秒で実施できなくてはならない．このような短い時間を達成することは技術的に困難ではあるかもしれないが，今の技術においては可能な範囲内である．

ワブラー法

ワブラー法（beam wobbling）はスキャニング法とは異なったものであり，スキャンするペンシルビームは通常のスキャンニング法で使用されるものよりかなり大きいが，実際の治療を行う最大照射野サイズよりも小さいものとなる．ワブラー法の良くない点は，ペンシルビームのサイズが大きすぎるためにシャープなペナンブラが得られない，不均一性が補正できない，またはIMPTができないなどである．ワブラー法には，アパーチャおよびコンペンセータを使用しなければならず，スキャンビームに関する多くの利点が失われる．

では，なぜワブラー法を行うのだろうか？　いくつかの理由が存在する．おそらく最も重要なのは，動きによる影響は，スキャニング法よりもワブラー法のほうがかなり少ないということである．線量むらは，それぞれの手法で使用されるペンシルビームの幅の比率程度に減少し，すなわちすくなくとも1/5にすることができる．したがって，臓器の動きが非常に大きく，ゲーティングとリペインティング（repainting）を用いても，なお線量揺らぎを十分に減らすことができないと判断される場合，ワブラー法が解決策となる可能性がある．可能であれば，それにゲーティングやリペインティングを追加すればよい．そうすると，ワブラー法は大きな場を容易に作りだすことができ（これは散乱体法を用いて作りだすのが難しいかもしれない），散乱体法よりも若干効率的であるため，より少ない陽子で大きな均一場を形成することを可能とする．そして最後に，コリメータ上で失われる陽子が少なくなるため，二次中性子線が減少する．

スキャニング法の現状

本稿執筆時点では，陽子線のスキャニングは実質的に1施設（PSI，スイス）でしか臨床使用されておらず，重イオン線については1施設（GSI，ドイツ）でしか使用されていない．それとは対照的に，何万人もの患者が散乱体法で治療されてきており，概して優れた結果が得られている．したがって，スキャニングよるビーム拡大法はまだ始まったばか

りである．しかし，強度変調陽子線治療などスキャニングの可能性と他の潜在的な利点は，散乱体法から完全に置き換わるものではないかもしれないが，将来的にはスキャニング法が広く使用されることを意味している．

ビームの制御（beam control）

モニターと線量測定

　著者は，必要な線量分布がきわめて確実にそして安全に作成されたことを確かめるためにビームをモニターするときに無視できない問題について言及してこなかった．たとえば，図10-19 と図10-21 では，すべてのビームモニター機器を省略している．これについては，ビームライン，ガントリー，およびノズルはすべて，任意の位置でビームの正しい強度，位置，および角度を保証するために必要な機器を設置しなければならないと言えば十分である．従来の光子線治療リニアックと同様に，患者に照射される線量が最大の関心事である．一般に，二重のモニターとリアルタイムでビームチェックができることが必要である．ビームモニターは陽子線の散乱に少なからず寄与し，そのため，小さなビームスポットを作る際の潜在的な制限要因となっている．

制御や安全性

　従来の光子線治療リニアックの場合と同様に，包括的で技術の粋を結集した安全および制御システムが必要であることは言うまでもない．著者が言いたいことは，これらのシステムの開発はたいへんな作業ではあるが，製造者とクライアントの両方から軽視されるものであるということである．

線量測定

　陽子線の線量測定（proton dosimetry）については，簡単に述べるに留める．この主題全体の取り扱いに関しては ICRU72（2007）を調べるべきであるが，陽子線治療施設における絶対線量測定に関する推奨プロトコールは IAEA（2000）に提示されている．

絶対線量測定

　絶対線量測定（absolute dosimetry）には，主に 3 種類が存在する．
カロリーメータ　カロリーメータ（calorimeter）は，通常はグラファイトまたは純水のいずれかの吸収材において，単位質量あたりに発生する熱量を測定するものである．これは線量の直接的な測定に非常に近い．主な補正は，「熱欠損」（heat defect）に対するものであり，エネルギーのごく一部は熱に変わらず，吸収媒体中の化学変化の誘発に用いられるが，それについて推定する．

ファラデーカップ　ファラデーカップ（Faraday cup）では，陽子が導電性材質内で完全に停止したときに，その材質のブロックに蓄積された総電荷量を測定する．陽子の電荷は非常に正確に知られているので，材質内で停止した陽子の数を直接確かめることができる．この情報に加え，ファラデーカップに入ってくる陽子の阻止能についての知識があれば，この装置の直前に置かれた物質に付与される線量を即座に計算することができる．主な補正は，後方に散乱されることによって停止材料から逃げる電子のような荷電粒子による収集電荷の変化に対するもの，また，それより少ない程度として，ファラデーカップ上流の材質から発生した二次粒子による電荷の変化に対するものがある．

電離箱　電離箱（ionization chamber）は一対の電極からなり，その間に空気などの既知量の気体が挟まれている．気体はそれを横切る放射線によってイオン化され，電極間に印加された電圧により陽イオンと電子に分離される．そして対向電極に向かってドリフトしていき，そこで，全電荷が収集され総電荷量が計測される．電離箱はビーム全体を遮り，または小さい体積で線量を測定する．前者の場合，ビーム全体の線量を積算する大直径の平行平板型を使用する．小さい体積の測定においては，電離箱はおそらくほんの数分の1ミリリットルのガスを含む非常に小さいものとなる．形状は，中心電極を形成するワイヤを有する円筒形であることが多い．また，入射面近くの線量の測定に有用であるように平行平板形状を特徴とすることがある．電離箱の電流を線量に変換するには，空洞に含まれるガスの質量に関する知識が必須であり，また気体1原子をイオン化するのに必要なエネルギー量を示す「w値」（w value）が必要となる．

　歴史的には，ファラデーカップの信頼性について疑問があるため（Verhey *et al.*, 1979），現行では，^{60}Co 光子線で校正された電離箱により，通常は実験的にカロリーメータと比較を行って決定されるw値を用いて，絶対線量を計測する．電離箱測定結果を陽子線の線量に変換するためには，IAEA（2000）に記載されたプロトコルを使用することが現在国際的に合意されている（ICRU78, 2007）

相対線量測定

　相対線量測定（relative dosimetry）は，さまざまな目的に使用される．

ビームラインモニター

　加速器とビーム照射系との間には，主としてビーム強度やビーム位置を測定するために複数のモニターが必要である．通常，大面積の平行平板型電離箱式モニターが使用される．ビーム位置測定に用いるモニターでは，収集電極がいくつかの領域（たとえば4分割）に分割され，それぞれの出力は別々に測定される．対向する分割領域または分割領域の組み合わせからの出力の比率を見ることによって，ビームがモニター上の中心にどれほどよく一致しているかを推測することができる．

装置出力

　絶対線量測定は放射線治療には不可欠であるが，陽子線の照射を制御するモニターは通常相対モニターであり，ビーム全体を覆うような平行平板型電離箱となっている．この装置は，絶対線量計に対して定期的に校正されており，この校正において，絶対線量計は組織等価に近い物質のブロック内に配置され，標準条件の下で照射される．

線量分布測定

　照射ビームの線量分布は，日々測定しなければならない．これは通常，相対線量計を使用して行われ，絶対線量計を使用して線量の校正を行った校正点に対して，分布を正規化する．

　線量分布は，上述した小さな電離箱，半導体検出器，シンチレーションスクリーンとCCDカメラの組合せ，またはフィルムを使用して測定することができる．半導体検出器はLET依存性があり，ブラッグピーク付近では電離箱に比べておそらく10%程度の差異があるので，深部線量分布よりも横方向の線量分布の測定に使用するほうが好ましい．さらには，半導体検出器は，実効的な収集可能体積が非常に小さいことにより，ビームの半影を測定するのにとくに適している．フィルムは，単独で使用する場合は，線量ではなくフルエンスを測定する．線量を測定するためには，フィルムをシンチレーションスクリーンと光学的に密着させて使用する必要がある．

結語

　この章では，著者は臨床に関連した陽子の物理学と陽子がどのように患者に照射されるかということに重点を置いてみた．根本的なメカニズムと技術を理解するということにより，どのようなツールであってもより安全に取り使うことができ，そして，それにより，これまでの常識を超えられるチャンスが生まれる．次の章では，臨床現場において，個々の患者に合わせた陽子ビームの応用について説明していく．

11 患者体内における陽子線治療

　前章では，陽子線治療の患者とあまり関係ない側面について説明してきた．つまり，患者の幾何学的形状にも治療計画にも依存しない項目のことである．本章では，臨床的な課題，すなわち陽子線を患者に合わせて調整する方法，および陽子線治療計画について説明する．

　本書の執筆時点では，陽子線治療に大きな変化が起きている[*]．ひとつは，数十年間，物理学研究所で取り扱われてきた陽子線治療は臨床に移り，世界的に陽子線治療施設数が急増していることである．技術面では，治療医がペンシルビームスキャニング法をより重要視し，散乱体照射法を重要視しなくなったことである．その理由は，第10章ですでに述べている．均一ビーム照射法の治療計画の場合，ビームスキャニング法は，(1) 照射野全体にわたり標的体積の深さ方向の広がりに合わせて変調することができるため，標的体積の上流側の正常組織の線量をより低減させることができ，(2) ほとんどの場合，患者固有のハードウェアが必要なく，よって治療をより迅速に開始でき，より容易に状況変化に適応させることができ，(3) 不均一な線量分布を作ることができるため強度変調陽子線治療（IMPT）を実施することができ，(4) 散乱体照射法よりも中性子の発生量が少ない．欠点は，第10章で説明したように，患者と臓器の動きに関係して対処すべき問題が残っていることである．技術的な課題はあるが，動きは基本的な制限をもたらすものではなく，対応が困難ないくつかのケースに対しては第10章で説明したワブラー照射法を用いることができる．

　技術的な実装法は，スキャニング方式か散乱体方式またはワブラー方式で照射されるのかにより異なるが，すべての方式のビーム照射法に当てはまる内容を説明することからから始めよう．最初に，線量分布に対する不均一性の影響について説明する．

　＊：本章の一部の資料は，Goitein M., Lomax A.J., Pedroni E.S による Physics Today の2002年9月号（p.45-50）に掲載された記事 "Treating Cancer with Protons" から許可を得て改作したものである．陽子線治療に関する優れた情報源には ICRU78（2007）があり，その一部は Oxford University Press の許可を得て本章で使用している．

不均一性

　患者の組織は，化学組成と密度の両方において非常に不均一なものである．このような不均一性（inhomogeneities）は，陽子線の線量分布に影響を与えるため，陽子線ビームは患者の解剖学的構造を考慮に入れ設計する必要がある．

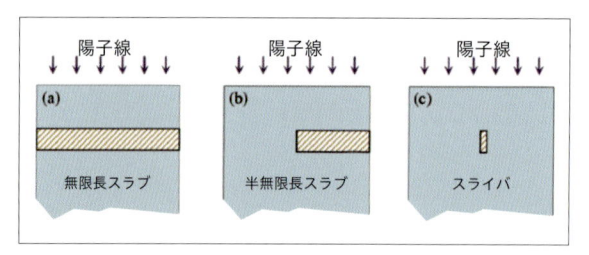

図 11-1 単純な不均一性の典型的な 3 つの例

（a）すべての陽子線をさえぎる無限長スラブ．（b）半無限長スラブ．（c）スライバ．

単純な不均一性による線量パータベーション（dose perturbation）

不均一性は，2 つの原理的な方法で陽子線ビームの線量分布に影響する．（1）不均一性の下流（distal）側の陽子線透過に影響を及ぼし，（2）密度や組成が異なる隣り合う領域の間での散乱の差により，線量パータベーション（dose perturbation）を起こす．不均一の影響については，4 つのシナリオで説明する．最初の 3 つのシナリオを**図 11-1** に示した．

すべての陽子線をさえぎる均一な無限長スラブ（infinite slab）

光子線と陽子線とでは，密度や組成が周囲と異なる一様なスラブを通過するときに受ける影響は，非常に異なる．光子線の強度，つまり線量は，（高密度の不均一性の場合）通常，数パーセント減少し，その減少量はスラブの厚さと組成に依存する．同じ状況で，不均一性物質の透過後の陽子線強度は実質的に変化しないが，スラブ通過後の透過力（つまり飛程）は強い影響を受け，その変化量は，スラブ厚と組成に依存する．その違いの概略図を**図 11-2a** に示す[*1]．**図 11-2b** は，水槽にいれたラム肉を X 線（上図）または陽子線（下図）で撮影した画像である．陽子線のエネルギーは，（上流の物体の厚さが増加すると線量が急激に減少する）拡大ブラッグピークの終端にフィルムが位置するように選択されている．この方法は飛程の違いを際立たせ，X 線画像と比較して陽子線画像は，はるかに高いコントラストを示す．これは，高密度の骨の下流の陽子線の飛程が足りないことと，被写体内の低密度の脂肪領域の下流の陽子線の透過力が大きいためである．

これは，まさに一枚の絵は一千語に匹敵するという例である．**図 11-2** の画像は，何年にもわたって著者の頭に残っており，荷電粒子線治療における不均一性の重要性を思い出させるものであった．

＊1：著者は，この画像を見せた同僚の反応をいつも思い出す．著者は，彼が不均一性により陽子線が腫瘍の遠位部分に過少線量が生じる懸念を示すと期待していた．「ええ，それはすごい．陽子線は，不均一性により強度を失わないのですね．」と彼は言った．

陽子線ビームの一部を横切る半無限長スラブ（semi-infinite slab）

周囲の物質と異なる密度のスラブが，ビーム断面の一部に挿入された場合は，何が起こ

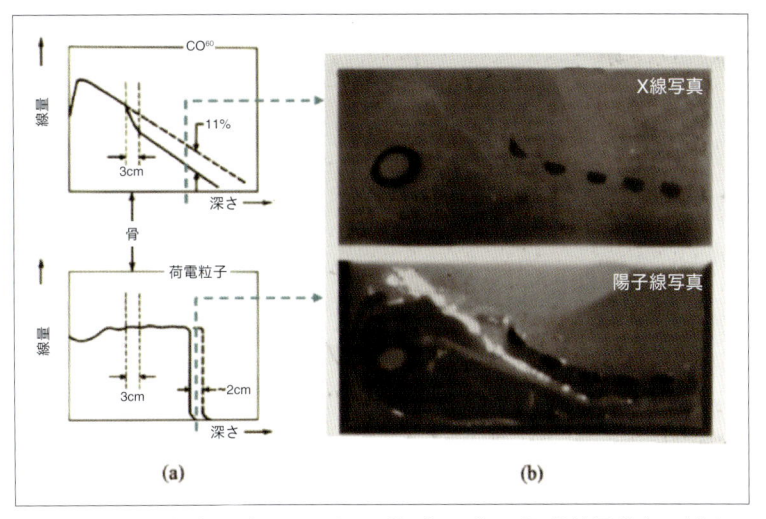

図 11-2 光子線（上図）および陽子線（下図）の深部線量分布に対する
不均一性の影響

(a) 不均一なスラブの深部線量曲線．(b) それぞれのビームで撮影し
た水槽内のラム肉の画像．

A. M. Koehler, HCL, USA より引用．

るのであろうか？　2つの媒質間の境界から離れると，ビーム全部がさえぎられる不均一物質の場合と同様に，不均一性の下流ではビームの透過力が変化し，不均一性がない領域の下流では透過力は変化しない．しかし，境界領域の下流では，2つの隣りあう物質における多重散乱の強度の違いにより，線量分布がさらに乱される．すなわち，低密度物質側に線量増加（ホットスポット（hot spot））が，高密度物質側に線量減少（コールドスポット（cold spot））が生じる（Goitein,1978；Goitein *et al*., 1978）．**図 11-3** の左側に，空気中のプラスチックの境界面に陽子線平行ビームが照射される極端な場合を示す．

　サイド1の陽子線は不均一性を通過しないため，線量分布は乱れない．一方，サイド2は，不均一性によって陽子線が散乱する．**図 11-3a** でAと記された領域に到達する陽子線は，完全にサイド1から来ているものであり，スラブが存在しなかった場合と同じ線量となる．陽子線は不均一性により散乱するが，正味の粒子フラックスは変化しないため，領域Aに到達する陽子線と同じフラックスが，不均一性の端の影から十分に離れた領域Dに到達する．

　しかし，不均一物質の端の影付近では，事情が異なる．領域Bには，サイド1からの陽子線に加えてとサイド2からの陽子線のうち不均一性によりサイド1に散乱した陽子線が通過する．陽子線のフラックスは，これらの追加陽子線によって増加するので，領域Bでの線量は領域Aにおける線量よりも増加する．領域Cでは，反対のことが起こる．サイド1からの陽子線は，散乱していないため領域Cには到達せず，その線量に寄与することはない．サイド2からの陽子線の一部は，不均一性によりサイド1へと散乱され，その結果,領域Cにおける陽子線のフラックスは減少する．「入射散乱線」は，「出射散乱線」

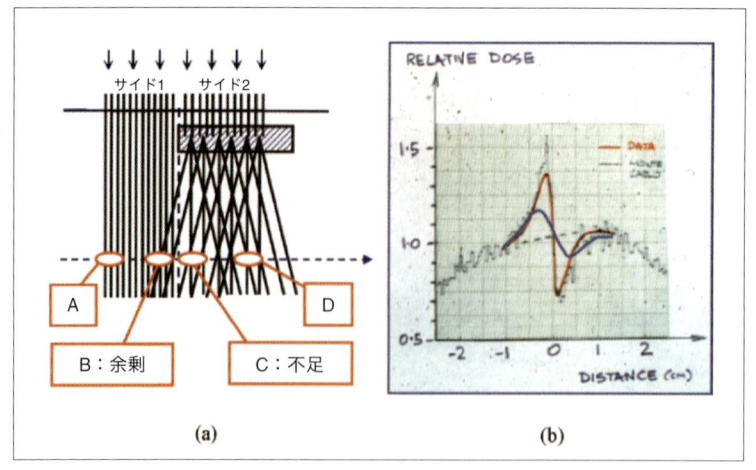

図 11-3 空気中に照射された陽子線ブロードビームが半無限長スラブを
透過する影響

（a）概略図（本文参照），（b）2.5 cm 厚プラスチックスラブを置き，
それから 25 cm 下流の線量の測定値（赤線）とモンテカルロシミュレー
ション（黒線ヒストグラム），青色曲線は，厚さ 1.25 cm のプラスチッ
クの無限長スラブを半無限長スラブのすぐ上流側に配置したときの測定
データを示す．

を補っていないと言う人もいる．これらの効果の結果として，陽子線平行ビームでは，線
量パータベーションは＋50％にもなる．**図 11-3b** は，この影響を説明するデータを示す[2]．
陽子線が完全に平行ビームでないため，線量パータベーションは理論値の ±50％より小さ
かった．

　ビーム内の陽子線の方向が揃っていない（すなわち，陽子線がビーム内のある点で有限
の方向分布を有する）場合，線量パータベーションは，大幅に修正される－このような修
正は，上に置いてある物体などにより起こる場合がある．たとえば，組織の半分の厚さを
追加で置く場合，**図 11-3b** の青い曲線で示すように線量パータベーションは ±12％に減
少する．境界の片側が空気ではなく，散乱力が異なる 2 つの物質の境界の場合，線量パー
タベーションは大幅に減少する．たとえば，骨 / 組織の境界の場合，線量パータベーショ
ンは ±50％から ±9％に減少する（Goitein 1978；Goitein *et al.*, 1978）．

　　＊2：写真がそれほど上手ではないときに，著者のノートから直接，グラフの写真を撮った
　　　　ものである．

陽子線が通過する物体「スライバ」

　図 11-1c は，「スライバ（sliver）」の場合の概略図を示しており，スライバは薄く，そ
の長軸に対して平行またはほぼ平行にビームが通過する周囲と不均一な物体である．スラ
イバは，紙面と垂直な方向にも厚いと仮定される．スライバの典型的な例は，組織に埋め
込まれた骨の薄い部分であり，これが陽子線に影響を与える可能性があることは，非常に
細かい骨を観察できる**図 11-2b** の陽子線写真から明らかである．

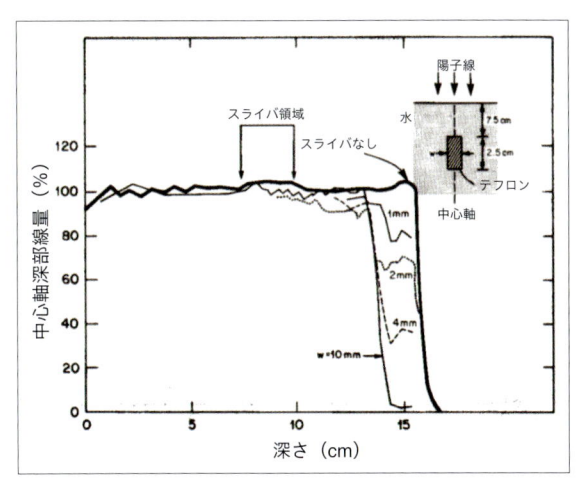

図 11-4 水中にある高密度物質（テフロン）のスライバ
を通るビーム中心軸線量のモンテカルロ計算結果
Goitein and Sisterson（1978）から引用.

スライバ幅が陽子線の散乱距離よりも大きい場合，スライバ本体の下側には無限長のスラブを扱っているのと同じ影響があり，スライバの端部では，半無限長のスラブの影にみられるような線量パータベーションがみられる．問題は，スライバが薄いときどうなるのかということである．線量パータベーションはどのように影響するのか？スライバの幾何学的な影への陽子線透過を減少させるのか，それともスライバの影の外側の散乱線がスライバ後方の線量を補っているのか？　**図 11-4** に，さまざまなスライバ厚において，この状況におけるモンテカルロ計算の結果を示す[*3]．注目すべきは，厚さ 1 mm のスライバでも陽子線の飛程終端の領域で，中心軸線量が約 20% も減少することである．

不均一性を補正する，またはすくなくとも考慮に入れることができる必要がある．そして，**図 11-4** の結果が示すように，高空間分解能が必要であることをとくに注意しておく必要がある．1 ミリメートルは CT スキャナの分解能の限界に近く，そしてこれは線量分布に影響を及ぼしうる不均一性を検出し損ねるか，またはすくなくとも測定が不十分になる可能性があることを意味している．

*3：モンテカルロ計算とは，物理問題（たとえば陽子線線量分布の計算）においては，（たとえば物質を通過する陽子の）一連の「ヒストリー」（history）をシミュレートする計算のことである．それぞれのヒストリーにおいて，さまざまな物理的過程（たとえば第 10 章で述べられている陽子相互作用など）が計算機プログラムによりシミュレートされる．関心のある量（たとえば線量）は，ヒストリーの累積寄与（たとえばそれぞれの入射陽子のヒストリーにより体積要素に付与された線量の合計）から推定することができる．ヒストリーの初期値，およびシミュレートされる物理的効果がすべて理論的に知られている確率分布で，（コンピュータにより，モンテカルロのディーラーが投げるサイコロの目のように）ランダムに選択されることにちなんで，この手法はやや危なげな名前が付けられている．物理的な相互作用が完全に知られていても，結

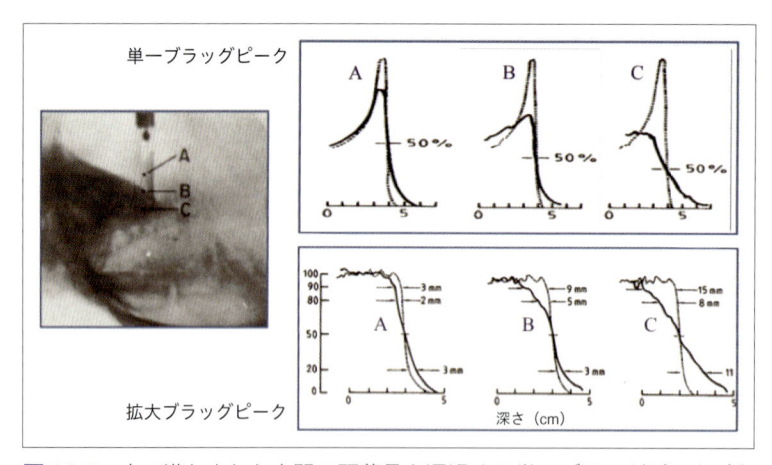

単一ブラッグピーク

拡大ブラッグピーク

深さ (cm)

図 11-5 水で満たされた人間の頭蓋骨を通過する単一ブラッグピーク（右上図）と拡大ブラッグピーク（右下図）の劣化（degradation）
X 線写真で識別される 3 つの領域 A, B, および C の下流の経路に沿って示した．パータベーションを受けていない線量（すなわち，頭蓋骨が水槽に置き換えられた場合）を点線で示している．Urie *et al.* (1986a) から引用．

果には統計的な不確かさが含まれる．ヒストリーが多いほど不確かさは小さくなり（おおよそヒストリー数の平方根に反比例して減少する）．その結果，非常に多くのヒストリーが必要になり，たとえば，陽子線の線量分布を ±2% の精度（SD）で計算する場合，1,000 万の粒子数が必要であることは珍しいことではなく，モンテカルロ計算は大変に時間がかかる．しかし，物理的プロセスの知識が許す範囲で，モンテカルロ計算は本質的には非常に正確である．

複雑な不均一性（complex inhomogeneities）による線量パータベーション

これまでは，陽子線の振る舞いを理論的な形で表してきたため，単純形状の不均一性に焦点を当ててきた．実際には，通常，患者は複雑なパターンの不均一性を示す．このような不均一性の最も極端なものは，おそらく，陽子線が頭蓋底のように幅のある骨表面に沿って進むか，錐体稜または副鼻腔のように複雑な骨 / 組織 / 空気の構造を通る場合であろう．このような場合，飛程パータベーションと散乱による線量不均一性の複雑な組みあわせが起こる．このような複雑な状況における結果を解析的に計算することは非常に困難であるが，不均一性に関するこれまでの説明により考えられる線量パータベーションについて，ある程度，直観的に理解できる．また，モンテカルロ計算は現在，非常に複雑な形状の場合に十分に信頼できる推定値を得る唯一の方法であり，正確さを期すためには十分に細かい計算グリッドを使用しなければならない．

図 11-5 は，水で満たされた人間の頭蓋骨を通過した 2 つの異なる陽子線－単一エネルギーのブラッグピーク（上図）と拡大ブラッグピーク（下図）－の末端領域の線量減少を示している．深部線量は，頭蓋骨の下流でその近くに配置された水槽内で測定された．**図 11-5** の左図に示す 3 点で測定が行われた．すなわち，(A) 頭蓋骨の比較的均一な領域の下流，(B) 頭蓋骨のかなり不均一な領域の下流，(C) 頭蓋底の非常に不均一な領域の下流である．

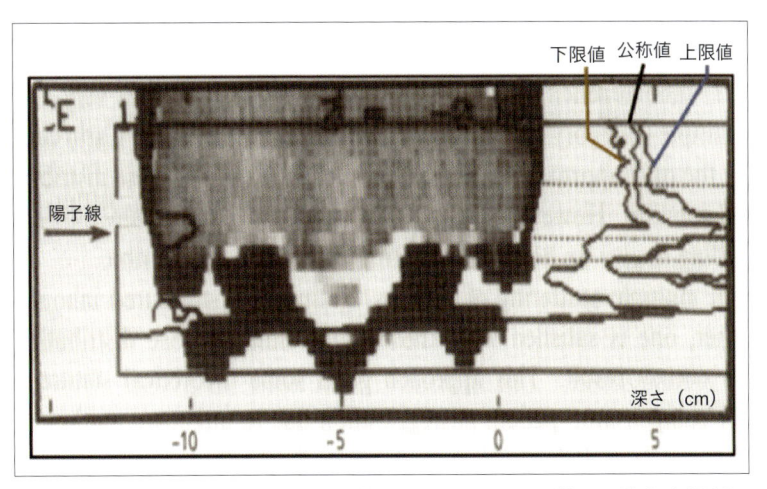

陽子線

下限値 公称値 上限値

深さ（cm）

-10   -5   0   5

図 11-6 水で満たされた人間の頭蓋骨を通過する陽子線の不確かさ解析
計算された上限および下限 90％等線量曲線は，公称線量曲線（不確かさがない場合に推定される曲線）を囲む．Urie *et al.*（1986a）から引用．

　これらのデータは，線量分布の下流が複雑な不均一性により非常に影響を受ける可能性があることを示している．ブラッグピークと SOBP 両方の下流端の立ち下がりは，複雑な不均一性によって単純にシフトしているわけではなく，その傾斜は実質的により緩やかになりより不規則になる．もしこの立ち下がりの劣化が正しく理解されなければ，または無視するならば，腫瘍への過少線量と下流側に位置する正常組織への過大線量の両方が起こりえる．ブラッグピークの立ち下がりエッジの劣化は，**図 11-5** の点 C で ±2 cm にもなる．炭素線を用いた同様の実験では，腹部を通過する炭素線ブラッグピークの劣化は，さらに大きかった．これは，データ取得に必要な長時間撮影中の臓器運動の影響によるものである．

　不確かさ解析（（Goitein, 1985）および第 8 章を参照）により，線量分布に対する信頼限界を設定することができる．**図 11-6** は，頭蓋底を通過するビームの透過深さの範囲の計算例を示している（Urie *et al.*, 1986a）．この図では，予想されるように，飛程の不確かさの計算値は，複雑な不均一性のある領域の方が大きいことがわかる．

　ある信頼水準で（下流側の正常組織が，所望するよりも多い線量を受けることを許容して）CTV に全線量を投与するためには，90％等線量面の下限が「標的体積」を取り囲まなくてはならない．臓器運動が CTV に含まれているならば，関連する標的体積は CTV である．しかし，ICRU 定義によると，そうではないはずである．つまり，関連する標的体積は ITV であり，これは患者の臓器運動を加味して CTV を拡大させたものとして定義されている（第 3 章を参照）．

アパーチャとコンペンセータの設計

　臨床では，陽子線は横方向と深さ方向の両方で「成形」される必要がある．前者は，1

つ以上のアパーチャやブロックを用いて陽子線を遮断することで達成される．アパーチャでは中性子が生成されるが，その線量はごくわずかである．後者は，古い言葉で「補償用ボーラス」とよばれていた，いわゆる**コンペンセータ**を使用して達成される．

アパーチャやコンペンセータは，物理的な物体にすることも仮想的なものにすることもでき，後者は，ビームスキャニング法でペンシルビームを制御することによって実装することができる．どちらの場合も実装方法は異なるが，設計方法はどちらかというと似ている．（これが，著者がこれまでの議論の大部分でブロードビーム法に焦点を当ててきた理由であり，ブロードビーム法と同じ原理がビームスキャニング法にも当てはまる．）

アパーチャ（aperture）

アパーチャの設計については，第10章ですでに説明した．それは，明らかに幾何学的な問題である．ブロードビーム法の場合は，2つだけ欠点がある．ひとつは，表面線量の乱れが生じるアパーチャエッジ効果である．もうひとつは，アパーチャやブロック内の中性子生成は非常に小さいが，完全に無視できるものではないということである．どちらも第10章で説明している．

ビームスキャニング法は，どちらの欠点も持たない．照射体積は，ペンシルビームのパターンにより決定され，エッジ効果ならびに中性子を生成する物体はない．標的体積に対してペンシルビームを「オン」にし，それ以外を「オフ」にすると考えるかもしれない．しかし，散乱効果によりビームの幾何学的な端またはその周辺ではペンシルビームの線量が減少するため，線量が不足しないように標的体積の端にペンシルビームを追加照射する必要があることを記憶しなければならない．このマージンは，たとえ標的体積が計画標的体積（PTV）であっても，光子線と同様にビームのペナンブラ（半影）領域の線量が減少するので，それを補償するためのものである．

しかし，ビームスキャニング法には考慮されなければいけないひとつの特徴がある．第10章の**図10-21**に示すように，ほとんどの実装では空間的に離れて配置された2つのスキャニング電磁石がある．これは，それぞれのスキャン方向に対して空間的に離れた2つの仮想ビーム源があることを意味している．したがって，単純な透視投影法よりもビームズアイビューが，より複雑で，治療計画システムにおけるBEV画像の計算とアパーチャの設計の両方が複雑になる．

コンペンセータ（compensator）

コンペンセータは，実物または仮想的なものにせよ，患者に到達するビーム飛程を変更するための装置であり，大きいビーム透過が必要な場合にはコンペンセータ厚は薄くなり，小さいビーム透過が必要な場合にはコンペンセータ厚は厚くなる．**図11-7a**は，骨スライバの補正を行わない場合，標的体積内にコールドスポットが生じることを示している．**図11-7b**は，「正確」な補正を行った結果，つまり，コンペンセータが幾何学的に不均一な領域のみを修正した場合を示している．**図11-7b**の線量分布は十分満足できる（ただし，

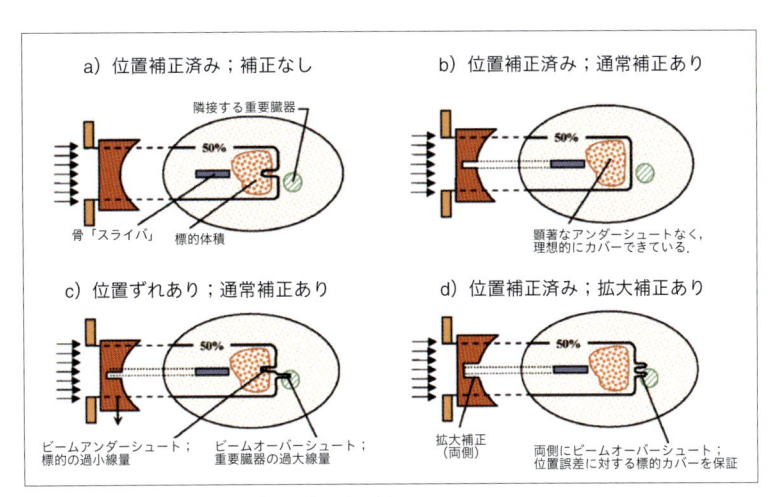

図 11-7 コンペンセータ設計の概略図

実際には完全な補正を妨げる散乱効果は無視している）．しかし，コンペンセータと患者の間にわずかな位置ずれがあると，**図 11-7c** に示すように標的体積にビームアンダーシュート，つまり線量の減少が生じ，ビーム下流の正常組織にビームオーバーシュートが生じる．

図 11-7d は，考えられる解決策−ビーム下流側の正常組織の，より多くの体積に高線量を投与することにより，標的体積へ過少線量を避けるコンペンセータの設計−を示している．コンペンセータの修正箇所は拡大され，多少位置誤差があったとしても標的体積に全線量を与えることができる．全線量を与えるこの方法は，コンペンセータの**スメアリング**（smearing）とよばれ，Urie *et al.* (1984) によって考案された．コンペンセータのスメアリングは，たとえば，患者または臓器移動による位置誤差だけでなく，多重散乱によるボケ効果にも対応する．

しかし，ほとんど使用されていないが有用な技術として，ビームの**指向性**を低下させることで，さらなるスメアリングを行う方法がある．通常，鋭いペナンブラにするためには，ビーム角度の分散はできるかぎり小さくする必要がある．しかし，**図 11-7** を観察すると理解できるように，ビーム方向の広がりは−たとえば互いに数度離れた数本のビームを照射することにより−不均一性の下流の線量パータベーションを平滑化（smear out）することができる．一般に，この方法により，大きい照射体積において線量パータベーションを小さくすることができるであろう．

ここで説明した補償方法は，比較的大雑把である．不均一性と解剖学的構造の動き，または変化による位置誤差を考慮するために，より優れた方法と計算ツールが必要である．IMPT のスコア関数はコンピュータで評価する必要があるため，新しい方法はとくにIMPT には必要である．現在のアルゴリズムでは，コンペンセータの設計に関して「好ましくない」ビーム方向を回避する経験豊富な治療計画者の知識は再現されていない．

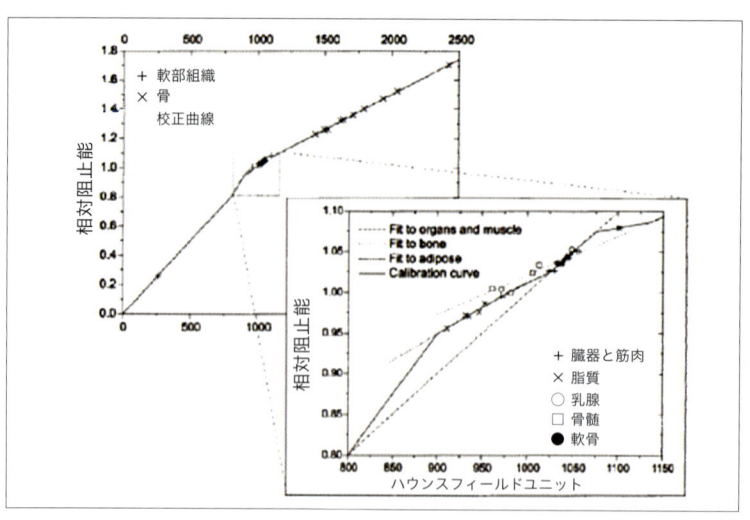

図 11-8 陽子線におけるハウンスフィールドユニットと水等価密度（相対阻止能）の変換テーブル

Schaffner and Pedroni（1998）から引用.

HU 値から水等価密度への変換

　陽子線に対する不均一性の影響を計算し補正するには，患者組織の定量的な「マップ」が必要になる．コンピュータ断層撮影（CT）はまさにそのようなマップを提供するので，CT が利用可能となったときに陽子線治療が成長したことは偶然の一致ではない．CT スキャンデータは X 線透過測定から得られるので，相対 X 線吸収係数の単位である（Hounsfield Units：HU）．しかし，光子線治療（たとえば第 3 章の**図 3-5**）に必要とされる変換と同様に，詳細な測定により水を基準とした相対陽子線阻止能が，十分満足いく精度で CT データから変換されることがわかった．そのような変換を**図 11-8** に示す．マップに必要な空間解像度は，数ミリメートルのオーダーの多重散乱のスケールによって決まるが，幸いにも CT データの解像度はこれに一致する．

　陽子線治療では，物質または組織の**水等価密度**（water-equivalent density）を用いるのが一般的である．これは水と同じ化学組成を持つ架空の化合物の密度で，この化合物の 1 cm の厚さが当該の物質の 1 cm を横切ったときと同じ飛程変化を治療用陽子線にもたらす．幸いなことに水等価密度は，陽子線エネルギーにほとんど影響されない．

線量計算

　光子線と同様に，陽子線の線量分布計算についてはあまり触れない．線量の推定は，精度が高くなる順に次の 3 つの方法で行われてきた．

　ブロードビームアルゴリズムは，実際の患者体内の直線に沿った積算水等価密度の計算を行い，均一な水ファントムで測定した結果を用いてビーム透過を計算する方法である．

　ペンシルビームアルゴリズムは，ペンシルビームの重ね合わせとして線量計算する方法

である（Hong *et al.*, 1996）．このアルゴリズムは，横方向に不均一な物質における散乱効果の違いをある程度考慮に入れることができる．

モンテカルロ法を用いた計算では，GEANT などのプログラムが使用されている（Paganetti, 2006；Paganetti *et al.*, 2005）．計算時間を実用的レベルにまで短くするために，物理効果を限定したモンテカルロアルゴリズムが開発されている（Tourovsky *et al.*, 2005）．

陽子線における生物学的効果比（RBE）

投与された線量の生物学的影響はいくつかの要因に左右されるが，そのひとつがマイクロドジメトリー的なエネルギー付与パターンである．陽子線の線エネルギー付与（LET）については，第10章で説明した．これは，単位距離当たりに失われるエネルギー量である．式10.1ならびに第10章の**図10-6**に示すように，LETは陽子速度，したがって患者体内の深さ方向によって大きく異なる．しかし，クーロン相互作用のみがLETに関与するものではなく，原子核の相互作用により小さな距離で大きな線量を付与する－つまり，LETが大きい－荷電イオンフラグメントが生成する．陽子線ビームのどの位置においてもLETスペクトルが存在し，ビーム内のある点における生物学的効果は，その位置における平均LETにほぼ（しかし，完全にではない）関連していると考えられている．

線量付与の生物学的影響（たとえば，線量投与により引き起こされる細胞の不活性化の程度）を考慮するために，いわゆる**生物学的効果比**（relative biological effectiveness：RBE）が用いられる．所与の放射線のRBEは，「規定された生物学的効果を生じさせるために必要な基準放射線（たとえば光子線）の線量に対する試験放射線（たとえば陽子線）の線量比」として定義される．この時，その他の条件－たとえばフラクション数や照射間隔－は，両方の放射線とも同じとする（ICRU78, 2007）．

つぎに，陽子線物理線量にRBEを掛けることでRBE荷重線量を定義する．これは，同一の分割方式とエンドポイントに対して，陽子線と同じ効果を与える治療エネルギー範囲における光子線線量である．RBEは比であるため単位がなく，放射線生物学的に重み付けされた線量の単位は，物理線量と同じGyとなる．物理線量とRBE荷重線量を区別するために，前者については，たとえば，「70 Gyの線量が照射された」，後者については，「77 Gy（RBE）の線量が照射された」と表記する（ICRU78, 2007）[*4]．

ここまでの記述から，読者は，物理的な影響とは対照的に，LETは深さによって異なるため拡大ブラッグピークの生物学的効果は深さで変化することを想像するかもしれない．しかし，そうではない．RBEは1 g/cm^{2}当たり約200 MeV未満のLETでは，比較的一定でほぼ1であり，それより高いLETでは3以上に上昇する．陽子線拡大ブラッグピークの平均LETは，高LET成分は原子核相互作用と停止陽子線によるごくわずかなものであるため，ほぼLETの下限範囲に収まる．したがって，利用可能な *in vivo* および *in vitro* 実験データ，そして，臨床経験に基づいて，ICRU78（2007）は，SOBP内のRBEとして入射プラトー領域を含めて1.10（^{60}Coに対して）という一定値を用いることを推奨

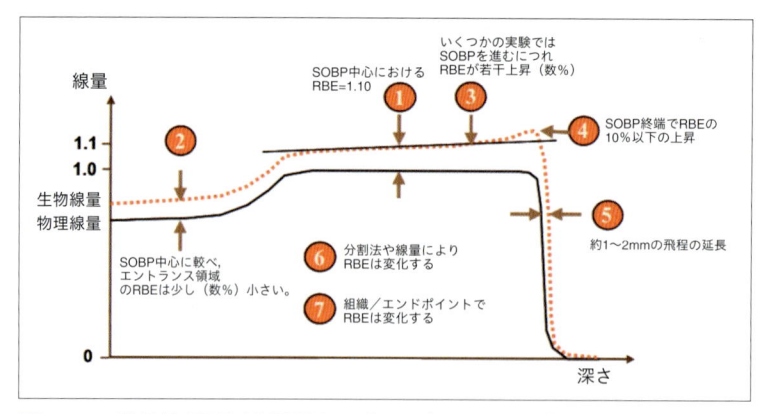

図 11-9 陽子線 RBE が ICRU78（2007）によって推奨されている 1.10 の一定値から変化する過程を示す概略図

SOBP の終端における「上昇」（blip）は，実際には独立した現象ではなく，深くなるにつれて平均陽子線エネルギーが徐々に減少する領域であり，そのため LET（したがって RBE）は，深くなるほど増加していくこととなる．

している．これは陽子線の線量分布が，物理線量でも RBE 荷重線量でも関係なく同じ形をしているという好都合な結果をもたらす．そのため，絶対線量だけが異なり，その比は定数 1.10 となる．

しかし，上記のまとめには問題が残るので，それを指摘しておこう．ICRU78（2007）では，上記は単純化されており，陽子線内で 1.10 付近の RBE の小さい変動にはいくつかの原因があることが認識されていた．**図 11-9** は，これらの違いがどこにあるのかを概略的にまとめたものである．

すべての影響のうち，最も大きい不確かさは項目 6 であり，フラクション数における RBE の変化である．理論的根拠と *in vitro* 実験の外挿の両方から，フラクション数の減少するにつれ RBE が上昇することが予測される．しかし，数少ない *in vivo* データも臨床経験からも，治療線量レベルにおいては，そのような挙動を示さないようである（Paganetti *et al.*, 2002）．

将来的には，**図 11-9** に示されているさまざまな影響が，よりよく理解され定量化されることが期待される．もしそうなれば，また RBE をどのように見積もるかに関する国際的な合意に達することができれば，微妙な違いを考慮した RBE の見積が可能となろう．

＊4：RBE 荷重線量は，以前はコバルトグレイ等価線量（cobalt-gray equivalent dose）とよばれており，単位は CGE と表記されていた．しかし，これは承認された SI 単位系ではないため，その使用は認められていない．

陽子線治療計画：何が異なるのか？

　相互作用の物理的性質が異なることにより，陽子線の線量分布は光子線の線量分布と異なることを指摘するために，本書において多くのページを費やしてきた．そして，陽子線を用いることで，横方向だけでなく深さ方向に線量付与をコントロールすることができる．陽子線について以下の疑問があげられる．陽子線治療計画（proton treatment planning）を行うとき，何を気にかけるべきなのか？　治療計画プロセスが，陽子線の深さ方向の線量分布が異なる以外は，光子線治療となぜ同じではないのか？

　ある意味，この最後の主張にはいくらかの真実がある．しかし，何事も細部に落とし穴が隠れているものである．陽子線治療は，光子線治療計画よりも難しいという声を聞くが，これらの違いについて説明しよう．第6章で光子線治療について説明したとき用いた治療計画の作業リストから始めよう．陽子線を使用する場合，どの作業が違うのか？　**表11-1** にこれらのステップをまとめ，両者が異なるステップについても示した[*5]．

　すぐにわかるように，同じプロセスのほうが異なるプロセスのステップ数を上回っている．陽子線治療計画と光子線治療計画が実質的に異なるのは，明らかに重要ではあるが，ただひとつのステップだけである．

　一言で言えば，違いは3つの原因から生じており，そのうちの最初の2つは関連している．

■物質中における陽子線の有限の透過（飛程）
■陽子線の深さ方向と横方向の分布に対する透過物質の影響
■陽子線治療で使用される異なるビーム成形技術

　これらの違いは，さまざまな形で現れる．以下のいくつかのセクションで，相違点について簡単に説明する．それらの多くについてはすでに述べているので，詳しい説明を追加はしない[*6]．

＊5：この問題に取り組むにあたり，ICRU78（2007）の作成で多くの同僚（つまり，J. Adams, M.Moyers, P . Petti, S. Rosenthal, B. Schaffner, N. Schreuder, L. Verhey）から与えられた見解を参考にしたことを感謝したい．

＊6：ステップ3で述べられているPTVの解釈の問題は，ステップ5の問題の説明で取り扱う．

治療計画の相違点：ステップ1—モダリティーの選択

　表11-1 のステップ1は，放射線治療が患者にとって適切であるかどうかを決定する．この問題のひとつは，治療モダリティーの選択である．与えられたモダリティー（ここでは，陽子線）はよい選択となるかもしれないが，一方，他のモダリティーはよい選択とならないかもしれない．陽子線が有用である可能性があるかを判断するには，2つの重要

表 11-1　光子線治療計画と比較して陽子線治療計画で異なるプロセス

ステップ		陽子線 vs 光子線
1	関連するすべての診断ツールを用いて患者を評価し，放射線治療を行うかを決定する．	〜同じ（しかし，陽子線はモダリティーの選択に影響を与える可能性あり）
2	治療する体位で患者が横たわった状態で，画像検査を行う．	同じ
3	治療計画 CT 画像上で，標的体積（GTV，CTV そして PTV）と正常組織の輪郭入力を行う．	〜同じ（ただし，PTV は異なる解釈をされる）
4	治療方針を確立する．	同じ
5	1 つまたは複数のビームと，それらの重みを同時に設計する．それぞれのビームは，治療方針の必須条件を可能なかぎり満たすようにする．	異なる
6	これらの治療計画を評価し，治療に使用するものを 1 つ選択するか，治療方針を修正してステップ 5 に戻る．	同じ
7	処方を確定する．	同じ
8	採用した治療計画のシミュレーションを行い，それが照射可能であるかを確認する．	同じ
9	照射（患者 QA）を行い，その照射が正しく実施できたことを検証する．	〜同じ（しかし，QA は難しい）
10	治療期間中に患者を再評価し，必要があれば，残りの治療の再治療計画を行うために，ステップ 5，あるいはステップ 2 に戻る．	同じ
11	最終的な治療計画を文書化し記録として保存する．	同じ
12	患者の予後追跡，または再発の可能性があるとき，治療計画を見直す．	同じ

な事項に重点を置いて検討しなければならない．

大きい標的

　陽子線は小さい標的にとくに有用であるという世評がある．しかし，著者の意見では，これは誤った認識である．陽子線は小さい標的よりも大きな標的の治療により有用である．これは，第 5 章で説明したように，標的体積の外側の組織における線量−体積効果の影響による．標的が大きくなるほど，残った正常組織の体積は小さくなり，そのため，その正常組織温存の必要性が高まる．したがって，標的が大きいほど，陽子線の線量−温存特性の臨床上のメリットは，より大きくなる可能性が高い．逆説的に聞こえるが，陽子線を用いた眼の悪性黒色腫の治療における優れた結果は，この原理のよい例である．なぜなら，治療体積は物理的に小さいが，関連する領域（すなわち眼）の大きな割合（すくなくとも 1/3 に達することがある）を占めているからである．

複雑な形状

　陽子線は，腫瘍と隣接する OAR との難しい位置関係や，正常組織への線量を回避するなどの患者特有の問題解決に優れている．陽子線を用いた頭蓋底肉腫の治療における優れた結果は，これのよい例である．なぜなら，これらの腫瘍は，脳幹や視交差などの放射線感受性の高い正常組織を取り囲むか，あるいは非常に近くに存在するためである．

治療計画の相違点：ステップ5―ビーム設計

不均一性の影響

　不均一性の影響についての説明は，かなりのスペースを使ってきたので，すでに述べたことを繰り返し説明はしない．しかし，不均一性によりその下流への陽子線の透過が変化し，不均一性を考慮した実物または仮想的なコンペンセータによりビームを補正する必要があることに加え，いくつかの追加のポイントがある．

　不確かさ：不均一性のすべての影響を正確に予測することはできない．患者に対するコンペンセータの位置決め誤差により，患者および臓器位置が変化し不確かさが生じ，また，ビームの散乱の完全な補正は不可能であり，そして，不均一性の位置と性質の測定は不完全であることなどによる．結果として，やや複雑な不確かさの解析を行い，それらの臨床的影響を可能なかぎり許容できるように，ビーム設計を行わねばならない．もちろん，同じことが光子線治療にも当てはまるが，陽子線における問題は横方向だけでなく深さ方向の補正も必要となるため，より複雑であり，より複雑な解決法が必要である．

　不均一な不均一性（heterogeneous inhomogeneities）：ひとつの例外を除いて，不均一性をあたかも，内部では均一であるかのように説明してきた．その例外とは，前述の頭蓋骨の複雑な構造である．陽子線の遠位端は，飛程がシフトしているのではなく，異なる飛程が重ね合わ（スメア）されていることを思い出す必要がある．これは，さまざまな水等価な経路長を有する散乱陽子線によるものであった．Urie ら（Urie *et al.*, 1986a）の報告では，遠位端における劇的な線量低下は腹部領域でみられたが，これはおそらく臓器運動によるものであった．そして，同様のスメアリング効果が肺（R.Mohan，私信），および，粒状黒鉛質粒子（S.Vynckier，私信）で観察された．陽子線のビーム設計を行う際，複雑な不均一性により遠位端がすくなくとも ±2 cm スメアされる可能性を考慮に入れる必要がある．

　肺における過剰透過（over-penetration）：陽子線を用いる際には，さまざまな不確かさを考慮に入れるため，ビーム横方向だけでなく深さ方向（つまりエネルギー）にも安全マージンを付け加えることが通常である．これは，筋肉または脳などのほぼ単位密度の物質内において，標的体積から 0.5 ～ 1.0 cm 深く照射するために必要なエネルギーである．しかし，肺は低い水等価密度（説明のため 0.2 g・cm^{-3} を用いる）であるため，陽子線の同じエネルギーでは約5倍の透過の増加につながり，2.5 ～ 5 cm のオーバーシュートになる．それに加えて，呼吸や心拍動の動きにより，組織がビーム経路上に出入りするため，

さらにマージンが大きくなる可能性がある．したがって，このように不可避な不確かさを考慮することにより，望ましくないほど広範囲の肺を治療しなければならないことや，肺の下流側にある重要臓器に望ましくない線量が付与される可能性があることを理解することになる．陽子線が肺を通過する場合，安全マージンを小さな物理的距離に制限できるように，不確かさを抑える努力をする必要がある．明らかに，呼吸同期法（respiration gating）は胸部を含む陽子線治療において「必須」であり，横隔膜運動が肺と同様に，臓器位置に影響を及ぼす腹部臓器においても同じことが言える．

　金属またはその他の高 Z インプラント：陽子線治療を受ける患者体内には，人工関節や，クリップのような外科用補助具として金属インプラント（metal implants）が入っていることは，一般的である．これらのインプラントは，2つの理由で問題を引き起こす．第一に，これらは CT スキャンでアーチファクトを発生し，経路長計算に大きな誤差を引き起こす可能性がある．その結果，コンペンセータ設計に誤差が生じる可能性がある．そして第二に，CT スキャンにおいて被写体を通過した光子数の減少と，インプラントのハウンスフィールド値から水等価密度への変換が破綻するため，それらの水等価厚の測定が不正確になる．最善の解決策は－執筆時点ではまだ実装されていないが－メガボルト放射線を使用する CT スキャナを使用することである．これにより，上記の両方の問題の大部分を解決するであろう．

不均一性に対する補正

　陽子線治療用のビームコンペンセータの設計方法は，すでに説明した．位置合わせ誤差，他の不確かさを許容し，そして，患者およびビーム上流にある物質からの陽子線の散乱により，補正が完全に行えないことに対する対策が必要となる．

　「よい」ビーム方向の選択：最も有益な方法は，不均一性により最も問題を生じるビーム方向を使わないことである．これは，経験豊富な治療計画者が自動的に行うことであるが，「ロバストプラン」という名称によりコンピュータ主導の治療計画が，いま注目を集めている．とくに光子線を使用する IMRT の場合，患者特有の幾何学的配置を考慮せず，等間隔のビーム方向を選ぶ傾向がある．これは，陽子線治療では，よい考えではない．皮膚表面の空気 / 組織境界面を含む，非常に密度の異なる材料の境界にほぼ平行になるビーム，または側頭骨の様な複雑な不均一な構造を縦に通過するビームは，避けるべきである．

　角度フェザリング（feathering）：不均一性とほぼ平行に通過するビームを避けることができないとき，最後の方法としては，1つのビームではなく，数度という近い角度で複数のビームを使用することである（Goitein, 1977）．

　深さ方向のフェザリング：1本または2本のビームの飛程末端において2本の陽子線ビームが隣接する場合，深さ方向のフェザリングを使用する必要がある．つまり，単一ビームではなく，それぞれ数ミリ飛程の異なる複数ビームを用いることである．これは，後述のパッチ照射で用いられている．

ビーム照射技術

　治療計画プログラムは，各治療装置に利用可能なあらゆる種類のビーム照射技術をシミュレートする必要がある．陽子線の場合は，これらは非常に多様であり，そして，X線とは大きく異なっている．陽子線は，散乱体法，ワブラー法，またはスキャニング法で照射することができる．これらの場合も，陽子線は横方向と深さ方向の両方を成形することができる．前者はアパーチャとブロックにより，後者はコンペンセータを用いて遠位端を成形し，また患者固有のハードウェアなしでIMPTを用いる場合には，ペンシルビームスキャニングの強度調整を行うことで3次元成形が可能となる．

　すでに第10章で説明したが，相違点のひとつとして，ビーム上流にある物質が何であれ線量分布は影響を受ける．その結果，治療計画作成者は，患者から最適な距離に患者固有の装置を配置することに大きな注意を払わなければならない．コンペンセータからの散乱の影響を最小限に抑えできるだけペナンブラを小さくするように，これらを患者の近くに配置するが，アパーチャを配置する場合，エッジからの散乱のため患者のあまり近くに配置してはならない．

計画標的体積（PTV）

　読者に注意するが，著者がCTVとPTVのどちらに言及しているのか明確にすることなく，「標的体積」という用語を用いていることに気づいたであろう．これは，陽子線の場合にはPTVを定義するこが困難であり，PTVが光子線治療の場合よりもビームの設計において，それほど有用でない可能性があるからである．

　光子線治療では，PTVは主に動きやセットアップ誤差を補償するために横方向にマージンを設定する－それでも，ビームペナンブラの特性に関する知識で補う必要はあるのだが．いずれにしても，ビームの方向に関係なく，1つのPTVにマージンを設定することができる．

　陽子線の場合，側方と深さ方向のマージンが必要となる．前者は，動きとセットアップ誤差を補償するために横方向のマージンを設定し，後者は陽子線の透過に関する不確かさを補償するために治療体積の深さ方向に上流側と下流側のマージンを設定する．これら2つのマージンは，一般的にまったく異なるものである．結果として，すべてのビーム方向に対して横方向および深さ方向のマージンの両方を設定可能な1つのPTVを設計することはできない．そのため，ビーム方向ごとに別々のPTVを設計する必要がある．これは，計算時間が掛かりすぎるので，手動での設定は現在行われていない．その結果，陽子線の治療ビームは，ビームズアイビューから見ることにより，CTVから直接設計されることが多く，横方向と深さ方向の両方のマージン設計がビーム形状を計算するアルゴリズムに組み込まれている．CTVはビーム設計に使用し，横方向のみのマージンを含むPTVは，陽子線治療と光子線治療の両方の形式をそろえるために，線量報告の目的で使用することが提案されている（ICRU78，2007）．

単一ビームの設計

　均一ビーム治療は，通常，手動で計画されるが，アパーチャとコンペンセータの設計が本質的に逆問題（inverse problem）を解くことであるのは，興味深いことである．すなわち，「標的体積を特定の高線量でカバーする」という問題から，アパーチャとコンペンセータは，一般的にワンパスプロセス（one-pass process）で自動設計される．

　これまで述べてきた中で，コンペンセータ設計の目標は標的体積に十分な線量投与を保証することであると強調してきた．もちろん，その逆も可能である．たとえ，腫瘍の線量を犠牲にしても，特定の臓器へ特定の線量以上，あるいはある線量−体積条件による照射を避けたいと思うかもしれない．そして，もっとありえるのは，これらの両極端の間でバランスをとることである．それから，これは陽子線治療の最適化の考察にもつながるが，これについては，もう少し後で述べる．ただし，ここで重要なのは，コンペンセータ設計のゴールは治療計画プロセスにより変わり，コンペンセータは治療方針に記載されている臨床目的を達成するように設計されなければならないことである．

　たとえば，150 MeV の陽子線の遠位端の立下り（distal fall-off）は，本質的に横方向のエッジの立下りよりも急峻であり，これは，第 10 章で説明したように，水に入ったバケツに衝突する陽子の物理的性質に基づいている．しかし，これは，理論上の話しであり実際は違う．患者治療の複雑な状況において陽子線の深さ方向の不確かさにより，通常，実効的な深さ方向の立下りは横方向の立下りよりいささか大きくなる．これが，標的体積の近くにある重要臓器を保護する場合に遠位端ではなく，コリメートされたビームの横方向を利用することが多い理由である．

　言うまでもなく，線量計算アルゴリズムは，陽子線と光子線でまったく異なる．ただし，これは，治療計画作成者にとっては，わかっていることといえる．不均一性の影響の複雑さを考えると，陽子線に関してはモンテカルロアルゴリズムを使用したい．

　陽子線の RBE については，上述のように幸運にもどの位置においても 1.10 の一定値を使用することが推奨されているため，実際上の問題はない．絶対線量で示す場合は，物理線量か RBE 荷重線量かを明確にすることは，もちろん重要である．一般的には，ICRU78（2007）では線量表示の後に修飾子「(RBE)」をつけて示される RBE 荷重線量を使用することを推奨している．

　それにもかかわらず，計画作成者は，陽子線の遠位端を重要臓器に近づける場合，次の点に注意する必要がある．(a) 実効線量は物理線量より 1 〜 2 mm 深くなる．(b) そして，最後の数ミリの範囲で実効線量が上昇する，つまり，**図 11-9** で示される「blip」である．

治療計画の設計

　これまでに説明した相違点以外では，陽子線の治療計画（一連のビームとビーム重み）の設計は，光子線の治療計画のように実施される．どちらも手動と自動のアプローチがある．手動による計画の場合，問題は，ビーム数，方向，そして形状（陽子線の場合は，深さ方向の形状を含む）の選択，そして，ビーム重みの選択である．第 8 章で説明したよう

に，光子線と同様にノンコプラナー（中心軸が単一平面内にないビーム）の使用は，非常に有用である．そして，一連のビームを作成し，結果として得られる線量分布を評価し，治療計画を比較するためのツールは同じである．

原理的には IMPT は，強度変調 X 線治療（intensity modulated X-ray therapy：IMXT）と同じくらい簡単（または難しい）に設計及び実装できる．IMPT の自由度が増えることで計算量は増えるが，より複雑ということではない．簡単に言うと，IMXT と同じように投影された標的体積をカバーするペンシルビームを設定するが，IMPT では続いて照射野内の各位置に対して，さまざまな深さ位置へのペンシルビームを設定する．典型的には，およそ 20 種類のエネルギーからなり，隙間なく 0.5 g・cm^{-2} 間隔の「レイヤー」で照射する．これは潜在的に計算量を約 1.5 桁大きくするため，計算時間が長くなる．しかし，ペンシルビームの本数を減らすなど，計算速度向上のためのいくつかの方法がある．

先に述べたように，陽子線治療では，光子線治療よりもビーム角度の選択が重要であるため，IMXT とは違い等間隔のビーム角度の使用は希である．一般的に，IMPT と均一ビームによる陽子線治療では，満足できる治療計画を作成するために必要なビーム数は，X 線で必要となる数よりも少ない（Rutz and Lomax, 2005）．複数のビーム（たとえば，5 本，7 本，または 9 本）を用いる IMXT では，同一平面上に等間隔の角度でビームを配置することが好まれるが，利用可能な全 360 度にわたって線量を標的体積の外側に広げてしまう結果となる．一方，IMPT は，かなり少ないビーム数で実施できるため，照射される正常組織の体積をより減らすことができる．これは，すでに第 8 章と第 9 章で述べたが，標的体積の外側まで線量を分散させるのがよいのか，それとも高い線量を小さい体積に集中させるのがよいのかという疑問が生じる．この疑問に対する答えを本当に誰も知らないことを著者は強調したが，すくなくとも，IMXT が 360 度近い範囲で線量を拡散する可能性があるという理由により，IMPT を選択することができる．

固定具，位置決め，および検証

陽子線治療では，常に治療照射における空間的ならびに線量測定の正確さ，そして治療計画の正確さの必要性が強調されてきた．これは，コンペンセータの位置合わせ誤差を減らし，照射体積を可能なかぎり標的体積に近づける必要性からきている．結果として，伝統的に光子線治療の場合よりも，患者固定，位置決め，および検証に大きな注意が払われてきた．しかし，この状況は近年変わり，最初に 3DCRT，そして IMXT の登場により，光子線治療は陽子線治療により近くなった．

不確かさ分析

すでに説明したことを蒸し返すかもしれないが，完璧を期すためには不確かさ分析は，あらゆる種類の放射線治療で不可欠であるが，今まで述べた理由により，陽子線治療ではとくに重要であることを言わねばならない．

治療計画の相違点：ステップ9—品質保証

　第12章では，放射線治療全般における品質保証（QA）の重要性について強調する．他の放射線治療と同様に，陽子線治療のQAは重要である．しかし，いくつかの違いがある．

　第一に，たとえば，バケツの水に照射された線量検証プロセスは，多くの変数があるため，より集中的に行われる．空間的に細かい解像度で横方向だけでなく，深さ方向の線量の確認も正確に実施しなければならない．これは，線量測定を3次元で実施する必要があることを意味する．さらに，スキャニングビームまたはワブラービームの場合は，厳しい時間的な制約，すなわち単一ビームを照射するのに数分程度かかることがある．1組の2次元（あるいはさらに1次元または0次元）の検出器を用いる場合，測定から3次元線量分布を構築するためには，同じビームを何度も照射する必要がある．これは非常に時間がかかり，日常的なQAを非常に困難にしている．一方，残念なことに，現在のところ，実用的な3次元線量測定装置は存在しない．しかし，これは，とても必要なものである．

　そのため，現在の選択肢は，一連の2次元測定，または狭い間隔で配置した電離箱アレイ（現実的な理由から，十分な空間分解能を得るほどの電離箱を多くできない）を用いる方法のいずれかである．

　デジタルカメラで蛍光スクリーンを観察することにより，優れた空間分解能で2次元線量分布が取得できる（Boon *et al.*, 2000）．2次元検出器の代替には，フィルムの使用がある．これは，蛍光スクリーンと重ねたX線写真フィルム，または自己現像性があるガフクロミックフィルムで達成できる．2次元検出器では，理想的には30の異なる深さで測定する．それぞれの照射に約1分(必要な線量分布を形成するのにある程度の時間が必要)かかるため，3次元線量分布を取得するには非常に時間がかかる．

　PET画像を用いた治療照射の検証に関心が持たれている．陽子は，原子核との非弾性衝突の結果，放射能を誘発し（第10章参照），その一部として，ポジトロン核種が生成される．ある点におけるポジトロン核種の濃度は，生成された時は，その点に付与された線量に関係している．PETスキャナは，誘発された放射能の分布を検出することができ，そのため，患者に照射された線量分布の正確さを確認することができる．しかし，注意点が3つある．第一に，画像取得時までに血流により照射部位から放射能が運び去られてしまうため，PET画像が線量分布を正確に反映しないことがある．第二に，放射能は陽子線のエネルギーに依存する．とくに，陽子線の飛程終端には放射能はないが，これはモデルに基づく補正により軽減することができる．そして第三に，**図 11-4** に示したような，ミリメートルのような小さい距離で起こるかもしれない，小さい体積内の線量パータベーションを検出するには，PETスキャンの空間解像度（数ミリメータのオーダ）は十分ではないことがある．

　最後に，プロトンラジオグラフィー（proton radiography）は，現在まで使用されていないが，陽子線線量計算アルゴリズムを検証できる可能性があり，さらに，おそらく患者

の治療計画を日ごとに変更することに使用される可能性がある（Schneider and Pedroni, 1995）．プロトンラジオグラフィーは，何らかの位置検出型飛程測定器（position-sensitive range telescope）を用い患者（またはファントム）から出射する陽子線エネルギーを測定する．治療に使用する陽子線は，通常，患者でから出射されないので，（低線量で）患者を透過した陽子線測定を行うためにエネルギーを増加する必要があり，これにより患者を通過する水等価長を決定することができる．これは，標的体積の遠位端表面と同じではないが，出射エネルギーの計算値とよく一致することは，治療ビーム照射が正しいことの裏づけとなる．

陽子線を用いて達成可能な線量分布

散乱体法

光子線1門照射（たとえば図 10-1，右図）とは対照的に，陽子線1門照射（たとえば図 10-1，左図）であっても，臨床上許容できる治療が実施できることがわかった．しかし，光子線と同様に，標的体積に複数の陽子線ビームを用いることで，標的体積周辺の投与線量を減少させることができるが，当然ながら，線量を広い範囲に広げることは避けられない．図 11-10 は，60 Gy（RBE）を標的体積に照射するように設計した1，2，4門照射における陽子線と光子線の線量分布の違いを概略的に示している（この図の上段は，第1章の図 1-3 と同じである）．使用する照射門数にかかわらず，標的体積外側の陽子線線量は，皮膚温存の欠如を除いて実質的に光子線よりも低くなる．図 11-10 の数字は，おおよその値であるが，詳細な治療計画の比較はこの点を十分に考慮している．標的体積外側に照射される積分線量は，陽子線が光子線よりも典型的には2〜3倍低い（Lomax *et.al.*, 1999）．

陽子線散乱体法を用いた頭蓋骨肉腫の治療の線量分布の実例を図 11-11 に示す．菱形の白点は，CTV を示す．色つきの線は，平面と交差するときの照射野の輪郭を示す．これは，すばらしい線量分布のように見えるが，よく見ると，なぜ高線量領域が標的体積外側まで広がっているのかという疑問が生じる．これには互いに強め合う2つの理由がある．第一に，すでに説明したように，安全マージンが付けられているためである．なぜなら，頭蓋底の非常に複雑な不均一構造を多くのビームが通過しており，とくにディスタルマージンはかなりなものである．第二に，隣接断面が，しばしば，より大きな標的面積であることがある．マージンをすべての方向につける必要から，隣接する断面を十分にカバーするために必要な線量が，観察断面に「広がる」ことになる．この特殊な例は，洋なしの上部から洋なし形状の体積を，散乱体法で照射する場合に生じている．標的体積の深さ方向の断面をカバーするため，想定しているよりも大きい照射野で洋なし形状の上部を照射することになる．治療体積全体にわたって，一部分でなくさまざまな部分で観察し，線量分布を評価することが非常に重要である．

ここで指摘していることは，非常に基本的なことである．高線量領域が，標的体積とぴっ

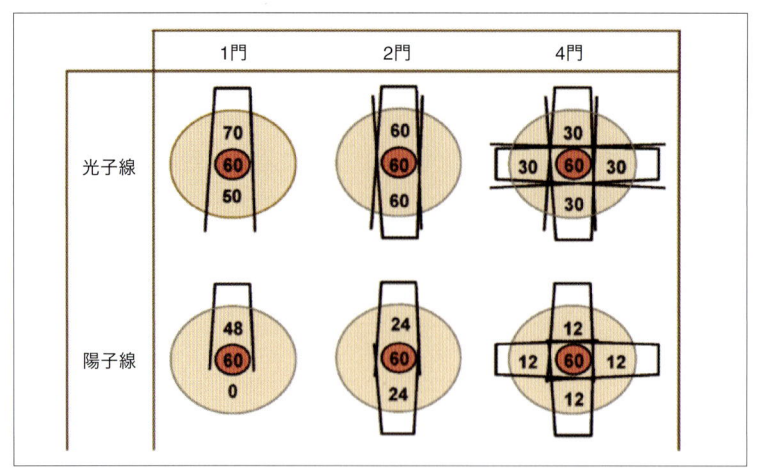

図 11-10 光子線（上段）と陽子線（下段）の，1，2，4 門照射における
線量分布比較の概略図
　　複数のビームを用いることで，標的体積外側の線量を分散させ低減す
ることができる．この簡単な例では，陽子線による標的体積外側の積算
線量は，光子線よりも 2.5 倍少ない．

たり一致している粒子線治療計画が多すぎるのである．そのような治療計画は，不確かさ
推定の大切さに対する理解の欠如と，コンピュータが作成する綺麗な線量分布に対して，
信頼しすぎていることを自ら語っている．マサチューセッツ総合病院における頭蓋底肉腫
の治療の良好な局所制御は，広めの治療マージンが大きく関係していると，著者は確信し
ている．

パッチ照射（field patching）

　馬蹄形の標的体積が，処方線量を投与したくない臓器に取り囲まれている状況に遭遇す
ることが少なからずある．この問題は，いくつかの方法で解決することができる．後述す
るように，1 つ目の解法は IMPT の使用であり，もうひとつの解法は，馬蹄形の中央領域
を避けるように（たとえば**図 11-12a** に示された前方向からの照射野）深さ方向を調整し
た 1 門の陽子線ビームの使用である．しかし，2 番目の方法は，線量を下げたい臓器の上
流側の密度が複雑である場合には，非常に問題になる可能性があり，そのため使われない
ことが多い．たとえば，**図 11-12a** に示される 90% 等線量線が描かれているビームは，
それが通過する複雑な不均一性のため，実際に使われることはない．脳幹を温存すること
が確信できないからである．

　この問題を解決するため，「パッチ照射」法が開発された．**図 11-12** に，この方法の例
を示す．この例では，横方向のビーム（**図 11-12b**）が，1 対の後方からの「パッチ」ビー
ム（**図 11-12c**）と組み合されている．これらの合成線量分布（**図 11-12d**）は，接合部
で線量が増加している．パッチ照射では，不確かさ解析により，治療計画でのホットスポッ
トやコールドスポットの可能性を検討する必要がある（**図 11-12e, f**）．このため，後方

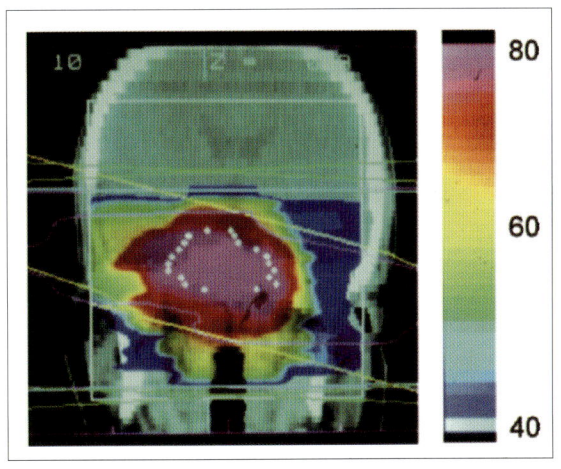

図 11-11 6本のノンコプラナービームを用いた頭蓋底
肉腫の陽子線線量分布のコロナル断面

線量は Gy（RBE）である.

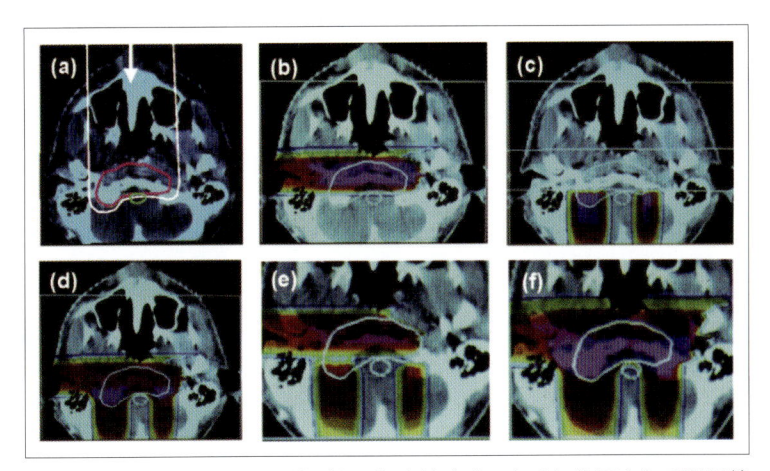

図 11-12 馬蹄形の標的体積（CTV）を治療するために使用される陽子線
パッチ照射の例

（a）前方から照射した場合の線量分布の輪郭線. ただし, 不均一な構
造であるため, 使用は不可.（b）横方向からの照射.（c）1 対のパッチ
照射.（d）（b）と（c）の合成計画.（e）下限線量分布.（f）上限線量
分布.

からのパッチ照射野は実際には上述したように, 深さ方向のフェザリングにより成形される.

　実際には, パッチ照射は, 強度変調放射線治療の初期の形であり, それぞれの照射野は
標的体積を不均一に照射する.

強度変調陽子線治療

　パッシブ照射法（passive scattering）は, 陽子線治療を実施するのに簡単で効果的な成

熟した方法である．1つの照射方向で，標的下流端ならびに横方向の優れた線量集中性を達成できる．しかし，全照射野にわたり一定のブラッグピーク幅であり，標的体積の上流側表面への線量集中性を達成できず，また標的体積内の強度を調整することができない．

スキャニング法により，物理的に可能なあらゆる線量分布で照射することができる．とくに，それは，IMPTを実施するために用いられる．確かに，スキャニング照射は，この技術を念頭において開発された．スキャニング照射により，照射野と深さ方向の両方でペンシルビーム強度を変えることが可能となり，標的体積の上流で止まり標的に有効な線量を付与しないペンシルビームを「オフ」にすることができる．このようにして，高線量が照射される領域は，上流側も下流側も標的体積に合わせることができる．

図11-13は，1門照射と3門照射に対して，散乱体法とビームスキャニング法を使用し，3つの異なる照射法による線量分布を示した．

図に示されている3つの技術は次のとおりである．1列目：散乱体照射法（シミュレーション），すなわち照射野全体にわたって均一照射であり，深さ方向のピーク幅が一定である照射．2列目：標的体積の手前で止まるペンシルビームをオフにすることにより，標的上流側形状に沿って高線量領域を形成することを除いて1列目と同じ照射である．3列目：本格的なIMPTである．これらの治療計画におけるDVHの比較は，第6章の**図6-11**に示した．

パネル（b）および（e）にみられる上流側の線量低減は，非常に複雑な標的体積を除いて，期待するほど大きな利点にならない．たとえば，Goitein and Chen（1982）は，楕円形の標的体積について，陽子線治療では上流側の線量低減により，積分線量が約10%しか減らないことを示した．しかし，複雑な形状に陥入した標的体積については，積分線量をより減らすことが可能となる．

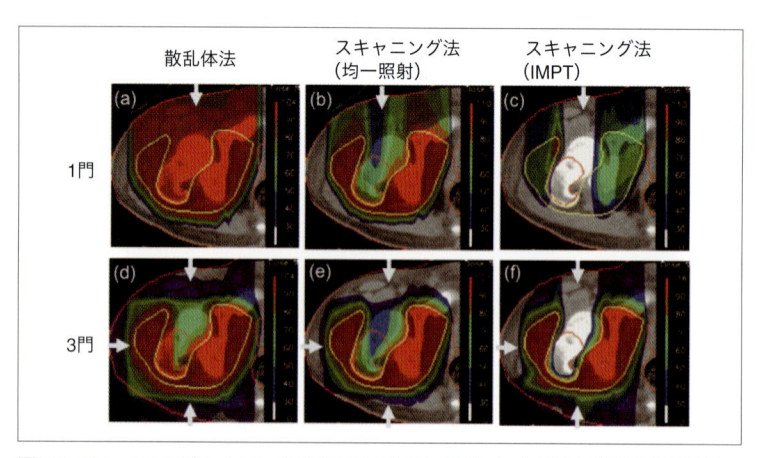

図11-13　1門照射（上）および3門照射（下）における陽子線線量分布
　　左列（aおよびd）：散乱体法（シミュレーション）；中央列（bおよびe）：スキャニング法であるが，標的体積に均一な線量を照射する．そして，右列（cおよびf）：IMPT．
　　許可を得て，Goitein *et al.*（2002）より転載．

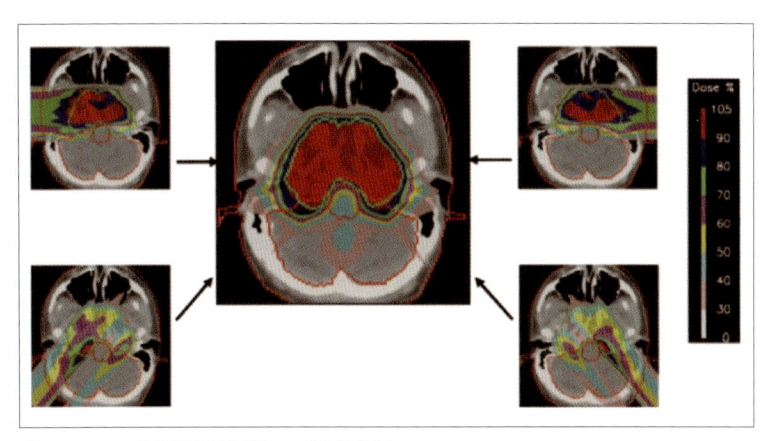

図 11-14 上咽頭癌治療の 4 門 IMPT
A. Lomax, PSI, CH から提供.

　もう少し複雑な例，つまり，上咽頭癌治療のための IMPT の陽子線治療計画の例を**図 11-14** に示す．この図は，同じ患者の IMXT の例を示した第 9 章の**図 9-2** と比較するべきである．

　図 9-2 に示した症例で使用されている 9 門の光子線ビームとは対照的に，それよりも優れた線量分布が 4 本の陽子線ビームで達成できることは，注目に値する．これは，一般的なケースのようである．光子線と比較して，標的を治療するのに必要な陽子線ビームの方向は少ない．これはおそらく陽子線への自由度（飛程の制御）の追加によるものであろう．

　Deasy *et al.*（1997）により提案された IMPT の特別なケースとして，標的表面下流側にブラッグピークが位置するペンシルビームのみを使用する陽子線治療（ディスタルエッジトラッキング（distal edge tracking））がある．中心部に位置する腫瘍に対して，この方法は，患者への全積分線量を最小にし，結果として生じる線量分布の横方向の立下り（lateral falloff）を鋭くすると考えられ，また，照射に必要なブラッグピークの数を著しく減らすことにより高速な計算を可能とする．しかし，これが本当に最適な手法であれば，IMPT に使用される最適化プログラムはこれに収束するので，ディスタルエッジトラッキングのジオメトリに向かう解を「導く」必要はないと考えられる．

　図 11-15 は，光子線と陽子線の線量分布を並べて比較したものである．

　これらの最大の違いは，すでに強調しているように，光子線が標的体積の外側にかなり過剰な「線量の浴槽（dose bath）」をもたらしていることである．この点に関しては，**図 11-16** を参照してほしい．これは，大きなユーイング肉腫を IMPT または IMXT で治療するための治療計画の一部を示している．**図 11-16c** に示すように，光子線により腸にさらに約 15 ～ 30 Gy（RBE）の線量が照射されることを望む人はいないであろう．

　光子線と陽子線の線量分布の比較は，多くの文献に記載されている．Glimelius *et al.*（2005）は，その比較に関する 52 の参照文献をまとめた．これらの比較が圧倒的に優

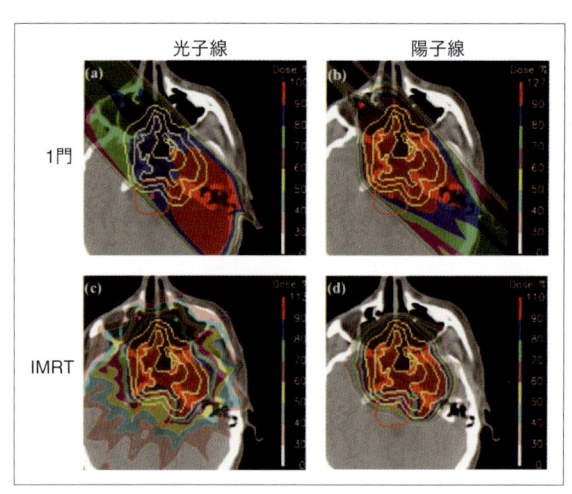

図 11-15 光子線（左図）と陽子線（右図）で治療した髄膜腫の例
GTV，CTV，PTV を示す．パネル（a）と（b）は左後方からの１門照射，パネル（c）と（d）は，それぞれ光子線と陽子線を用いた IMRT である．

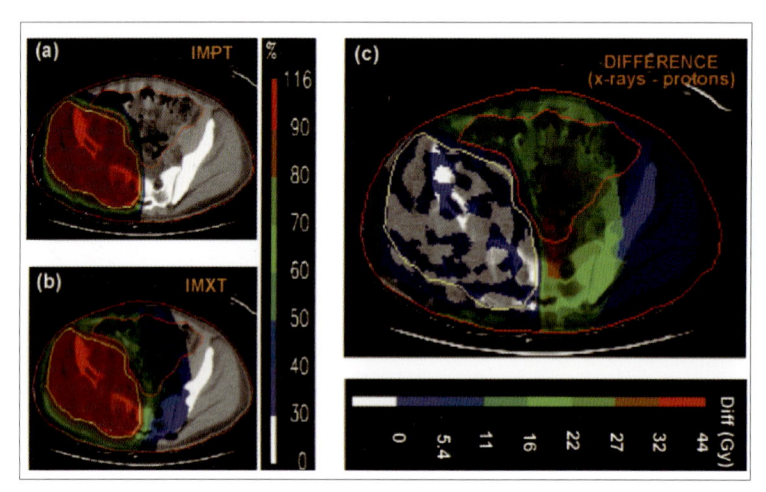

図 11-16 大きなユーイング肉腫の治療における（a）IMPT と（b）IMXT の比較
パネル（a）および（b）のカラースケールは，それぞれの右側に示す相対線量である．パネル（c）は，処方線量を 54 Gy（RBE）としたときの２つの治療計画の差分線量を示す．パネル（c）のカラースケールは，その下にあり，絶対線量を示す．図は，A. Lomax，PSI，CH から提供．

位であることから，陽子線の物理的特性により患者に付与される積分線量は，光子線のそれよりも少ないと言える．標的体積外側に付与される陽子線の積分線量が 1/2 またはそれ以下に減少することは，照射方法とほとんど無関係である．均一照射よりも積分線量の利点をもたらすことができる IMRT を用いた複雑形状の標的体積を除けば，IMRT を用いても用いなくても照射される全エネルギーが減少することはない．

眼内悪性黒色腫

　眼内悪性黒色腫（ocular melanoma）が陽子線治療の最大の臨床成果のひとつであり，非常に成功しているため，これらの特殊な治療法についてほんの少しだけ述べようと思う（Gragoudas *et al.*, 2002；Egger *et al.*, 2003；Goitein and Miller, 1983）．

　図 11-17 は，治療プロセスのいくつかのステップを示している．パネル（a）は，眼内悪性黒色腫の広角眼底写真である．多くの場合，眼内悪性黒色腫の多くは，眼底検査で最初に発見される．パネル（b）は，病理学的標本であり，手術時に眼の後部を露出させたとき，眼を徹照（trans-illumination）する方法を概略的に示している．パネル（c）は，腫瘍周囲の強膜に縫合された，直径約 2 mm の放射線不透過クリップを示す．腫瘍基底部のクリップ位置は，徹照中に見ることができる．

　眼のコンピュータモデルは，パネル（d）のように構築される．正常構造は，超音波 A モードで測定したときの眼の大きさに合わせて，関心構造体のライブラリから取得される．手術時に作成された腫瘍とクリップの位置関係のスケッチ，および，眼底写真にみられる腫瘍形状に基づいて，パネル（e）に示すように，腫瘍基部が網膜の表面に描かれる．次に，腫瘍の高さと形状を測定するための超音波と眼の目視検査に基づいて，パネル（f）に示すように腫瘍の本体を追加する．

　ビームズアイビューで見た標的体積と正常構造体との望ましい相互位置関係が達成されるまで，コンピュータでインタラクティブに仮想光源に合わせて眼を動かし，視線の方向が決められる．このプロセスは，治療計画作成者の経験に基づく．腫瘍の非顕在的進展，アライメントの誤差，および約 1 mm である 90 〜 95 % のペナンブラを許容するために 2 mm 程度のマージンをアパーチャに付加する（パネル（g））．そして，眼を横切る断面（パネル（h）），そしてパネル（a）と比較することができるパネル（i）にみられるような湾曲した網膜表面に描かれた等線量線として，線量分布を評価することができる．線量体積ヒストグラム（DVH）（パネル（j））も評価することができる．

　治療する際，患者は並進 3 方向に移動することができる特別に設置されたイス（パネル（k））に座り，患者の頭は，若干の回転と傾斜（ピッチ）することができるバイトブロックつきのマスクで固定される．患者は，治療計画プロセスで決定した位置に置かれた固定用光源を見るように言われ，前後方向および側方から X 線写真が撮影される．観察されたクリップとアパーチャの位置関係（パネル（m））をコンピュータの指示（パネル（l））とを比較し，必要に応じて，一致するまで患者の注視方向と位置を調整する．治療中は，患者の眼の前面はモニタで観察される．これは，0.5 mm 程度の小さい動きを検出することができ，必要であれば，注視方向が回復するまで治療を一次停止する．

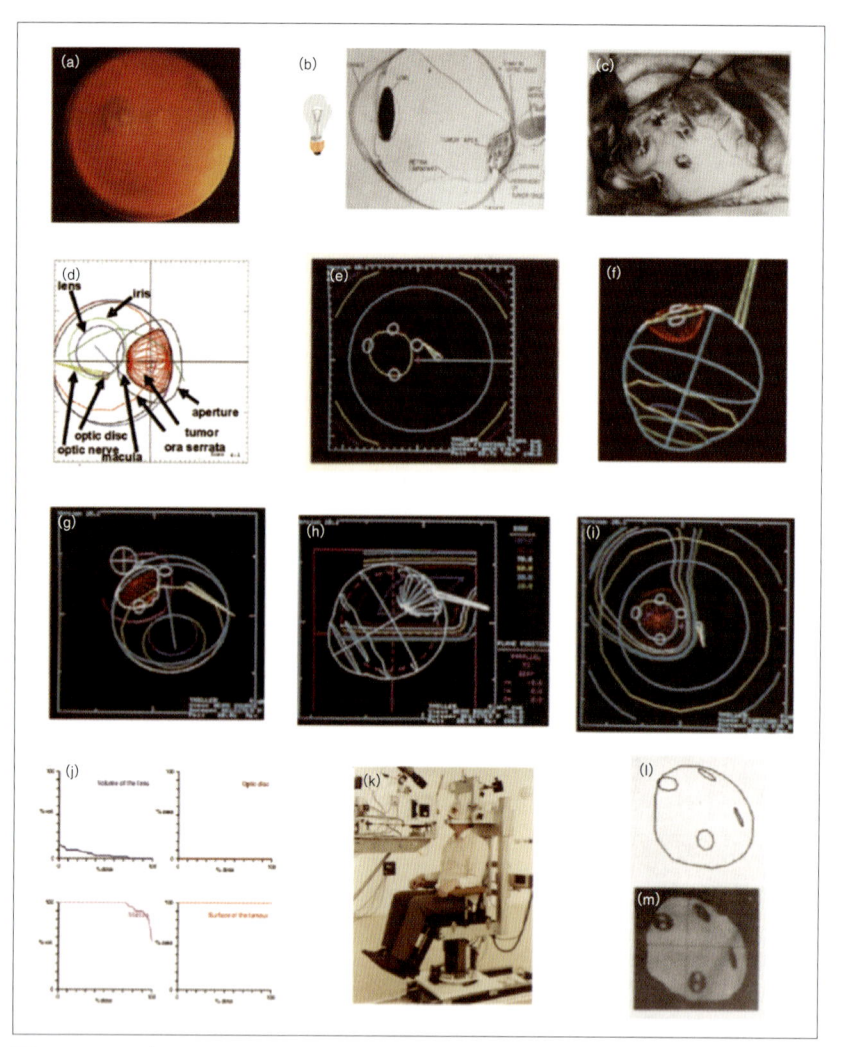

図 11-17 黒色腫の精密検査，および，陽子線治療を説明する画像

陽子線の臨床経験

　著者は陽子線を用いたこれまでの臨床経験の短いレビューを含めようと考えていたが，断念することにした．

　その理由は，部分的には出版のために執筆した内容が，すぐに時代遅れになるくらい急速に変化する分野であることである．しかし，より重要な理由は，そのようなレビューは，臨床の専門家により示されるべきであり，他の懐疑的な専門家が判断するのに必要なすべての情報を提供するべきである．そのため，著者は，これをする資格がない．

　しかし，これについて著者は完全に放棄はしない．最近，10 本の論文が Acta Oncologica（SPTC，2005）で発表され，発表時点までの陽子線治療経験の包括的なレビューが掲

載されている．著者の妻と著者は，論説の執筆（Goitein and Gotein, 2005）を行ったが，そこから著者たちの言葉のいくつかを引用することが，陽子線治療に関する臨床経験に関する著者たちの見解の最もよい要約である．

　これら 10 本の論文は，利用可能な臨床データに関する完璧な概要が記載されている．物理的原理と合わせて考えると，これらのデータは陽子線治療が治療における価値あるツールであることを支持している．しかし，臨床結果に関しては，多くのすばらしい経験がある一方でランダム化試験は 2 つだけであり，ヒストリカル・コントロール（historical control）との厳格な比較は非常に少ない．これはごく最近まで陽子線治療を行っている施設が限定的であり，それらの施設による患者の受け入れは限定され，また，エネルギー，技術（たとえば，ガントリー装置がない），ビーム供給が限定的であるなど，多くの制約があったからである．そして，初期経験がよかった場合は，その後のランダム化試験は倫理的な理由で可能ではないと考えられた．今日までの経験は，試験された限られた状況に対しては，陽子線治療の理論的な議論が支持されてきたという確証として，解釈されるであろう．

　陽子線治療の物理的な理論的根拠は，疑う余地はない．ほとんどの場合，陽子線では X 線よりも標的体積の外側に少ない線量が照射される．通常，陽子線では，標的に含まれない正常組織に対して，X 線よりも半分以下の積分線量が投与される（Lomax *et.al*, 1999）．この内容は，どのような照射法であっても成立する．たとえば，強度変調陽子線治療と強度変調光子線治療の場合，Glimelius *et al.* (2005) は，治療計画を比較した注目すべき 52 の論文が，上記を述べていることを引用している．陽子線治療により可能となる線量分布を受けることが可能なとき，照射が医学的には適応といえない広い範囲の組織に，たとえば，20 〜 30 Gy の追加照射を受けることを自ら容易に望む人がいると想像することは難しい．

　これまで述べてきたが，陽子線の適応には，その難しさと，いくつかの制限がないわけではないことを理解することが重要である．前者に関しては，陽子線など荷電重粒子線治療の分野に参入する人は誰でも，既存の施設に見習いを務めることが不可欠である．物理的 / 技術的制限には次のことが含まれる．体内不均一密度による影響の管理，外科的に埋め込まれた金属物体により生じる問題，皮膚温存の欠如，動きを伴う標的体積の管理，深い位置で不可避的に大きくなるペナンブラ，（皮膚 / 空気境界を含む)密度に大きな差がある構造の接線方向の照射による線量分布の乱れ，散乱ビームが小児治療に使用される場合，とくに問題となる中性子バックグラウンド，などである．これらの制限の多くは克服することができるにもかかわらず，陽子線はすべての患者にとって批判なしでは受け入れられない．治療計画システムにより作成されたカラフルで魅力的な画像は，誤解を生じる可能性があることを心にとめておく必要がある．

　結局の所，一般的な問題は，経済の問題である [ほとんどの人は，X 線治療以上の

費用が掛からなければ，陽子線治療がほとんどの場合において，優れたモダリティーであると思っている]．X線治療で余分な線量を受ける欠点があっても，コスト削減が必要かどうか？　この質問に答えるには，利益（benefit）の程度と臨床的意義，費用の差，そして，これらを合理的に比較する方法を理解し，慎重に判断する必要があるが，これらすべての問題に疑義があるようだ．おそらく費用に関する問題が最もよく理解されているが，実際には，陽子線治療の追加コストは，考えているほど大きくはない．陽子線治療は，[新しい] 施設が建設されるころには，おそらく X線を用いた IMRT の 1.7 倍から 2.1 倍の費用になるであろう（Goitein and Jermann, 2003）．ただし，実際に分母がいくらであるかは不明である．いくつかの全身療法の費用は，X線または陽子線のいずれかの費用よりもかなり高い．このような費用に言及すると，陽子線治療と X線治療の費用の違いは，たいしたことではない．

　コストと陽子線の使用からどのくらいの利益が生まれるのかを知っていると仮定すると，その利益がコストに値するかどうかの問題が残る．つまり，利益に対してどれだけ高くハードルのバーを設定すればよいのか？　バーを低く設定すれば，放射線治療を必要とするほとんどのがん患者が陽子線の恩恵をうけるであろう．一方,高いバーを設定すると，陽子線治療を選択する患者が減るであろう．したがって，患者数を見積もるとき，これは重大な問題となる（引用ここまで）．

　陽子線治療の 40 年の歴史の大部分では，陽子線治療は一般には研究所でのみ利用可能であったが，病院で広く利用可能になると，治療適応症例の範囲が増加するであろう．研究中の分野のひとつは，小児がんの治療である．小児の臓器は，まだ成長し発達しているため，放射線による障害をより受けやすい．陽子線治療は，すべての正常組織への照射量が減少するため，とくに有害な副作用を減らすことができ，確実に小児腫瘍の治療に相当な影響を及ぼす．化学療法と同時に行われる放射線治療の場合も同様である．このような併用療法は，すべての正常組織に著しく大きな負担をかけるため，患者は一方または両方の治療方法の作用に対してより影響をうける．陽子線による正常組織への線量低減は，患者の耐性を著しく改善することができ，そして，おそらくそれらの一方，または両方の，より高い線量（薬剤の場合は用量）の使用を可能にすることができる．

まとめ

　陽子線治療は，臨床ツールとして成長してきた．陽子線治療は研究室から臨床現場へ，そして，人目につかない活動から最新のがん治療を提供したい病院の選択肢に移行してきた．強度変調陽子線治療の日常的な実施は，陽子線治療の可能性を物理的限界にまで近づけるであろう．それでも指摘したように，重要な課題がまだ残っている．したがって，陽子線治療はしばらくの間，物理学者にとって有益な研究分野になるはずである．

　光子線と比較して陽子線の物理的特徴は，患者へ付与される総線量が常に低減できるこ

とである．したがって，陽子線と光子線で同等の高度な技術が用いられている場合，陽子線はほとんどの場合，光子線よりも物理的に優れた分布が作成できる．非常に重要で議論の余地がある課題は，この物理的改善が臨床上の利点につながるかどうかということである．

12 品質保証

　本章は非常に短いが，もっとも重要な章のひとつである．品質保証（quality assurance：QA）は，行おうとすることが意図したとおりに行われることを自分自身に対して保証するプロセスである．品質保証（QA）はいかなる実務にも不可欠なものといえるが，人びとの生命と健康が問題になっているときにはとくに不可欠である．

　品質保証については，ほとんどの形態の工業生産と同様であり，放射線治療で行われるプロセスに対して安全性と信頼性を達成し維持するための方法が試行され，確立される．安全性は，システムのすべての構成要素の設計と構築において，それらの保守や使用と同様に最初からシステムに組み込まれている必要がある．

　放射線治療施設は非常に多くの部門があり，それらが複雑に連携する複合体である．誤りは，多数の原因やシナリオから発生する可能性があり，その多くはおそらくユーザーには把握できない．実際には，起こり得るすべての組み合わせを試験することは絶対に不可能である．したがって，最も重要な機能と重大な誤りが起こり得る場合を監視するために，対象を絞った試験を行う戦略を開発する必要がある．この試験プロセスは，入力信号処理の検証に適用される場合は**品質管理**（quality control）とよばれ，システム全体の性能が検証される場合は**品質保証**とよばれる．QA は，非常に多数の確認検証をさまざまな時間間隔で行わなければならない．これらの時間間隔としては，典型的にはリアルタイム（たとえば，線量計出力の比），日毎（たとえば，絶対線量，照射野サイズ，位置決め画像システム），週毎，月毎，そして年毎がある．

　QA を扱った書籍は何冊もあるが，それらを要約すると，QA で行うべきことは以下に示すように非常に単純である．

　1．手順の場合には，どのように計画し実行するか，また機器やソフトウェアの場合には，どのように機能すべきかを決定し文書化する．

　2．行われたことまたは構築されたものが，意図通りに行われたかまたは構築されたかを試験する方法を決定する．

　3．試験を行い，不十分な場合は，問題を解決するために必要なことをすべて実行してから再試験を行う．

　4．試験，（もしあれば）是正措置，および（もしあれば）再試験を記録する．

　5．品質保証手順が実際に行われていることを確認するために，ステップ 1 から 4 のすべての側面を常に監視する．

　放射線治療の計画とその実施のプロセスのすべての要素に対して QA プログラムを実施することが不可欠であり，QA プログラム実施を監視すること（ステップ 5）は，上記リ

ストのステップ 1 から 4 を実行する責任を負わない人が担当することが望ましい.

放射線治療プロセスの重要な要素として QA の対象となるものには，以下のようなものがある.

■すべての画像機器および画像データの完全性および適切な機能.

■すべてのソフトウェアおよび関連データの完全性および適切な機能－たとえば治療計画プログラム.

■患者データの完全性と正確性.

■すべての機器の完全性および適切な機能－たとえば治療機器.

■すべての機器関連ソフトウェアの完全性および適切な機能－たとえば，制御および安全システム，および埋め込みファームウェア.

■放射線治療の計画とその実施のために確立された手順の適切な実行

実行可能な範囲で放射線治療の安全性と正確性をどのように保証するかという質問に対して，著者は簡単な答えをひとつ持っている.「品質は無数の細部に細心の注意を払うことにより保証される.」

13 信頼

はじめに

　信頼（confidence）という言葉は，不確かさ（uncertainty）の対極に位置する．不確かになるほど，信頼できなくなる．放射線腫瘍学では，ほとんどの場合，確率的な状況を扱っている．治癒自体が確率的なものであり，ある所与の患者にとって治癒は100％か0％のどちらかであるが，その患者の演繹的な治癒確率は，同様に治療された類似の疾患の患者たちと同じ確率，つまり100％と0％の間のある値となる．

　第2章と同様にこの章では，多くの証明をしながら述べる煩わしさを避けた．無数の計算と証明をすることで本来の目的を見失うことを避けるため，概念的な説明に集中した．これは，著者（や読者）が統計的問題のより厳格な扱いを，おろそかにしてよいということではない．しかし，読者が実際に統計に習熟していないならば，読者が行う研究プロジェクトに，優秀な生物統計学者の協力を得られるようにするべきである．それは，実験には多くの落とし穴があるからであり，専門家はその落とし穴を避け，そして，データを最大限に活用できるように助けてくれるであろう．

信頼水準（levels of confidence）

　まず，何かしらの決定（decision）をするために必要となる信頼度の問題について述べたい．ここでは，測定，または仮説の正確さに対する信頼水準について述べる．著者の言いたいのは，ある特定の信頼水準に焦点を当てるとデータの価値を見誤り，データから推論できる結果を誤る可能性があるということである．著者の考えでは，データはさまざまな異なる目的に使用され，目的に適した異なる信頼水準が用いられると認識することが重要である．95％信頼水準をあまりにも強調しすぎると，研究者は臨床的に有用な情報の使用を過度に制限する可能性がある．

　信頼水準は，もちろん，連続しているが，説明のために信頼水準が高くなる順に次の4つの用語を用いる：ヒント（hint），トレンド（trend），統計的有意（statistical significance），確信（conviction）．順序通りではないが，統計的有意から説明を始めよう．

統計的有意（statistical significance）

　統計的有意は，通常95％以上の信頼度と見なされ，統計量P^{*1}の0.05以下に対応して

いる．この信頼度は，医学文献における統計的比較の基準となっている．

　臨床現場では，95％信頼水準が，多くの患者に影響を与える重要な臨床決定の閾値として妥当であると考えられている（ただし，後述の説明を参照してほしい）．たしかに，1標準偏差は，正規分布の約68％の信頼水準であり，また帰無仮説が成り立つ確率が3分の1であることは，臨床判断基準には低すぎるレベルであり，臨床診療がこのレベルでは不安定すぎる．99．7％の信頼水準（帰無仮説が正しい場合の確率は370分の1）に相当する3標準偏差は，基準としては高すぎ，臨床試験における統計的な実現性を考えると，診療に変更を促すことは難しい．

>　　＊1：P値（P-value）は，（後述の）帰無仮説が真であると仮定して，検定統計量が実際に
>　　　　測定した値のうちで極端な値，またはもっと極端な値をとる確率をいう．

ヒント（hint）

　「有意さ」を示す95％信頼水準からはかけ離れた結果が，大きな科学的ブレークスルーの基礎をなすかもしれない．多くの科学者は，わずかなヒントが生産性の高い研究のもとになることを知っている．著者は，統計的には重要でない結果であっても，実は重要な場合があるため，無視してはいけないと考えている．バックグラウンドをわずかに超える異常値データは，研究者によって常に真剣に検討されなければならない．それらを無視することにより，自然（nature）からの手がかりを見逃す危険性があるからである．勝手であるが，著者は「ヒント」という言葉を用いて，1標準偏差と1.5標準偏差の間の信頼水準を持つ結果について説明しようと思う．もちろん，ヒントは常に起こっているので，常にそれを追究していては，本来の研究に割く時間がなくなってしまう．進歩は，重要なヒントに気づくことと，ヒントに基づく実りある仮説を定式化することの組みあわせ，そして，考えられるメカニズムに対する感覚によりもたらされる．

トレンド（trend）

　一般に「トレンド」という用語はヒントよりも強い意味があるが，95％の信頼限界に達しない結果に使用される．この用語の正確な意味は曖昧であり，著者自身は1.5と2標準偏差の間の信頼水準を持つ結果であると考えている．それはおよそP値の0.15と0.05の間にある．トレンドが見出されると，やっかいな臨床上の問題に直面する．ある臨床データによると，新しい治療法では従来よりも2倍多い患者が治癒するが，統計解析が85％の信頼水準で帰無仮説を棄却すると仮定する．これは，新しい治療法が従来の治療法と同じである可能性が1/7あることを意味し，そして，最もありそうな治癒率の差は，臨床データによる2倍である．これを無視できるであろうか？

　多くの要因により，患者にとって最善の治療法が決定される．そして，治療の既知の，あるいは予期しない副作用や他の多くの問題により，治癒という中心的な結果の解釈が修正されることがありえる．臨床においては，強い保守主義をとることは一理ある．診断技術および他の手技と同様に，新しい治療法は長い時間の試験に耐え，ゆっくり慎重に実施

されることが理にかなっている．この保守性は，すでに述べたように，信頼水準の閾値として95％を選んだことが一因である．それにもかかわらず，著者は，患者の治療について医師がアドバイスをする際にトレンドを無視してよいとは思わない．これについては，次の「ランダム化臨床試験」の節で述べる．

　信じるに足るメカニズム的な理由があるとき，トレンドは，より説得力のあるものになる．我々はしばしば生物学を過少評価し，よく理解していない．たとえば，広い範囲で成りたつ線量–効果の関係があり，それによると新たな有害反応を伴わずに高い線量投与が可能であると判断される新しい技術に対して，よい結果がトレンドとして得られれば，新しい技術を採用するのに十分といえる．

　トレンドも信頼水準は高いが，ヒントであることを忘れてはいけない．

確信（conviction）

　統計的に明確かつ明白な「有意性」，たとえば$P < 0.005$（3標準偏差）以上のレベルを有する結果を得た上手に設計された実験でさえ，誤っているか誤解を招くものである可能性がある．科学者であればだれもが，統計的に申し分ない結果をもたらしたが，それでも再現性がなかった実験の話をすることができる．ヒューマンエラー，系統的なバイアス，誤った仮定，一般的でない患者母集団，多重比較（multiple comparison），これらのいずれもが臨床試験の統計を誤った方向に導く可能性がある[*2]．

　科学の進歩の唯一確実な方法は，元の研究者と他の研究者による結果に再現性があることである．いくつかの異なる実験で同じ結果がでるまでは，それを確信することは賢明ではない．元の研究者が確信したとしても，まだ逆になる可能性もあるかもしれないので，確信することは慎重に行うのが合理的といえる．実験は統計的に必要であると考えられる以上に，独立して繰り返す必要がある．

　＊2：著者は，このことをキャリアのきわめて初期に学んだ．大学院生がまだ素粒子物理学
　　　の実験を行っている時代に，著者の研究室の別のグループでは非常にうまくいく量子
　　　電磁気学の理論を証明するための実験を行っていた．彼らは，測定結果が理論に合わ
　　　ないことを明らかにし，その発見が知られるとすぐに，理論家たちが，これまで考え
　　　られていなかった重い電子が存在すれば，実験結果をうまく説明できると提案した．
　　　著者のグループは，この仮説をただちに検証する役割であったので，重い質量の電子
　　　を発見するために最優先に施設を使用した．これを行うために，我々は液体水素ター
　　　ゲットから散乱した粒子のエネルギースペクトルを調べた．励起電子が存在すれば，
　　　エネルギー分布のピークとして現れるはずである．そして，実験初日の夜に，バック
　　　グランドから十分に分離できる－そのようなピークを観測した．もちろん著者たちは，
　　　わくわくして新しい粒子の命名と，ストックホルムで着用する適切な服装について議
　　　論しはじめた．興奮がさめてから，異なる条件下で実験を繰り返した－そして，ピー
　　　クは消失した．どのような条件（元の条件を含む）で測定しても，二度と観測される
　　　ことはなかった．「統計的に有意」なピークは，ほぼ間違いなく測定機器の不備によ
　　　る実験の誤りであった．実験を繰り返さなかったら，統計的には有意だがまったく誤っ
　　　た結果を公表していたこととなり，これはたいへん恥ずかしいことである（量子電磁

気学に反する最初の観測も間違っており，結局は測定器の問題に原因であったことを補足しておく）．

まとめ

データは広範囲の信頼水準にわたり，さまざまな目的に使用することができる．とくに，仮説を検討し提案することと理論を確証し一般の臨床で治療や検査に用いることとでは，信頼水準に対する要求が異なり，前者ではヒントまたはトレンドが非常に適切であるが，後者では95％以上の信頼水準や上記の「確信」が適切となる．私たちは，結果が確立されたレベルを常に心にとめておくべきであり，その信頼水準と矛盾しないように使用すべきである．

仮説検定（hypothesis testing）と測定

2つの治療法を比較する際，まったく異なる2つの考え方で実験結果を解釈することができる．

2つの治療法を比較する際，それぞれの治療法の結果を $result_1$ と $result_2$ とする（ここで「結果」が何を意味するかという問題は残したままとしておく）．まず，比較を結果の差 $diff$ の測定と考えることにする．ここで，$diff = result_1 - result_2$ である．統計解析により，$result_1$（標準偏差 $= SD_1$）と $result_2$（標準偏差 $= SD_2$）の不確かさに基づいて，$diff$ の不確かさが推定できる．これにより，記載された信頼水準で $diff$ の真の値が存在すると予想される範囲を記述することができる．これが「信頼区間」（confidence interval）とよばれるものである．95％信頼水準（これは2標準偏差とほぼ同じ）において，おおよそ $2\sqrt{SD_1^2 + SD_2^2}$ から $-2\sqrt{SD_1^2 + SD_2^2}$ の間の範囲となる．$diff$ の値がちょうどその範囲のすぐ外側である場合，$diff$ が0でない—つまり2つの比較群（arm）が異なる確率は95％になる（ここに示す大雑把な式においては，データが正規（つまり，ガウス）分布に従って解析されていることを暗黙に仮定している）．

しかし，$diff$ を測定したことによりそれ以上のことがわかる．つまり，$diff$ の真の値が，$diff - 2\sqrt{SD_1^2 + SD_2^2}$ と $diff + 2\sqrt{SD_1^2 + SD_2^2}$ の間に95％の確率で存在することがわかる．これはゼロ値を除外しただけでなく，一定の信頼水準で $diff$ の上限と下限も設定することになる．さらに，他の情報がない場合，最適な $diff$ の推定値は測定値である．

あるいは，比較を**帰無仮説**の検定としてみなすこともできる．帰無仮説は，$result_1$ と $result_2$ が同じ量の測定であるという仮説である．仮説検定は，「帰無仮説が真であるならば，測定値の差が同じ量の測定における不可避な統計的変動の結果である可能性はないか？」と問う．つまり，「$diff$ の真の値がゼロであれば，絶対値が a またはそれ以上の $diff$ の測定値は，どのくらいの信頼水準があるのか？」という質問である（ここで a は基準となる値）．統計値 P を用いると，この質問に答えることができる．たとえば，$P = 0.05$ の場合，そのようになる可能性はわずか5％である．

$P=0.05$ であれば，帰無仮説が正しい確率はたった5％しかないと言うことができるであろうか？あるいは，著者にとって同等の質問であるが，2つの比較群が異なる可能性は95％であるか？に対しては，「厳密には，いいえ，実用上は，はい」と答えるであろう．

傾向として，物理学者は測定の概念に慣れていて，一方，生物統計学者は帰無仮説の検定に引き寄せられる．これは，著者の考えでは，生物統計学者は，明確に定義された課題をテストし，データの浚渫（しゅんせつ）（data dredging）を防ぐように実験が設計されていることを，確実にしたいからである．データの浚渫とは，そのデータのなかに何らかのパターンを見つけようとする事後解析のプロセスである．たとえば，ある結果と相関する患者の特徴や特徴の組み合わせを見つけようとすることである．データが完全にランダムであったとしても，十分な回数（たとえば20回以上）探索すると，たとえ統計的変動があったとしても最終的には95％信頼水準で確立する相関が見つかることがわかる．これを避けるためには，実験を行う前にたてられた仮説のみをテストするべきである．個人的には，著者はこの考え方の統計学的妥当性を認めながらも，データを浚渫するべきではないということを強く否定する．そうではなく，もちろん，自分のデータに「耳を傾ける」べきであり，そして，わずかな相関性であっても探すべきである．重要なのは，何かをみつけたら信頼水準を下げるべきであり，将来の試験でフォローアップする必要がある「ヒント」にまで降格させることである．

仮説検定と測定の間には，非常に重要な違いがある．仮説検定をする人達は，2つの治療法が同じである可能性がどのくらいなのかを述べることのみを行い，その違いの程度に十分注意することはない．被験者数が多いと，2つの治療法の間に統計的に非常に有意な差があることがわかるが，それでも，臨床的に有意であるというには少なすぎる．したがって，帰無仮説検定よりも測定のほうにより多くの情報が含まれていることとなる．この理由から，最近では多くの生物統計学者は，両方の統計を報告することを推奨している．

ランダム化臨床試験：定量的問題

ここでは，前向きランダム化比較試験（randomized clinical trials：RCT）について述べたい．ランダム化臨床試験は，一般的な医療，とくに放射線腫瘍学において重要な進歩を担ってきた．それらに異議を唱えるのが著者の目的ではないが，RCTの計画と実施の難しさのいくつかについて述べたい．

もちろんRCTの目的は，ある治療が他の治療よりもよい結果をもたらすと自信をもって言うことができるかどうかを決定することであり，そして，前節の議論を考慮すると，それらの結果の違いを定量的に測定することである．ランダム化臨床試験を実施したいという願望は部分的には，ランダム化により患者選択のバイアス（偏り）がなくなる，またはすくなくとも実質的に減少するということに基づいている．放射線治療においては，プロトタイプ試験（prototypical trial）により新しい治療法または既存の治療法を変えた新しい治療法［実験群（experimental arm）］を現在の最良の治療法［対照群（control arm）］と比較する．このような試験を行うときには，関心ある結果を選択することが重要である．たとえば，それが全生存率だったとすると，次の2つの質問のうち一方または両方を尋ねることになる．（a）実験群が対照群と異なる生存率（たとえば，Kaplan-Meyer 推計生存曲線（actuarial survival curve））であるかどうか，または（b）5年生存率がどの程度異なるか[*3]．

局所制御と有害反応の組み合わせ

2つの治療法に対する局所制御の違いを評価したいことがしばしばある[*4]．しかし，この一見単純な目標は，局所制御が有害反応と関係している事実により複雑になっている．治療法の「優良性」は，腫瘍制御率（TCP）と有害反応の可能性を組み合わせたものといえる．そして，しばしば，これら2つを1つの優良性の尺度に組み合わせる方法は知られていない．さらに，有害反応は1つの数字では表せない．患者は，重症度の異なるさまざまな障害の危険性があり，そして，それらは障害どうしや腫瘍の局所制御に対して重要性が異なる．これは本質的にはすでに第9章で治療の最適化について述べた内容と同じ問題である．

この難問から抜けだす方法は，処方線量など治療の強度は，通常，調整することができ，有害反応（および腫瘍の局所制御）の可能性は治療強度により変化することに基づいている．そしてたとえば，対照群と比較して，**対照群と同じ割合の有害反応を引き起こすように治療強度を調整した実験群**が，腫瘍のより高い局所制御率をもたらすかを尋ねることができる．

局所制御が有害反応と関連しているという問題は認識されているが，放射線腫瘍学におけるほとんどの RCT は，おもに適切な患者数の蓄積を確実にするため，2つの治療群に限定されている．したがって，試験が終了した後に，実験群が同時に TCP の改善と有害反応の増加を示すため，有用な臨床的結論を導き出すのが難しいことは珍しくない．これは，**図 13-1a** に図式的に示す状況である．

患者数が許せば，同じ治療を行うが強度が異なる1つの対照群と2つの実験群で RCT を実施すべきであると提案したい．その場合，**図 13-1b** に示す状況となる．実験群の強度が賢明に選択されていれば，2つの実験群の結果を内挿（または多少の外挿）すること

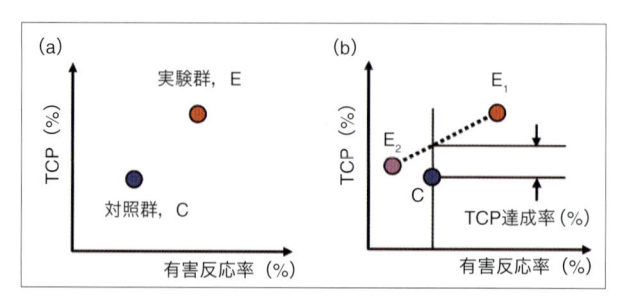

図 13-1　標準的な2群 RCT（a）と，異なる強度の実験群（E1 と E2）を用いた3群試験（b）

で，対照群と同じ有害反応を導き出すような強度をもつ実験群の TCP を推定することができる．（もちろん，これは線形補間が可能であることを前提としており，それほど大きくは異ならない結果に対してのみ合理的な仮定である．）**図 13-1b** では，実験群と対照群の有害反応のレベルが同じ場合の TCP の増加を推定することができる．

そのようなアプローチは，不確かさの推定を含むべきであるが，内挿するプロセスは，また，より影響が大きいのだが，外挿は不確かさを大きくしてしまう．結果として，このような研究には従来の 2 群の研究よりも多くの患者が必要となる．

* 3：2 つの推計生存曲線を比較する統計量 P は，**全体として**，それらの形状が異なる可能性を測定する．2 つの曲線は，統計的に異なる可能性があるが，（信頼限界内で）同じ 5 年生存率となる場合があることを認識するのは重要である．これはおそらく，2 つの治療が初期の段階では結果がかなり異なっていたが，後に同じ生存レベルになったことが原因であろう．長期生存に主として興味があるならば，曲線全体を比較する統計量 P は多少誤解を招く可能性がある．
* 4：単純化のために，異なる 2 つの治療法の比較に限定して述べているが，もちろん，多数の治療法を多数の比較群を用いた研究で相互比較することはできる．

ランダム化臨床試験：非定量的問題

最後に，ランダム化臨床試験の社会的側面について述べたい．RCT を実施し患者に参加することを勧めるための重要かつ必要な前提条件として著者が信じている，十分に確立された 2 つの原則について述べたい．

均衡（equipoise）

ランダム化を正当化するうえで重要な原則は，その当時の知識の状態を踏まえると，どちらの比較群が優れているかの判断は五分五分であることを，RCT に適格な患者に保証できることである．この状態は均衡とよばれ，Hellmann and Hellmann（1991）によって詳しく議論された．それぞれの比較群が均衡していることが，RCT の必須要素であるべきである．そうでなければ，わずかな例外を除いて，試験は倫理に反すると見なされるべきである．

もちろん，実施前の知識に基づいて，腫瘍制御率などの重要な点において，試験治療が対照治療よりも優れていることを研究者は望んでいて，そうでないことはまれである．また，腫瘍制御率が対照治療より優れていない例であっても，試験治療の有害反応率でバランスがとれるならば，均衡を実現することができる．著者が臨床試験の「結果」について言及するとき，すべての結果を考慮に入れて治療の全体の優良性を何らかの尺度で述べている．

患者との合意（compact with patient）

主治医の責任は，患者の利益を最大にすることである．著者は，患者はこれを踏まえて医師の所にやってくる．そして，医師が患者を受け入れることはこれを暗黙に了解していると信じている．両者は互いに合意をしたことになる．もちろん，医師はさまざまな責任があり，そのなかには将来の患者に対する責任もあるが，著者の考えでは，患者個々人の利益は常にそれらの競合する利益に勝るものでなくてはならない．

　最近では，RCTを実施することに対して，数々のプレッシャーがある．これらのプレッシャーのなかでもとくに重要なのは，新しい方法が日常の診療で実施される前に，それらの有意性をRCTなどにより証明する「エビデンスに基づく医療」が求められることである[*5]．一部の国や状況では，RCTの裏づけがなければ新しい治療の治療費は保険により支払うことができない．また，RCTを実施することは，学術的に厳密（そして出版可能）であると考えられ，より理論的なプレッシャーがある．前述の2つの原則は，状況によっては，これらのプレッシャーと矛盾する可能性がある．

　[*5]：エビデンスに基づく医療が，医療行為に与える影響に関する興味深い議論は，Groupman（2007）で述べられている．

医師が「知っている」こと

　医師はしばしば，患者にランダム化試験への参加を勧めることを正当化する理由として，どちらの治療法が優れているかを「知らない」ことをあげる．通常，オッズ比が19:1以上のエビデンスがあるという特別で非常に強い意味で「知っている」という言葉を使っているため，彼らは「知らない」と言うことができる．一方，患者は「知っている」という言葉によってまったく異なる意味のことを理解するかもしれない．患者は，医師が「考えている」こと，すなわち統計的に有意な試験だけでなく臨床的なトレンドを考慮して，治療法を推奨していると理解している可能性がおおいにある．たとえば，理論的考察によって支持された試験治療とヒストリカル・コントロール（historical control）を比較することにより，知識ある専門家が試験治療を支持する結論を導く場合，オッズ比が19:1より小さくても，患者はおそらく十分満足して，そのような治療を受けるであろう．患者にとって，3:1のオッズ比は，おそらくより有益な治療を選択するのに十分な根拠になるであろう．

　医師はRCTの一方の治療法がもう一方の治療法よりも優れていると考えていたとしても，それにもかかわらず，臨床試験を設計し承認した「専門家」の考えに従うかもしれない．その医師は，他の人が，その治療法は均衡がとれていると決定したと言うことができる．しかし，もし医師自身がそれ以外のことを信じている場合は，上記の患者との合意により，個人的見解を患者に教えなければならず，それにより，患者ははじめてランダム化臨床試験に参加するかどうかを選択できるというのが著者の考えである．

現在の患者と将来の患者の関係

　RCTを実施するおもな理由は，将来の患者にとって有益な情報を入手することである．

これはすばらしい目標であると，著者は信じている．しかし，片方の試験群がもう片方の試験群よりも劣っている可能性があると考えられる臨床試験については，どう考えるべきであろうか？　将来の多くの患者の利益のために，最適とはいえないかもしれない治療法で自分の患者を治療できるであろうか？　この質問に対する答えは，文化的な影響を受ける．インフォームド・コンセントが珍しい第三世界の国々のRCTの実施に関するやっかいな問題を除けば，多くの先進国では，将来の患者の利益が個々の患者の利益よりも優先されるという考えをとっている．ヨーロッパの同僚から，RCTの実施環境で患者を治療しないことは非倫理的であるとさえ言われたことがある．つまり，多くの人の，より大きな利益のためにRCTが求められているということである．著者自身は，この見解を受け入れることができない．この見解が，彼らが受けた助言のもとになる考え方であると言われたら，ほとんどの患者は，臨床試験に参加しないであろう．

　ただし，これには重要な例外がある．終末期の患者は，彼らが恩恵を受ける可能性が低い知識に貢献できることをしばしばうれしく思う．そして，そうであるならば，そのようにすることが許されるべきである．

現在の患者と現在の患者の関係

　本章の冒頭近くの「統計的有意性」のセクションで，「多くの患者に影響を与える重要な臨床決定の閾値として，95％信頼水準が妥当である」と述べた．一方，少し前に「患者にとっておそらく3：1のオッズ比が，より有益な（臨床試験の）治療法を選択するのに十分な根拠になるであろう」とも述べた．（医療保険による支払はもちろん）公共の政策は，より高い基準，すなわち統計的有意または確信をも考慮すべきであることと，個々の患者は異なった方法で－ヒントまたはトレンドに基づいて－治療されるべきであることは両立可能であろうか？

　ここで示された議論の結論は，集団と個人とでは異なるアプローチがあり，またそうあるべきであるということである．しかし，著者はこの結論に少し不安が残っていることを認めなければならない．もし著者が医師であるならば，もう少し自由主義的な見方をすることができる．厚生大臣としては保守的なアプローチをとるかもしれない（これは著者が公衆衛生の専門家になろうと考えていないことを言っている．）

希少資源

　必要とするすべての人には提供できないほど試験に用いる装置や薬品が限られている場合，ランダム化は試験治療を受ける患者を選択する最も有効な方法であり，また，その情報は他の人にも役立つかもしれないという議論はあまり行われない．**他の患者よりも利益を引き出すことが期待される患者を選択する方法がない**という前提で，これは許容できる議論であると著者は考えている．資源が本当に限られているなら，ランダム化はこの状況で受け入れられるであろう．

RCT の継続

　RCT はいつ中止する必要があるのか？　所望の信頼水準に対する仮説を試験するのに必要な患者数を得たら，試験を中止することは明らかである．暫定的な解析で想定よりも大きい効果が得られたときは，試験を早期に中止しなければならない．予想よりも早期に試験を終了するかを決定する技術的に困難な問題に関する生物統計学的文献がある．そして，その中止規則は一般に明確にされていて，実施されるのはまれではない．

　しかし，別のやっかいな問題が発生する．それは，あるトレンドが明らかになったとき，臨床試験の後半に参加した患者に何と説明すればよいのか？　臨床試験はまだ均衡していると断言できるであろうか？　著者には，断言する方法がわからない．

　この問題を回避するために，2つの方法が用いられている．第一に，患者を治療している医師に試験の暫定解析の結果を知らせずに臨床試験をモニターし，必要であれば臨床試験を終了させることを臨床試験センターに依頼することである．この方法により，患者が「有意」ではないにしろ，本当に悪いオッズ比にさらされていても医師は知ることはない．著者はこの「解決策」にはたいへんに抵抗がある．患者の気持ちを変える可能性がある情報を意識的に回避することは，医師が診療一般に対しても，また医師が提案している研究に対しても十分な知識があるという患者のもっともな期待と両立しないように著者には思える．

　第二の方法は，いくつかの研究では，その結果は治療の長期間後にしか評価できない事実を用いることである．統計的有意を確立するために必要となる全患者は，結果が明らかになりはじめる前に臨床試験に参加することができる．これは著者にとっては，より受け入れやすいと思う－しかし，なお多少の問題はある．というのは，臨床試験への参加数を調整するため，暫定解析により臨床試験を修正し，また試験を終了させることができるからである．

費用対効果試験（cost-benefit trials）

　ある治療方法または診断方法が，他の方法よりも優れているかという問題ではなく，費用のかかる新しい治療や手法による改善が，追加費用に十分見合うかどうかを目的とする RCT の分類がある．そのような試験では，実験治療が優れていることはほとんど疑いないのは，それがどれだけ優れているかを評価するように臨床試験が設計されているからである．

　そのような臨床試験に参加するために患者のインフォームド・コンセントを完全にオープンに求めるのであれば，「将来，社会がよりよいケアを提供できるかを判断するために，50％の確率で劣悪な治療を受けることを甘んじてほしい」と患者に話す必要があるであろう．直接的にそのような説明をされると，同意する患者はほとんどいないであろう．ゆえに，一般的にそのようなことは行うべきではない．

RCT に関するまとめ

　まとめると，均衡ならびに患者と医師の合意関係が，状況によってはランダム化を妨げる可能性があると考えられる．そして，すべての試験ができるわけではない．純粋に科学的または公衆衛生上の理由から RCT を実施することが望ましくても，倫理的な配慮によって RCT を実施することが不可能になることがある．

　RCT という事業において，医師−患者の関係が危険にさらされており，医師は患者のために最善を尽くすという患者の医師への信頼が損なわれる危険性があるということを著者は懸念している．医師に対する信頼低下の原因は，すでに多数存在し，ランダム化臨床試験は確かに最も重要な原因ではない．しかし，臨床試験の実施，推進そして参加というプレッシャーは，重要な懸念材料であると著者は考える．患者自身の最善の利益は医師にとって主要なものではなく，医師が率直ではない，または「科学のため」に言うべきことを言わないと感じる危険性がある．このようになった場合，医師にとっても科学にとっても良くないことであろう．そして，結局のところ，最も重要なことであるが，それは患者にとっても良くないことである．

あとがき

　折に触れて，研究資金や「マーケットシェア」で競合している他の治療法（免疫学や遺伝子治療など）の提唱者によって，放射線腫瘍学の死が差し迫っていることがしきりに主張される．しかし，残念なことに放射線治療がなくなるとするには早すぎると考えている．「残念」と言うのは，放射線治療の関係者は皆，いつかがん治療の，より効果的なアプローチが発見され，放射線治療を廃業することを望んでいるからである．読者の大部分は，いずれ比較的親しい家族や友人ががんに冒されることを経験し，この希望がどれほど強いかを理解するであろう．放射線治療は鈍くて洗練されていない道具であり，究極の治療法とはなりえない．せいぜい，転移していない局所疾患の問題を解決することしかできない．その副作用は無視できないほどであり，治療の性質から，治療成績は，長い年月をかけてのたいへんな努力にもかかわらず，少しずつしか向上しない．

　著者は，放射線腫瘍学の分野に参入することを検討している若者から，雇用機会や職業上の満足が時間の経過とともに低下するような行き止まりの分野ではないかと，しばしば尋ねられる．すでに述べてように，著者はいつか放射線腫瘍学の分野が行き止まりになることを願っている．しかし，残念ながら，その時期は近いとは思えない．さらに，たとえ非常に効果的な生化学または他の癌治療薬が開発されたとしても，それから当分の間，顕微鏡的疾患に対して効果的ではあるが，大きな腫瘍を根絶するのは困難なようである．これは，(1) 大量の腫瘍細胞を不活化する際に患者の身体的な負担が問題となる可能性があり，(2) 薬剤伝達（drug delivery）メカニズムが腫瘍内でひどく損なわれている可能性があるためである．これらの理由のために，肉眼的腫瘍を消滅または減量させるための道具がしばらくの間必要とされる可能性が高く，これは手術および放射線治療が，がん治療において重要な役割を果たし続けることを意味する．

　著者は，この分野で働いていることの大きな満足のひとつは違いを生むことができることであると，しばしば考えている．**図 A-1** のように，治療の成功と治療法の発展段階を関連付ける普遍的な曲線があると想像しよう．曲線上の A にある専門分野は，十分な治療法を「習得」することができないため，患者の大多数はうまくいかず，おそらく診療を行うのが憂鬱であろう．一方，C のような専門分野であれば，すべての患者がうまくいき，これは確かに楽しいことであるが，自分自身は特別な努力をしなくても患者の体調がよくなったと思うかもしれない．放射線腫瘍学は，B の位置にあり，このように曲線のほぼ半分で最も急勾配な点にある場合，個人的な努力により結果が改善される可能性が非常に高い．これは確かに，魅力的な状況であるが，欠点があることも認めなければならない．成功の功績があるとすれば，失敗に対するすくなくとも部分的な責任を受け入れる準備ができていなければならない．

　軽率な「専門家」は，職業生活において数回，その専門分野で得られるものが減少する

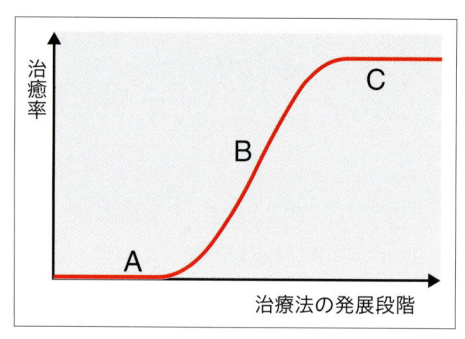

図 A-1 治療法の発展段階（本文参照）

段階に達したと主張したくなる．すなわち，発見されるべきことは，ほとんどすべてすでに発見されたと主張する．しかし，そのような後ろ向きの主張に惑わされてはならない．やるべきことはたくさんある．分子イメージングおよび標的療法は，治療を根本的に変える可能性がある．また，線量-体積分布の変化に対する正常組織（および腫瘍）の反応をもっとよく理解することによって，多くのことが得られる．時間因子－すなわちフラクション数，フラクションサイズ，全治療期間－の操作は重要であり，よく理解されていないが，患者の利益のために操作されるべき変数である．これらに取り組むことにより喜びが得られるであろう．

　純粋に経済的な観点から治療手段を制約する圧力はますます増大しているが，それに抵抗しなければならない．財政を心配し，コストを削減する方法（や，手を抜く方法）を考え出す人は他にもいるので，読者自身は患者の擁護者になるべきであろう．

　著者は，個人の役割が，より重要になることを期待している．高度な技術が，正当な理由で，そして，驚くべき速度で放射線治療の分野に導入されているが，複雑さと自動化が増すにつれて，リスクが高まることになる．今，私たちが試みるすべてのこと，そして私たちがするすべてのことを誤りなく行うためには，物理側と医学側の両方で，これまで以上に専門家の批判的な目と簡単な常識の融合が必要である．**図 9-10** で垣間見た状況は誇張されておらず，警告であると同時にチャンスでもある．

　結局のところ，著者は放射線腫瘍学の分野が魅力的で個人的にやりがいのあるものであることを実感してきた．そして著者自身は，いま，職業生活を最初からはじめるとしても，迷わずふたたび放射線腫瘍学を選ぶであろう．本書は，本書の読者のいくばくかが放射線腫瘍学という魅惑的な世界を知る触媒となり，またさらによく知る手段となることを望んで書かれている．読者が放射線腫瘍学の分野にいるか，または読者がこの分野に入ることを計画しているならば，著者は読者が充実し，面白い，そして楽しい職業生活を送ると確信している．

謝辞

　著者たちの職業が，多くの優れた科学雑誌に支えられていることは，非常に幸運なことである．これに関してとくに言及したいのは，International Journal of Radiation Oncology, Biology, Physics；Radiotherapy and Oncology；Seminars in Radiation Oncology；Medical Physics；and Physics in Medicine and Biology である．編集者や査読者が毎月これらの雑誌を刊行し，可能なかぎり最高水準に保つことに注力する非常に多くの専門的な努力について，感慨深いものがある．これからこの分野に参入しようと検討している人にとっては，図書館に行きこれらの最近の出版物を読むことに勝るものはない．

　少し前になるが，著者は長年にわたって協力してくれた人々のリストを楽しみながら作成した．そして，すぐに 228 という数字に到達し，とても驚いた．それほど多くの人を個々に示すことはできないが，数人のみを選ぶことも不公平である．しかし，ここでは，著者は仕事をともにした同僚に非常に恵まれていたと言いたい．と言うのも，この本を執筆するうえで，彼らが気づいていること以上の大きな役割を果たしてくれたからである．

　あえて 1 人選ぶとするならば，Herman Suit である．彼は著者の先生であり，同僚であり，そして友人でもある．そして，1/3 世紀以上にわたり，彼の知識，スタイル，そして，友好関係から著者は恩恵を受けてきた．

　この本の作成に関して，多くの同僚から計り知れないほど，助けてもらった．彼らに質問を投げかけ，必要な資料を求め，そして原稿の一部または全部をレビューするように依頼した．したがって，著者は，とくに次の方々へ，大きな感謝の意を表明したい：Carlo Algranati, Thomas Bortfeld, George Chen, Paul deLuca, Lara Goitein, Bernie Gottschalk, Vincent Gregoire, Eugen Hug, Bleddyn Jones, Norbert Liebsch, Tony Lomax, Alejandro Mazal, Radhe Mohan, Andrzej Niemierko, Harald Paganetti, Eros Pedroni, Marco Schwarz, Steve Selzer, Joel Tepper, Howard Thames, Marcia Urie, Lynn Verhey.

　最後に，私の妻，Gudrun の多くの貢献に感謝することは私の喜びである．この本を執筆するあらゆる段階で彼女は私をサポートしてくれ，彼女の原稿チェックは私にとって非常に貴重であった．この本を彼女にこそささげたい．

文献

Battista J (1980) Computed tomography for radiotherapy planning. Int J Radiat Oncol Biol Phys 6：99-107

Benk VA, Adams JA, Shipley WU, Urie MM, McManus PL, Efird JT, Willett CG and Goitein M (1993) Late rectal bleeding following combined x-ray and proton high dose irradiation for patients with stages T3-T4 prostate carcinoma. Int J Radiat Oncol Biol Phys 26：551-557

Biggs PJ and Shipley WU (1986) A beam width improving device for a 25 MV X ray beam. Int J Radiat Oncol Biol Phys 12：131-5

Bijl HP, van Luijk P, Coppes RP, Schippers JM, Konings AWT and van der Kogel AJ (2003) Unexpected changes of rat cervical spinal cord tolerance caused by inhomogeneous dose distributions. Int J Radiat Oncol Biol Phys 57：274-281

Boon SN, van Luijk P, Böhringer T, Coray A, Lomax A, Pedroni E, Schaffner B and Schippers JM (2000) Performance of a fluores-cent screen and CCD camera as a two-dimensional dosimetry system for dynamic treatment techniques. Med Phys 27：2198-2208

Bortfeld T (2003) Physical optimization In：Palta JR and Mackie TR (eds) Intensity Modulated Radiation Therapy：The State of the Art. Medical Physics Publishing, Madison, pp 51-76

Bortfeld T (2006) IMRT：A review and preview. Phys Med Biol 51：R363-R379

Bortfeld T, Biirkelbach J, Boesecke R and Schlegel W (1990) Methods of image reconstruction from projections applied to conformation radiotherapy. Phys Med Biol 35：1423-1434

Bortfeld T, Jokivarsi K, Goitein M, Kung J and Jiang S (2002) Effects of intra-fraction motion on IMRT dose delivery：Statistical analysis and simulation. Phys Med Biol 47：2203-2220.

Bortfeld T, Schmidt-Ullrich R, De Neve W and Wazer DE (2006) Image-Guided IMRT. Springer, Berlin.

Brahme A (1984) Dosimetric precision requirements in radiation therapy. Acta Radiol Oncol 23：379-391

Brahme A (1988) Optimization of stationary and moving beam radiation therapy techniques. Radiother Oncol 12：129-140

Burman C, Kutcher GJ, Emami B and Goitein M (1991) Fitting of normal tissue tolerance data to an analytic function. Int J Radiat Oncol Biol Phys 21：123-135

Chen GT (1988) Dose volume histograms in treatment planning. Int J Radiat Oncol Biol

Phys 14：1319-1320

Chen GT, Kung JH and Beaudette KP（2004）Artifacts in computed tomography scanning of moving objects. Semin Radiat Oncol 14：19-26

Chen MF, Lin CT, Chen WC, Yang CT, Chen CC, Liao SK, Liu JM, Lu CS and Lee KD（2006）The sensitivity ofhuman mesenchymal cells to ionizing radiation. Int J Radiat Oncol Biol Phys 66：244-253

Cormack AM（1987）A problem in rotation therapy with X-rays. Int J Radiat Oncol Biol Phys 13：623-630

Deasy JO, Shepard DM and Mackie TR（1997）A proposed delivery method for for conformal proton therapy using intensity-modulation. In：Leavitt DD and Starkshall G（eds）Proc XIIth International Conference on the use of Computers in Radiation Therapy. Medical Physics Publishing, Madison

De Neve W, Wu Y and Ezzell G（2006）Practical IMRT planning. In Bortfeld T, Schmidt-Ullrich R, De Neve W and Wazer DE（eds.）Image-Guided IMRT. Springer, Berlin.

Drzymala R, Mohan R, Brewster L, Chu J, Goitein M, Harms W and Urie M（1991）Dose-volume histograms. Int J Radiat Oncol Biol Phys 21：71-78

Egger E, Zografos L, Schalenbourg A, Beati D, Bohringer T, Chamot L and Goitein G（2003）Eye retention after proton beam radio-therapy for uveal melanoma. Int J Radiat Oncol Biol Phys 55：867-880

Ellis F（1968）Time, fractionation and dose rate in radiation therapy. In：Vaeth（ed）Frontiers of radiation therapy and oncology. Karger, Basel, vol. 3：pp 131-140

Emami B, Lyman J, Brown A, Coia L, Goitein M, Munzenrider JE, Shank B, Solin LJ and Wesson M（1991）Tolerance of normal tissue to therapeutic irradiation. Int J Radiat Oncol Biol Phys 21：109-122

Glimelius B, Ask A, Bjelkengren G, Bjork Eriksson T, Blomquist E, Johansson B, Karlsson and M, Zackrisson B for the Swedish Proton Therapy Centre Project（2005）Number of patients potentially eligible for proton therapy. Acta Oncologica 44：836-849

Goitein M（1972）Three dimensional density reconstruction from a series of two dimensional projections. Nuclear Instr Methods 101：509-518

Goitein M（1977）The measurement of tissue heterodensity to guide charged particle radiotherapy. Int J Radiat Oncol Biol Phys 3：27-33

Goitein M（1978）A technique for calculating the influence of thin inhomogeneities on charged particle beams. Med Phys 5：258-264.

Goitein M（1983）Non-standard deviations. Med Phys 10：709-711

Goitein M（1985）Calculation of the uncertainty in the dose delivered in radiation therapy. Med Phys 12：608-612.

Goitein M (2005) The cell's-eye view : Assessing dose in four dimensions. Int J Radiat Oncol Biol Phys 62 : 951-953.

Goitein M and Sisterson JM (1978) The influence of thick inhomogeneities on charged particle beams. Radiat Res 74 : 217-230.

Goitein M and Abrams M (1983) Multi-dimensional treatment planning : I. Delineation of anatomy. Int J Radiat Oncol Biol Phys 9 : 777-787

Goitein M and Miller T (1983) Planning proton therapy of the eye. Med Phys 10 : 275-283.

Goitein M and Chen GTY (1983) Beam scanning for heavy charged particle radiotherapy. Med Phys 10 : 831-840

Goitein M and Jermann M (2003) The relative costs of proton and X-ray radiation therapy. Clin Oncol 15 : S37-S50

Goitein M and Goitein G (2005) Swedish protons. Acta Oncol 44 : 793-797

Goitein M, Chen GTY, Ting JY, Schneider RJ and Sisterson JM (1978) Measurements and calculations of the influence of thin inhomogeneities on charged particle beams. Med Phys 5 : 265-273.

Goitein M, Abrams M, Rowell D, Pollari H and Wiles J (1983) Multi-dimensional treatment planning : II. Beam's eye-view, back projection and projection through CT sections. Int J Radiat Oncol Biol Phys 9 : 789-797.

Goitein M, Niemierko A and Okunieff P. (1997) The probability of controlling an inhomogeneously irradiated tumor : A stratagem for improving tumor control through partial tumor boosting. In : Proceedings of the 19th LH Gray Conference (Brit J Radiol) , pp 25-39.

Goitein M, Lomax AJ and Pedroni ES (2002) Protons in the Treatment of Cancer. Physics Today, Sept issue, pp 45-50

Gottschalk B (2004) In : http://huhepl.harvard.edu/~gottschalk/File named "pbs.pdf" can be extracted from BGdocs.zip

Gottschalk B, Koehler AM, Schneider RJ, Sisterson JM and Wagner MS (1993) Multiple Coulomb scattering of 160 MeV protons. Nucl Instr Methods Phys Res B74 : 467-490

Grado GL, Larson TR, Balch CS, Grado MM, Collins JM, Kriegshauser JS, Swanson GP, Navickis RJ and Wilkes MM (1998) Actuarial disease-free survival after prostate cancer brachytherapy using interactive techniques with biplane ultrasound and fluoroscopic guidance. Int J Radiat Oncol Biol Phys 42 : 289-298

Gragoudas E, Li W, Goitein M, Lane AM, Munzenrider JE and Egan KM (2002) Evidence-based estimates of outcome in patients irradiated for intraocular melanoma. Arch Ophthalmol 120 : 1665-1671

Groupman J (2007) How doctors think. Houghton Mifflin, Boston Hall EJ (2000) Radiobiology for the radiologist, fifth edn. Lippincot, Williams and Wilkins, Philadelphia

Hall EJ（2003）The bystander effect. Health Phys 85：31-35

Hall EJ（2006）Intensity-modulated radiation therapy, protons, and the risk of second cancers. Int J Radiat Oncol Biol Phys 65：1-7.

Hellmann S and Hellmann DS,（1991）Of mice but not men：problems of the randomized clinical trial. New Engl J Med 324：1585-1589

Herring DF and Compton DMJ（1971）The degree of precision required in the radiation dose delivered in cancer radiotherapy. In：Glicksman AS et al（eds.）Br J Radiol special report number 5：Computers in radiation therapy. London, Brit Inst Radiol, pp 51-58

Hong L, Goitein M, Bucciolini M and Comiskey R（1996）A pencil beam algorithm for proton dose calculation. Phys Med Biol 41：1305-1330

Huff CA, Matsui WH, Smith BD and Jones RJ（2006）Strategies to eliminate cancer stem cells：clinical implications. Europ J Cancer 42：1293-1297

Hunt MA, Hsiung CY, Spüirou SV, Chui CS, Amols HI and Ling CC（2002）Evaluation of concave dose distributions created using an inverse planning system. Int J Radiat Oncol Biol Phys 54：953-962

IAEA（2000）International Atomic Energy Agency. Absorbed dose determination in extemal beam radiotherapy：An international code of practice for dosimetry based on standards of absorbed dose to water, Technical Reports Series No. 398（International Atomic Energy Agency, Vienna）. Revised and updated version（V.11b, 23 April, 2004）available on website：http://www-naweb.iaea.org/nahu/dmrp/pdf_files/COPV11b.pdf.

ICRU50（1993）. International Commission on Radiation Units and Measurements, Prescribing, Recording, and Reporting Photon Beam Therapy, ICRU Report 50. International Commission on Radiation Units and Measurements, Washington

ICRU62（1999）. International Commission on Radiation Units and Measurements, Prescribing, Recording, and Reporting Photon Beam Therapy, Supplement to ICRU Report No.50, ICRU Report 62. International Commission on Radiation Units and Measurements, Washington

ICRU71（2005）International Commission on Radiation Units and Measurements, Prescribing, Recording, and Reporting Electron Beam Therapy, ICRU Report 71. International Commission on Radiation Units and Measurements, Washington

ICRU78（2007）International Commission on Radiation Units and Measurements, Prescribing, Recording, and Reporting Proton Beam Therapy, ICRU Report 78. International Commission on Radiation Units and Measurements, Washington

ISO（1995）Guide to the Expression of Uncertainty in Measurement. International Organization for Standardization, Geneva

Jackson A（2001）Partial irradiation of the rectum. Semin Radiat Oncol 11：215-223

Jaffrey DA（2003）X-ray-guided IMRT. ln：Palta JR and Mackie TR（eds）Intensity modulated radiation therapy：The state of the art. Medical Physics Publishing, Madison

Johns HE and Cunningham JR（1983）The physics of radiology, fourth edn. Charles C. Thomas, Springfield

Kartha PK, Chung-Bin A, Wachtor T and Hendrickson FR（1975）Accuracy in patient set-up and its consequence in dosimetry. Med Phys 2：331-2

Karzmark CJ and Rust DC（1972）Radiotherapy treatment simulators and automation. A case for their provision from a cost viewpoint. Radiology 105：157-161

Kessler M（2006）Image registration and data fusion in radiation therapy. Br J Radiol 79（1）：S99-S108

Khan FM（2003）The physics of radiation therapy, third edn. Lippincott, Williams and Wilkins, Philadelphia

Kjellberg RN, AM Koehler, et al.（1962）Stereotaxic instrument for use with the Bragg peak of a proton beam. Confin Neurol 22：183-189

Klein EE, Drzymala RE, Purdy JA and Michalski J（2005）Errors in radiation oncology：a study in pathways and dosimetric impact. J. Appl Clin Med Phys 6：81-94.

Koehler AM（1968）. Proton radiography. Science 160：303.

Langen KM and Jones DTL（2001）Organ motion and its management. Int J Radiat Oncol Biol Phys 50：265-278

Liao ZX and Travis EL（1994）Unilateral nephrectomy 24 hours after bilateral kidney irradiation reduces damage to function and structure of remaining kidney. Radiat Res 139：290-299

Liao ZX, Travis EL and Tucker SL（1995）Damage and morbidity from pneumonitis after irradiation of partial volumes of mouse lung. Int J Radiat Oncol Biol Phys 32：1359-1370

Ling CC, Humm J, Larson S, Amols H, Fuks Z, Leibel S, Koutcher JA.（2000）Towards multidimensional radiotherapy（MD-CRT）：biological imaging and biological confonnality. Int J Radiat Oncol Biol Phys 47：551-60

Ling CC, Yorke E, Amols H, Mechalakos J, Erdi Y, Leibel S, Rosenzweig K and Jackson A（2004）High-tech will improve radiotherapy of NSCLC：a hypothesis waiting to be validated. Int J of Radiat Oncol Biol Phys 60：3-7

Lomax AJ, Bortfeld T, Goitein G, Debus J, Dykstra C, Tercier PA, Couke PA and Mirimanoff RO（1999）A treatment planning inter-comparison of protons and intensity-modulated photon therapy. Radiother Oncol 51：257-271.

Mackie TR, Holmes T, Swerdloff S, Reckwerdt P, Deasy JO, Yang J, Paliwal B and Kinsella T（1993）Tomotherapy：A new concept for the delivery of conformal therapy using dynamic collimation. Med Phys 20：1709-1719

Maintz JB and Viergever MA（1998）A survey of medical image registration. Med Image

Anal 2 : 1-36

Mould RF（1988）Introductory medical statistics. Institute of Physics Publishing, Bristol

Niemierko A（1992）Random search algorithm（RONSC）for optimization of radiation therapy with both physical and biological end points and constraints. Int J Radiat Oncol Biol Phys 23 : 89-98.

Niemierko A（1997）Reporting and analyzing dose distributions : a concept of equivalent uniform dose. Med Phys 24 : 103-110

Niemierko A（1999）A generalized concept of equivalent uniform dose（EUD）. Med Phys 26 : 110

Niemierko A and Goitein M（1991）Calculation of normal tissue complication probability and dose-volume histogram reduction schemes for tissues with a critical element architecture. Radiother Oncol 20 : 166-76.

Niemierko A and Goitein M（l993a）Modeling of normal tissue response to radiation : the critical volume model. Int J Radiat Oncol Biol Phys 25 : 135-145

Niemierko A and Goitein M（1993b）Implementation of a model for estimating tumor control probability for an inhomogeneously irradiated tumor. Radiother Oncol 29 : 140-147

Niemierko A and Goitein M（1994）Dose-volume distribution（DVD's）: A new approach to dose-volume histograms in three-dimensional treatment planning. Med Phys 21 : 3-11

OED（2001）New Oxford dictionary of English. Oxford University Press, Oxford

Ohara K, Okumura T, Akisada M, Inada T, Mori T, Yokota H and Calaguas MJ（1989）Irradiation synchronized with respiration gating Int J Radiat Oncol Biol Phys 17 : 853-857

Paganetti H（2006）Monte Carlo calculations for absolute dosimetry to determine output factors for proton therapy fields. Phys Med Biol 51 : 2801-2812

Paganetti H, Niemierko A, Ancukiewicz M, Gerweck LE, Loeffler JS, Goitein M and Suit HD（2002）RBE values for proton beam therapy. Int J Radiat Oncol Biol Phys 53 : 407-421

Paganetti H, Jiang HV and Trofimov A（2005）4D Monte Carlo simulation of proton beam scanning : modeling of variations in time and space to study the interplay between scanning pattern and time-dependent patient geometry. Phys Med Biol 50 : 983-990

Palter JR and Mackie TR（eds.）Intensity-modulated radiation therapy : the state of the art. Medical Physics Publishing, Madison.

Pedroni E（1981）The planning system for the SIN pion therapy facility. In : Burger G and Broerse JJ（eds）Treatment planning for extemal beam therapy with neutrons. Urban and Schwartzenburg, Munich, pp 60-69

Pedroni E, Scheib S, Böringer T, Coray A, Grossman M, Lin S and Lomax A（2005）Experimental characterization and physical modeling of the dose distribution of scanned proton pencil beams. Phys Med Biol 50：541-561

Pelizzari CA, Chen GT, Spelbring DR and Weichselbaum RR（1989）J Comput Assist Tomog 13：20-26

Powers WE, Kinzie JJ, Demidecki AJ, Bradfield JS and Feldman A（1973）A new system of field shaping for external-beam radiation therapy. Radiology 108：407-411.

Press WH, Flannery BP, Teukolsky SA and Vetterling WT（1988）Numerical recipes in C. Cambridge university Press, Cambridge

Rabinowitz I, Broomberg J, Goitein M, McCarthy K and Leong J（1985）Accuracy of radiation field alignment in clinical practice. Int J Radiat Oncol Biol Phys 11：1857-1867.

Rutz HP and Lomax AJ（2005）Donut-shaped high dose configuration for proton beam radiation therapy, Strahlenther Onkol 181：49-53

Schaffner B and Pedroni E（1998）The precision of proton range calculations in proton radiotherapy treatment planning：Experimental verification of the relation between CT-HU and proton stopping power. Phys Med Biol 43：1579-1592.

Schneider U and Pedroni E（1995）Proton Radiography as a tool for quality control in proton therapy. Med Phys 22：353-363

Schneider U, Agosteo S, Pedroni E et al.（2002）Secondary neutron dose during proton therapy using spot scanning. Int J Radiat Oncol Biol Phys 53：244-251

Schweikard A, Shiomi H and Adler J（2004）Respiration tracking in radiosurgery. Med Phys 31：2738-2741

Seltzer S（1993）National Institute of Standards and Technology（NIST）technical note NISTIR 5221

Seminars in Radiation Oncology（2001）Partial Organ Irradiation. Ten Haken RK（ed.）11（3）.

Shalev S, Bartel L, Therrien P, Hahn P and Carey M（1988）The objective evaluation of alternative treatment plans：I. Images of regret. Int J Radiat Oncol Biol Phys 15：763-767.

Shipley WU, Tepper JE, Prout GR, Verhey LJ, Mendiondo OA, Goitein M, Koehler AM and Suit HD（1979）Proton radiation as boost therapy for localized prostatic carcinoma. JAMA 241：1912-1915

Soares HP, Kumar A, Daniels S, Swann S, Cantor A, Hozo I, Clark M, Serdarevic F, Gwede C, Trotti A and Djulbegovic B（2005）Evaluation of new treatments in radiation oncology：Are they better than standard treatments？JAMA 293：970-978

SPTC（2005）Papers from the Swedish proton therapy center investi-gation. Acta Oncologica 44：836-920

Tepper J（1981）Clonogenic potential of human tumors. A hypothesis. Acta Radiol Oncol

20：283-8.

Terahara A, Niemierko A, Goitein M, Finkelstein D, Hug E, Liebsch N, O'Farrel D, Lyons S and Munzenrider J（1999）Analysis of the relationship between tumor dose inhomogeneity and local control in patients with skull base chordomas. Int J Radiat Oncol Biol Phys 45：351-358

Tourovsky A, Lomax A.J, Schneider U and Pedroni E（2005）Monte Carlo dose calculations for spot scanned proton therapy. Phys Med Biol 50：971-981

Tufte ER（1990）Envisioning information. Graphics Press, Cheshire, Connecticut

Tufte ER（1997）Visual explanations. Graphics Press, Cheshire, Connecticut

Tufte ER（2001）The visual display of quantitative information, second edn. Graphics Press, Cheshire, Connecticut

Urie M, Goitein M and Wagner M（1984）Compensating for hetero-geneities in proton radiation therapy. Phys Med Biol 29：553-566

Urie M, Goitein M, Holley WR and Chen GTY（1986a）Degradation of the Bragg peak due to inhomogeneities. Phys Med Biol 31：1-15

Urie MM, Sisterson JM, Koehler AM, Goitein M and Zoesman J（l986b）Proton beam penumbra：effects of separation between patient and beam modifying devices. Med Phys 13：734-741

Urie M, Goitein M, Doppke K, Kutcher G, LoSasso T, Mohan R, Munzenrider JE, Sontag M and Wong J（1991）The role of uncertainty analysis in treatment planning. Int J Radiat Oncol Biol Phys 21：91-107

van Herk M, Remeijer P, Rasch C and Lebesque JV（2000）The probability of correct target dosage：Dose-population histograms for deriving treatment margins in radiotherapy. Int J Radiat Oncol Biol Phys 47：1121-1135

van Herk M（2004）Errors and margins in radiotherapy Semin Radiat Oncol 14：52-64

van Luijk P, Novakova-Jiresova A, Faber H, Schippers JM, Kampinga HH, Meertens H and Coppes RP（2005）Radiation damage to the heart enhances early radiation-induced lung function loss. Cancer Res 65：6509-6511

Verhey LJ, Koehler AM, McDonald JC, Goitein M, Ma IC, Schneider RJ and Wagner M（1979）The determination of absorbed dose in a proton beam for purposes of charged particle radiation therapy. Radiat Res 79：34-54.

Verhey LJ, Goitein M, McNulty P, Munzenrider JE and Suit HD（1982）Precise positioning of patients for radiation therapy. Int J Radiat Oncol Biol Phys 8：289-294

Verhey L and Bentel G（1999）Patient immobilization. In：Van Dyk J（ed）A Modern Technology of Radiation Oncology. Medical Physics Publishing, Madison, pp 53-94

Viola P and Wells WM III（1995）Alignment by maximization of mutual information. In：Grimson E, Shafer S, Blake A, Sugihara K（eds.）International Conference on Computer Vision, IEEE Computer Society Press, Los Alamitos, CA, pp 16-23

Wang H, Dong L, Lii MF, Lee AL, de Crevoisier R, Mohan R, Cox JD, Kuban DA and Cheung R (2005) Implementation and validation of a three-dimensional deformable registration algorithm for targeted prostate cancer radiotherapy. Int J Radiat Oncol Biol Phys 61 : 725-735

Waschek T, Levegrtin S, Van Kampen M, et al. (1997) Determination of target volumes for three-dimensional radiotherapy of cancer patients with a fuzzy system. Fuzzy Sets and Systems, 89 : 361-370

Webb S and Nahum AE (1993) A model for calculating tumor control probability in radiotherapy including the effects of inhomogeneous distributions of dose and clonogenic cell density. Phys Med Biol 38 : 653-666

Webb S and Lomax A (2001) There is no IMRT? Phys Med Biol 46 : L7-L8

Wilson RR (1946) Radiological use of fast protons. Radiology 47 : 487-491

Wilson R and Crouch EAC (2001) Risk-benefit analysis. Harvard University Press, Cambridge

Withers HR, Taylor JMG and Maciejewski B (1998) Treatment volume and tissue tolerance. Int J Radiat Oncol Biol Phys 14 : 751-759

York ED (2003) Biological indices for evaluation and optimization of IMRT. In : Palta JR and Mackie TR (eds) Intensity-Modulated Radiation Therapy. Medical Physics Publishing, Madison

訳注 1 (p.52)

　図2-2のガウス分布のなかに書かれた著者作の詩文の意訳を原文とともに示す．訳者には詩の巧拙は判断できないが，著者の遊び心が見える．

A coin that's lofted into space will spin and flash and hang suspended; then tumble down to land and lie upon one face. What dreams and hopes may've just been ended!

If we could confidently know just how the thumb impacts it and in what sense the breezes blow, could we foretell how it will sit?

It seems we can't. Regardless of how hard we try, exactitude and certainty escape our eager clutch. A principle exists to say that measurement will modify the measured thing. But this does not affect so much the larger things. Is there some further law to guarantee, no matter what, we can't escape uncertainty?

Or it is just our ignorance? If we but knew all facts that matter, could we discern just what is true? Is lack of data that veils the fate of coin, or the glide of our lives?

No matter the cause, we've great reason to praise, be it ignorance or law, what conceals from our gaze events yet to be. Suppose we could know just how it will land, what wóuld be the úse of tossing it up? Imagine we knew just whát fate had planned, how then could we bear the rest of our lives? We depend on uncertainty; thrive on surprise.

コインで占う．コインを高く投げ上ると，くるくる回り，きらきら光る．引っかかってから地面に落ちる．どんな夢と希望が終わったのだろう．

親指がコインにどのような影響を与えるのか，そして吹くそよ風はどんな意味があるのかを正確に知ることができたなら，コインの裏表を予測できるだろうか．

できないだろう．どれだけ一生懸命努力しても，正確さと確実さは，掴もうとした手をすり抜ける．測定は測定対象を変えると言う原理がある．しかし，その原理はコインほど大きなものには影響しない．何をしても，不確実性から逃れられないことを証明する法則はあるのだろうか．

それとも私たちが無知なのか．重要な事実をすべて知っていたなら，本当のことを見分けることができるのか．何かを知らないため，硬貨の裏表，つまりは，私たちの未来が分からないのだろうか．

原因が何であれ，無知であろうと法則であろうと，私たちは，未来を隠してくれるものを賞賛したい．コインの裏表を正確に知ることができたとしたら，それを投げることの目的は何だろう．定められた運命を知ったとしたら，その後どのようにして残りの人生に耐えていけば良いのか．未来は不確かだから，驚きそして生長するのだ．

(3 章) ────────────────────────────────────

訳注 2（p.61）

　最初の CT（EMI スキャナ）は 1972 年秋に開催された国際放射線医学会で発表されたのであるが，その前後に CT の画像再構成法に関して，いくつかの基本的な論文が発表されている．それらは反復計算を用いる代数的方法と Fourier 変換を利用する解析的方法とに分かれる．本書の著者である Goitein の論文は反復計算を用いる方法であり，その系統の論文としては Gordon らの論文（J. Theor. Biol. 29:471，1970）が最初であった．Goitein の論文はそれに遅れて 1972 年に発表された．しかし，反復計算により透過測定値と計算値の誤差が最小になるように収束していくという点で優れていて，その後の代数的方法の研究に大きな影響を与えた．Goitein はこの研究を行うにあたって，同時並行的に進んでいる画像再構成法に関する他の研究を参考としたようであり，それが「機が熟する（原語は ripe）」という言葉に表れている．

　また，Goitein は Lawrence Berkeley 研究所（LBL）に採用されなかった後，マサチューセッツ総合病院（MGH）の Herman Suit 博士に採用された．LBL と MGH は 1970 年代の後半から 1990 年ころにかけて，粒子線治療においてライバル関係にあった．Tobias 博士は LBL の重イオン治療の責任者であり，一方，Suit 博士は MGH の陽子線治療の責任者であり，Goitein はそのもとで治療計画装置などのシステム開発に取り組んだ．LBL の重イオン治療は加速器の老朽化により 1992 年に終了したが，MGH の陽子線治療は 2001 年に病院設置の専用装置に引き継がれ，現在も行われている．その間，Goitein は陽子線治療の医学物理において，第一人者の地位を築いた．もし，Goitein が首尾よく LBL に採用されていたら，どのような展開になったのであろうか，興味が持たれる．

訳注 3（p.64）

　ここの文章は次のことを意味する．たとえば，アキシャル断面同士の画像位置合わせを行い，続いてコロナル断面同士の位置合わせを行っても，これらの断面の交線の作る座標軸に斜めの直線に関して，その回りの回転やそれに沿っての平行移動は補正できずに残り，3 次元の位置合わせはうまくいかない．

略語一覧

　残念ながら，技術分野で略語の使用を避けることはほとんど不可能である．そのため，この本で使用されている略語のリストを以下にまとめた．

　国際単位系（SI 単位）に関する情報は、次のサイトにおいて提供されている．
http://physics.nist.gov/cuu/Units/index.html

略語	正式名称（英語）	日本語
0D	zero-dimensional（a scalar quantity or number）	0 次元（スカラー量または数）
1D	one-dimensional	1 次元
2D	two-dimensional	2 次元
3D	three-dimensional	3 次元
3DCRT	three-dimensional conformal radiation therapy	3 次元原体照射
4DCT	Four-dimensional computed tomography	4 次元コンピュータ断層撮影
A	mass number（no. protons ＆ neutrons in nucleus）	質量数（原子核中の陽子と中性子の数の和）
BEV	beam's-eye view	ビームズアイビュー
CT	computed tomography	コンピュータ断層撮影
CTV	clinical target volume	臨床標的体積
DRR	digitally reconstructed radiograph	デジタル再構成放射線画像
DVH	dose-volume histogram	線量―体積ヒストグラム
EUD	equivalent uniform dose	等価均一線量
FSU	functional sub-unit	機能小単位
GTV	gross tumor volume	肉眼的腫瘍体積
HU	Hounsfield unit	ハウンスフィールドユニット
IM	internal margin	内的マージン
IMPT	intensity-modulated proton therapy	強度変調陽子線治療
IMRT	intensity-modulated radiation therapy	強度変調放射線治療
IMXT	intensity-modulated x-ray therapy	強度変調 X 線治療
ITV	internal target volume	体内標的体積
LET	linear energy transfer（"stopping power"）	線エネルギー付与（「阻止能」）
MLC	multi-leaf collimator	マルチリーフコリメータ
MR	magnetic resonance	磁気共鳴
MRI	magnetic resonance imaging	磁気共鳴撮影
MRS	magnetic resonance spectroscopy	MR スペクトロスコピー
NTCP	normal tissue complication probability	正常組織障害発生率
OAR	organ at risk	リスク臓器
PET	positron emission tomography	ポジトロン断層法

POI	point of interest	関心点
PRV	planning risk volume	計画リスク体積
PTV	planning target volume	計画標的体積
QA	quality assurance	品質保証
RBE	relative biological effectiveness	生物学的効果比
RCT	randomized clinical trial	ランダム化臨床試験
rf	radio-frequency	ラジオ周波数
RVR	remaining volume at risk	残存リスク体積
SD	standard deviation（represented by the symbol σ）	標準偏差（記号 σ で表記される）
SM	setup margin	セットアップマージン
SOI	surface of interest	関心表面
TCP	tumor control probability	腫瘍制御率
VOI	volume of interest	関心体積
WYSIWYG	what you see is what you get	見た通りのものが得られる。
Z	atomic number（no. of protons in nucleus）	原子番号（原子核内の陽子数）

ら

り

れ

わ

＊この索引について
・原著に掲載されている索引（3つの階層に構造化されている）を和文に翻訳した．
・索引語中の・・は，それが含まれるひとつ上の階層の索引語を省略していることを示す．
・引用ページが複数の場合（例36-40）は，その索引語に関連する内容がその範囲に記載されていることを示す．
　また，この場合の索引語はその表題・見出しであり，その語が本文中にない場合がある．

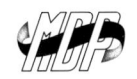

ゴイテン放射線腫瘍学
医学物理士の視点

ISBN978‐4‐263‐73192‐5

2019 年 10 月 5 日　第 1 版第 1 刷発行

日本語版翻訳出版権所有

原著者　Michael Goitein

訳　者　森　　慎一郎

　　　　綱　島　義　一

　　　　遠　藤　真　広

発行者　白　石　泰　夫

発行所　**医歯薬出版株式会社**

〒113‐8612　東京都文京区本駒込 1‐7‐10
TEL.（03）5395‐7797（編集）・7616（販売）
FAX.（03）5395‐7624（編集）・8563（販売）
https://www.ishiyaku.co.jp/
郵便振替番号 00190‐5‐13816

印刷・木元省美堂／製本・皆川製本所

乱丁，落丁の際はお取り替えいたします